集人文社科之思 刊专业学术之声

集　刊　名：中医典籍与文化
主办单位：山东中医药大学中医文献与文化研究院
　　　　　山东省中医药文化协同创新中心
本辑协办单位：北京大学医学史研究中心
　　　　　　　北京协和医学院人文和社会科学学院

Chinese Medical Literature and Culture

本辑编委会

主　　编： 王振国（山东中医药大学）
执行主编： 张树剑（山东中医药大学）
特约主编： 姜　姗（北京协和医学院）
英文审校： 杨　颐（伦敦大学学院）
　　　　　　 靳亚男（北京大学）

本辑学术委员会（按姓氏笔画排序）

　　　王振国（山东中医药大学）
　　　安井真奈美（国际日本文化研究中心）
　　　张大庆（北京大学）
　　　何　仲（北京协和医学院）
　　　郑　洪（浙江中医药大学）
　　　赵京生（中国中医科学院针灸研究所）
　　　郭秀梅（日本顺天堂大学）
　　　顾　漫（中国中医科学院中国医史文献研究所）
　　　萨日娜（上海交通大学）
　　　韩　毅（中国科学院自然科学史研究所）

中医典籍与文化（2021年第二辑　总第3期）

集刊序列号：PIJ-2019-418
中国集刊网：www.jikan.com.cn
集刊投约稿平台：www.iedol.cn

主编 / 王振国
执行主编 / 张树剑
特约主编 / 姜 姗

中医典籍与文化

东亚医学思想与流转

2021年第二辑
（总第3期）

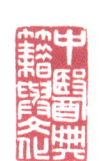

社会科学文献出版社
SOCIAL SCIENCES ACADEMIC PRESS (CHINA)

卷 首 语

我很高兴为《中医典籍与文化》（2021 年第二辑 总第 3 期）写个简要的引介。本辑的主题是"东亚医学思想与流转"，作者从不同的视角，探究了医学知识、技术与观念在中日韩诸国不同时期的传播、流变与转型等问题。

自现代西方医学传入中国后，中医的经典特质及其现代性身份就成了学界论争的一个重要议题。中医存废之争几起几伏，但始终都是围绕着"中医是否科学"这个核心问题。支持者认为，"中医也是一种客观存在的科学"，并试图"用国际通用的语言和技术体系加以阐释"。反对者则认为，"中医算不上一门科学，因为它的经验判断和理论陈述都缺乏足够清晰可靠的原理关系和因果关系的支撑"。对一门学科有如此迥异的认识，是由于人们对"科学"概念的理解不同。有关科学是什么的争论也绝不亚于中医是否是科学，面对如此繁多的关于"科学"的论述，有学者悲观地感叹道："我们始于迷惘，终于更高水平的迷惘。"（A. F. 查尔默斯《科学究竟是什么?》）实际上，若细究现代医学是不是科学，也会面临如同中医一样的难题。英国学者 G. H. Roche 指出："医学一方面被看作一门科学，另一方面被看作一门技艺。这两种观点都是正确的：就其研究方法而言，医学是一门科学，就其应用而言，它是一门技艺。由此我们得出下面两个定义：医学科学以研究疾病为对象；医术以维护和恢复健康为目的。"的确，医学是一门科学，但又不仅仅只是一门科学。毫无疑问，医疗实践必须以生物医学为其坚实的基础，探索疾病防治的合理路径有赖于对疾病的原因和机理的理性解释。但是，医学同时还是一门技艺。医学不只是把科学原理应用于特定的生物学个体上，其目的从增进健康、舒缓病痛到为临终病人提供安宁、尊严的死亡。若从这个观点重新审视中医是否科学的问题，或许我们可以将之转换为传统中医学在现代医疗保健中应当具有什么样的地位和价值。

姜姗博士作为特约主编，为本辑组织的文章能够给读者认识与理解中西医之间的互动、中医经典的现代价值、传统与现代的互为映照提供新的视角和观点。"中国医学的经典特质与现代身份高峰对话"主题下，与谈者从扁鹊到儒家文化，再到现代中医的发展，论及何谓中医经典以及现代意义，分析了中日两国应对传统医学与现代医学之间互动的异同，提出了传统养生观念可为现代社会福利制度建构提供思想资源。"思想与特质"主题下的几篇文章，作者对中日传统医学的思想内核与经典特质进行了深度诠释；"知识与流传"主题下的几篇文章重点讨论了中医知识在东亚各国间的传播与交流。"会通与转型"主题下的几篇文章考察了近代西方医学传入后，中国医学家试图会通中西医学所做的努力。我想编者的期冀是这些文章能激发起读者的共鸣与争议。

张大庆

2021 年 9 月 7 日

目 录

海右讲坛

"中国医学的经典特质与现代身份"高峰对话 ·················· / 003

思想与特质

《难经》子母补泻针刺理论评析 ··················· 赵京生 / 021
隐匿的范式之争：华佗与张仲景伤寒学体系的争鸣与消长 ······ 顾　漫 / 036
计量文化视域下中日传统医学药量的比较研究
　　——基于中日医学经典文献的考察 ··············· 萨日娜 / 050
日本民间信仰中的身体描画与形塑：兼论
　　与妖怪图像之关联 ····················· 安井真奈美 / 064
从《扁鹊仓公传汇考》看日本医学考证学派的学术
　　与清代考据学发展的关联 ·················· 成高雅 / 079

知识与流传

中朝日医学交流研究的先行者——三木荣 ··············· 郭秀梅 / 093
宋代医学文献的外传与回流
　　——以《太平惠民和剂局方》在日本的传播、
　　　接受与回归国内为例 ···················· 韩　毅 / 105

001

"李朱医学"名义考论 …………………… 郑 洪 丁代苗 李筱蓉 / 131
苏联睡眠疗法在中国的传播：医学、技术与社会 …… 莫小聪 苏静静 / 153
《魏氏家藏方》日本流布考 ………………………… 海 霞 陈红梅 / 177

会通与转型

用科学重建中医
　——以"中西医药研究社"为例 ……………………… 张大庆 / 193
近代"中药科学化"的实践路径
　——西医吴云瑞的中药研究与推广 …………… 任 轶 张宁娜 / 215
民国时期灸法知识体系的革新
　——以《灸科学》的译介、影响为例 ………………… 陈思言 / 229
近代中西产科学会通与论争
　——以产后瘀血和血晕为中心 ………………………… 吴 苗 / 243
晚清传华西医在朝鲜的传播
　——以《身机践验》为中心的考察 …………… 陈 婷 吕凌峰 / 260

学术书评

生命史学何以可能？
　——余新忠《追寻生命史》的启示 …………………… 马金生 / 279
《中文医史研究学术成果索引》评介 ……………………… 马佳聪 / 290

英文摘要 ……………………………………………………………… / 298
稿　约 ………………………………………………………………… / 311

海右讲坛

"中国医学的经典特质与现代身份"高峰对话

按：2019年11月24日，山东中医药大学中医文献与文化研究院举办了一场题为"中国医学的经典特质与现代身份"的对话会，会议由山东中医药大学张树剑教授主持，日本顺天堂大学郭秀梅等10余位专家参与了对话，会上主要就"中国医学是传统医学吗？是否具有现代性？其传统意义与现代意义如何体现？对待中医学的经典应该持有什么样的态度？在传承与诠释的话语背景下如何认识中医学的现代身份？"等论题展开了讨论。本文根据会议录音整理而成。

主持人：
张树剑（山东中医药大学教授）
引言人：
郭秀梅（日本顺天堂大学协力研究员）、王振国（山东中医药大学教授）
与谈人：
杨力（中国中医科学院研究员）、程伟（哈尔滨商业大学教授）、町泉寿郎（日本二松学舍大学教授）、刘更生（山东中医药大学教授）

王振国：首先欢迎大家来到扁鹊的故里，参加山东中医药大学举办的这次活动。大家面前的小册子即为"海右讲坛"2019年以来举办的一些学术活动剪影。这个讲坛每一期都邀请世界各地专家就特定话题进行讨论，是山东中医药大学中医文献与文化研究院与山东省中医药文化协同创新中心举办的系列学术活动，旨在就医学与人文的焦点或热点问题，进行多学科交流与合作研究。我在前言中对"海右讲坛"之名进行了解释，其源于济南大明湖"历下亭"的一副对联："海右此亭古，济南名士多"，是杜甫的诗句。到现在为止,"海右讲坛"已经举办了12期,其中有三次高峰对话。本期对话不做规约,希望大家发散思维,不拘一格,纵论古今,弘扬学术。"海右讲坛"学术活动不限人数,自由参加。除引言人、与谈人之外,我们在座的老师、同学都可以就今天的话题发言讨论,形成真正的学术盛宴、思维风暴。接下来请张树剑教授来主持对话。

主持人: 谢谢王老师。欢迎各位专家来到山东中医药大学,刚才王老师已经解释了"海右讲坛"的背景,"海右讲坛"是一个很自由的讨论活动。今天的主题是"中国医学的经典特质与现代身份",选这个题目也是斟酌良久,为什么叫"中国医学",不叫"中医学"?中国医学与中医学什么关系?我们也不叫"传统医学",中国传统医学有很多,"传统"这个词是不是等同于我们理解的"经典"?中医学是否具有经典特质?它有哪些特征来说明自身的经典性?从传统到现代,中医学到今天已经是中国医学的一部分,如果它是从属于中国医学的一部分,就无法回避它的现代性。我们已经不能说它是传统医学了,因为有一个现代性身份的问题。我觉得这是中医学学科的一个重要话题,我们先请日本顺天堂大学的郭秀梅老师、山东中医药大学副校长王振国教授来做引言,先将他们的观点或问题提出来,再请中国中医科学院杨力研究员、日本二松学舍大学町泉寿郎教授、哈尔滨商业大学程伟教授、山东中医药大学刘更生教授,就这些问题进行回答。在座各位都可以提出问题,展开讨论。下面我们有请郭秀梅老师进行引言。

郭秀梅: 我来谈谈我做文献研究二三十年的经验和教训,以及我的一些主观想法。刚才突然有个灵感,张教授提到"中医学"和"中国医学",还包括少数民族医学。"中医学"在认识上一般指中国传统医学。我突然想到,日本是怎么定义医学的。日本在江户幕末引入荷兰医学,他们把传统医学,也就是汉方医学和西洋医学相对应。后来西方医学发展较快,但还是要保留汉方医学,从而两者之间开始有斗争。中国医学在日本也有,明治以后将传统医学称为中国医学,在那之后一些中国的名词被沿袭下来。还有一部分人主张称"东洋医学",对此我也不想研究它究竟是什么,以及为什么会出现。日本传统医学如果想从中国传统医学脱胎换骨出来是不可能的，日本医学本身就有中国医学的基因，使用什么名字是他们的选择。有人争论中国医学和日本医学不一样，就像汽车一样，中国汽车和日本汽车是不一样的。但是你开始学的技术是不是来自西方，来自德国？美国？这是一派人。日本的古方派、考证派，他们写的论文题目大致不离《伤寒论》《黄帝内经》《金匮要略》，还有金元、明代医学的理论。这之中也有名词的争论，意义不是很大。但是有一个最基本的点：它们的传统医学就是中国医学。

现在有很多古籍已经不被重视了，日本有很多年轻人不想了解古典医学，因为对他们来说实在太难了。日本有很多古籍，我之所以在日本待了这么久，是因为那些古籍很难看到，很多他们也不卖。我当时到了很多的图书馆，日本的部分书目保存得很好，但是网上公开的书和拿在手里的书绝对不一样。可能我们研究人员都比较了解，比如网上的我就想去下载来看，网上公开是一种保存方法。还有一点就是，我们三十年以前的电脑文件还有吗？可能十年前、二十年前的还有，但三十年以前的绝对没有了。我每次换电脑都把原本的东西挪过来，而且找专家给挪的，你会发现有些东西没有了。这些东西会存在哪儿？电脑可以保留一千年吗？谁能保证电脑一千年都不变？十年前我们用磁带、磁盘，现在用不了了，没有支持播放的仪器了。所以不要认为有电脑了就什么都不重要了，这个绝对是错误的。反正我是这样认为的，一定要有纸本保护资源。纸本能承载很多东西。我觉得现在的年轻人千万不要迷信电脑，你觉得手机很好，但如果没有手机怎么办？一定要有预防的思维，特别是我们的古籍、文物。不要完全相信电脑，这只是资料保留的一方面，我就说这些。

主持人：谢谢郭老师，郭老师长期在日本工作，对日本医学很了解。日本医学的分流很多，说流派也好，或者说特质表现也好，对传统医学有时候叫汉方医学，还有东洋医学，或者叫中国医学。每一个医学名词背后都承载着认识和话语权问题。郭老师给我们带来一个特别值得深挖的问题，下面我们请王振国老师发言。

王振国：刚才听郭老师说日本年轻人读不懂中国的经典，中国年轻人其实大多也读不懂中国的经典。现在不要说考证古代，即使是现代我们刚刚编撰了十几年的书，有几个人在看？从刚才郭老师的话，我就想到咱们今天讨论的题目："中国医学的经典特质与现代身份"。之所以要讨论这样一个问题，实际上涉及的就是怎么认识中国传统医学近代以来的转型。好多中医院校的名字实际上反映了一种评价体系，也就是对医学的经典特质和现代身份的认同问题。昨天我在发言中谈到，从扁鹊到今天，文化对于医学的影响和塑造。早期的齐文化塑造了扁鹊这样一个医家，发展成为扁鹊学派，也有学者如福建俞慎初先生、黑龙江何爱华先生首倡将其命名为"齐派医学"。后来的鲁文化、儒家文化塑造、影响了千年来的中医体系建构，包括宋代政府对于中医经典的整理校正、编纂推广，使得秦汉时期中医的一些典籍从各家各派的学说与秘藏，通过政府推动实现医籍"正典化"与学术"儒学化"，逐渐演进形成我们今天学习中所看到的中医理论体系。

所以说今天要讨论的话题大体可以分为两个方面：经典中医学是什么；现代中医学的身份是什么。我认为经典中医学与现代中医学，它的分水岭在于近代西方医学的传入，或者说西学东渐之后。在近代之前，中国基本上是不存在其他医学体系的，我们也不叫中医学，我们就叫医学。"中医"这个词早期在典籍里出现，如《汉书·艺文志》所谓"有病不治，常得中医"，如孙思邈《备急千金要方》所谓"古之善为医者，上医医国，中医医人，下医医病"，指的不是中国医学，而是"合乎"医学的道理，或者指"中等"的医生。所以"中医"这个概念本身就是因西医传入进而比较和区别而发生的。也正因此，才有了一个身份的重新认同问题。

我这几年关注近代中国医学的理论与思维近代嬗变问题比较多。可以说，近代中医理论体系与学科框架的构建，是在西学刺激下对中医药学自身的一次被动与主动相结合的调整与改造。这种改造形成了经典中医学和现代中医学的分界。西方医学最初传入中国的时候，中国人是不接受的，尤其对解剖学是不接受的。牛亚华老师在《中华医史杂志》上发表了一篇文章，讨论日本解剖学译著《解体新书》与中国医学典籍的关系问题，我读后特别受启发。解剖学术语是怎么确定的呢？中国传统医学中丰富的解剖学词汇为日本学者翻译西方解剖学著作提供了语汇。他们将西方术语翻译成日文时，正是借助了中国的医学典籍，《类经图翼·身体名目篇》正是翻译《解体新书》的重要参考工具，是西方医学知识得以内化的基础。《解体新书》借用了中国传统医学的词汇和概念，这种词汇和概念的借用，虽然有误读的可能，但对于受汉方医学浸染的日本医生接近和理解西方解剖学无疑是有益和必要的。我还注意到上海徐家汇藏书楼收藏的早期传教士的著作《人身图说》，该书在向中国人讲解剖的时候，为了让中国人接受，用的标记是"甲乙丙丁""子丑寅卯"，即天干地支。西医学通过借助我们传统医学的术语，包括最基础的脏器名称"肝心脾肺肾"表达自己。这些基本概念被移植并体系化传播以后，慢慢地大家认同了这些术语的解剖学与生理学新内涵，中医学就因为"鹊巢鸠占"而呈现了"失语"的现象。

首先，现代中医学的身份是什么？这是一个问题。在追求现代性的过程中，中医理论进行了重构，而这种中医概念的解体与双重诠释从清代后期就出现了。同一个概念"心"，有西方医学的诠释，即解剖学、生理学的诠释，同时中医原本的诠释依然有其生命力。这两种诠释矛盾的时候怎么取舍？我觉得，中国医学经典特质和现代身份之所以出现了认同上的问题，这是一个很重要的原因。其次，是经典对于中医范式形成的意义。其实从昨天说到扁鹊、黄帝，我讲到扁鹊学派和黄帝学派是早期中国医学的两大学派。后来，宋代政府主持整理了中医的经典，使得隋唐传下来的中医经典正典化，成为传承到现在的《黄帝内经》《千金方》《伤寒论》《金匮要略方论》，甚至早期的各家流派。我们现在说张仲景是中医辨证论治的奠基人，是"医中之圣"，但是张仲景的伤寒学说在唐代《外台秘要方》中，是与华佗的伤寒学说以及其他诸家学说相提并论的，收入卷一"伤寒"部之"诸论伤寒八家"。到了宋代以后，张仲景才逐渐被尊为"医圣"，可谓"晚成的圣人"。所以，对经典的不断整理形成了中医不同历史发展时期的范式。这些经典文本，可能在一段时期内，也可能长期成为影响中医学术的范式。今天针对中国医学的经典特质与现代身份的讨论，我想借用浙江大学桑兵教授的一段话，他在《近代中国的知识与制度转型》

中说："中国人百年以来的观念世界与行为规范，与此前的几乎完全两样。这一天翻地覆的巨变，不过是百年前形成基本框架，并一直运行到现在。今日中国人并非生活在三千年一以贯之的世界之中，而是生活在百年以来的知识与制度大变动所形成观念世界与行为规范的制约之下。"桑兵教授是研究近代史和制度转型的专家。中医药也好，中国医学也好，实际上是近百年来这个制度转型和知识转型的一个具体体现与范例。

主持人：感谢王老师。王振国老师的发言时间跨度很长，从扁鹊开始，然后到儒家文化，一直到近代医学的转型，整个过程是很深入的一个引导，里面提到的很多话题都很有趣味。首先您提到的术语问题，关于中医学术语我也在经常思考，西医学的很多术语都是借用我们中国传统医学的概念翻译过来的，因为无法重新命名一个词。其实在晚清时期，西方医学的很多词汇翻译到中国来，有人主张用音译，有人主张用意译。比较幸运的是，最终用了意译。许多词如果音译，我们就不太好理解，比如说神经这个词"nerve"，我们如果把它音译成"纳弗"，说我们大脑有十二对"纳弗"就不是很好理解。早期的解剖学著作中还把它译为"细筋"。而"神经"这个词，是日本人翻译的。我们中医学很多词语后来大量地引进了日本翻译的成果，所以这方面我觉得应该感谢日本。在 nerve 被日本人翻译成"神经"之后，"神经"和"细筋"在民国早期杂志里面同时出现。后来慢慢形成"神经"了，我个人感觉这个"细筋"的翻译还好一点。因为十二经脉的经是空心的，而筋是实心的，像韧带。为什么当时日本人翻译成"神经"，因为他们认为神经是神液流行的通道，就像我们的血管一样，但是神经里面没有神液流行，我觉得这种名词的翻译在转型过程当中实际上承载了对知识的体认。王老师后来也提到知识和制度的转型，知识和制度的转型是互相促进的。各种知识在翻译、转型之后，从传统的知识转化成能够被近代大多数中国人所认同的知识，实际上是伴随制度转型，比如说没有学校教育就不可能有规范化术语。知识的统一必然伴随着制度的形成。有了学校，有了学术共同体，大家互相讨论，才有了共同的话语基础，然后形成了制度，制度反过来固化知识。所以制度和知识在近代以来，对任何学科特别是中医学的转型，有明显的互相促进的作用。两位老师做了导语，下面有请中国中医科学院的杨力研究员，想听一下您的高论。

杨力：黄河中上游和洛水交界的地方叫作巩义，是河洛文化的中心。伏羲画八卦开启了整个中国观象的智慧，扁鹊开创的望诊即是在伏羲观象基础上的发展和应用。扁鹊运用智慧开创了中国医学，包括各个民族医学，藏医、蒙医等。从观象智慧而言，我们中医就应该叫中医科学，不再叫传统，传统已经结束了。

有人说中医是一门什么科学，其实中医学是象数科学，我曾在美国讲象数科学，象数科学具有划时代的意义，不是我个人的发明。我现在说八千年前，伏羲就有了象数思维，只不过现在是从文化到哲学到科学一层一层地升华提炼出来而已。这个象数科学是什么意思呢？我们今天来了很多年轻的中医大学生，你们看物质有显有隐，物质并不都是显性的物质，显露的物质只是冰山一角，大量的是还没有显露的，我们知道这是物质自然本性，我们要探索它的应用规律。西方人在17世纪通过物理试验方法去寻找，要实实在在的，要解剖的，要看实质的，认为那才是科学的。但是他们现在和那时不同了，因为有了量子力学，所以对之前的知识体系也开始怀疑。我为了研究象数科学，对物理、天文、地理、地质等领域都有所涉猎。量子力学走到微观世界的时候也过不去了，为什么？不能显露了。那就回来看我们东方智慧。伏羲开创的观象智慧，开创出来我们东方的思维方式，我们只要通过外象去看它的内藏，不一定看到实实在在的物质，我们就可以掌握它的运动规律。所以《黄帝内经》提出来的藏象告诉我们五脏即使是隐的、不显露的，通过观象也能够掌握它的运动规律，叫作"有诸内者必形于外"，即观象取类。再深一点比如我们《黄帝内经》的五运六气。它通过干支象数看气化周期性的变化。二十四节气影响临床，影响身体的气化。所以我们现在研究《黄帝内经》需要研究五运六气。运气是什么啊？运气就是我们的观象取类，就是我们的眼睛，还有大脑，我们大脑的象思维。有这么一句话，"象"就是自我内在的东西表现出来；"象"是我们可以通过外象把内藏的规律掌握。再比如说中药，在夏天的时候，万物都茂盛，唯独夏枯草就会萎缩，所以我就用夏枯草来治夏天的病症，效果往往非常好，但是我和中药所的人合作来提炼相关的成分，提炼不出来，那你就不承认夏枯草的作用了吗？关于中医是不是一门科学，扁鹊已经给了我们很多启发。中医学的发展和创新都大有天地，大有作为。

主持人：感谢杨老师。杨老师的观点就是中医学是象数科学，这是一种比其他科学更高级，或者说更科学的"科学"。我觉得还是"科学"这个词的问题，它是西方的词。这里面涉及一个"科学"的定义问题。而且杨老师建议中医药大学的教育应该回归经典。说到这个问题，我们来请著名的中医学家，同时也是著名的中医教育家程伟教授谈谈。

程伟：我认为这个题目是有深度、有挑战性的大题目。今天这个讲坛作为所谓高峰对话，应该是发散式的，就是要交流、讨论不同意见。前面老师的引言其实都做得非常好，我可能想到哪儿说哪儿，但是我认为这些问题点都比较重要。

前两天微信推送了一篇2015年发表的文章，我大致看了一下，和咱们今天话题有关，我借来跟大家说说。文章说到中国近代文化的发展显然离不开文化互动，一些学者把中国话语禁锢在特定的历史时期、区域之内。这不仅使话语无法与现实世界话语对接，也使话语失去了与现代文化的联系。当话语失去了现实感，失去了现实坐标，与受众实现互为认知和情感体验的对接可能就会有问题。我觉得文章还是讲的中国文化的对外传播。作者是做语言研究的，这篇文章就发表在《中国新闻史》上。但是刚才讲到的这些东西，它里边的思想性和我们要讨论的问题其实是有关联的。

中医学是传统医学吗？答案应该是肯定的。很多专家曾经讲到，中国医学是中国传统医学。不过，当初黑龙江中医药大学更名时的翻译就把"TCM"的"T"给去掉了，也就是把"传统"去掉了。中国中医研究院2005年更名为"中医科学院"，其实也是耐人寻味的。已故的国医大师陆广莘先生，他有个比较有名的说法，就是我们现在、过去搞的中医研究，都是在研究中医药，我们现在需要的是中医研究，强调的是中医的主体性。我觉得在一定层面上，他说的很有道理，但是要把这两个完全对立起来，其实并不合适。

正是在准备这个话题的时候，我看到了 2019 年 11 月 7 日《中国中医药报》发表的一篇毛嘉陵先生的文章，讲的是学习贯彻全国中医药大会精神，他说要由中医药文化来引领中医药事业的发展。老实说，我是有疑问的。他讲中医药文化有三大核心，核心价值观就是天人合一、和谐共生，核心思维模式是象思维、直觉思维，核心行为准则就是道法自然。然后他讲在现代信息文明背景下，中医的现代化就是中医信息化、大数据和人工智能化。然后第三条讲中医药传承创新离不开中医药文化的引领，而检验传承创新工作的唯一标准是疗效。我不展开说了，我就说一句，中医药传承创新离不开中医药文化的引领。然后检验的标准是疗效，那么青蒿素到底怎么算？在我们学界甚至学界以外也有争议，甚至有人说它不是中药，但是，它临床疗效很好，是从中医书里找出来的研究资料，但屠呦呦先生研究青蒿素算是文化引领出来的东西吗？固然我们有研究古代文献做基础，但是你要强调说以它引领的话，这个理解就有差别了。

常有专家给我们讲，吃中药就是吃文化，所以有人特别乐于说中医就是文化，也有专家说中医是一种生活方式。那么，今天的中医到底还是不是传统的？其实我们和古代已经是不一样的了。但是，当我们讲到桂枝汤可以调和营卫，对来看病的患者说，这个调和营卫他该怎么理解？我们会不断面临这些问题。理论虽然在不断变化，但有些核心的部分始终没变。站在今天的立场上，到底什么是现代性？我们必须认真对待这个问题。所谓现代性是有重要含义的，不能一般地为了自我辩护，说现代的中医就是现代医学，这不行，这等于没回答问题。日本有个说法叫近代性，就是从传统向现代转化的过程。那么，为什么要转型？为什么要对照、对话？过去和今天有什么不同？这样的讨论就是非常关键的。其实就是强调讲理性、讲科学、讲现代化。我们传统有自己的言说方式，我们的方式有自身的合理性，但是你要说你的现代性究竟如何，你要和通常所说的现代性区分开来，就必须更深入地讨论，这一点其实非常重要。

刚才说到术语这个话题，其实我们面临的术语问题太多了，这里面确实有文化问题。当初日本人接受西方医学的时候下了多大功夫，花了多大力气，有过令人非常感动的故事，值得我们今天好好聊一聊。我觉得我们国内对日本的科学史、医学史研究关注得还不够。当初他们费了那么大劲去翻译西方的东西，其实是非常有益的。（王振国：我们可以下次找一个这样的论题，包括日本对当代的贡献，做深入讨论。）但是不管是对待西洋医学还是传统医学，中国和日本也都有文化上的差异。日本也有更接近中国的中医流派，比如有些来北京学习的人，他们学的比较接近我们今天的传统中医，但更有与此不同的汉方医生，这里也可以看到传统和现代的某种差别。当初日本人接触西方医学，他们的排斥程度和我们是不一样的。我觉得看到这一点其实非常重要。而对于我们来说，我们的这种文化遗存、这种传统的色彩是身份的标志。如果我们把这些标志去掉，就会对我们的实质存在有影响。比如我们总说研究中医不能脱离临床，最后的评价要看临床，可是大讲特讲的很多东西到底哪一些真正会和临床接轨？有人说在现在的文化热中，临床家似乎处于缺位或失语状态。我们的国医大师在特定的场合，也讲什么东西代表着中医的核心价值，但那些东西和临证实践运作的关系其实需要深入分析。我们不要把天边的浮云当成地平线上的树林，湮没了中医药最宝贵的东西。曾经有日本朋友跟我说中国"电脑"这个词翻译得非常好，我同意他的说法。联想起我们的"手机"，这个词也最简短，比日文、英文都简单。这里都可以看出文化交流中对话的有效性问题。当今，现代日语中很多外来词都是音译的，与以前不同了，这同样反映了文化交流的变化。很久以前，何裕民先生有一篇文章提到"解构与重建"，他认为中医需要解构，但是他又确实认为有好多地方很有内涵，解构了之后又要重建。我说，期待解构之后还能重建一个新的，这个可能性恐怕不大。过去我们一直说要创造祖国的新医药理论，但实际就是往前走，我们中医的很多内容已经被现代医学和思想观念甚至技术上带来的影响刷新了。

前两天在广东开会，说到深圳宝安的纯中医院聘请了非常多的中医专家，强调纯中医体验。什么是纯中医治疗？他们其实依然用了很多西医的东西。他们想追求更纯正的中医，但不等于不用西医，这是我们面临的现实问题。所以，要考虑传统与现代，有好多问题可以讨论，但是不能自说自话，需要真正有效的学术沟通、对话，对世界的解释方式要得当，才能促进学术发展。

今年我写了两篇文章，上半年的一篇大致意思是重新解读作为科学方法的中医学。我认为从方法学的意义上讲，中医学方法的有效解读可以给现代医学带来很多有启示性的贡献。下半年的一篇文章就不一样了，叫象思维之惑，是对所谓象思维研究的某些质疑。我有时候说我常唱些不得已的低调或者反调，就是出于困惑中的忧虑。因为这个象思维影响很大，已经有很多文章推崇，包括我们的哲学家、院士，在重要的学术刊物上发表肯定意见。我本不想讨论这样的问题，但是它现在影响这么大，我认为副作用很大，所以要讲点不同意见。

主持人：我非常赞同程老师的观点，不能什么红就做什么，我觉得这个是作为一个学者的基本素养。传统是一直在变化的，我们现在说纯中医或者纯传统，想想我们从最早的文明到如今对于传统的界定，本身特质和形象都在不断变化，再过一千年，我们这个"科学"就变成很传统的了。程老师还提到中医发展的倾向，以及中医现代性和对外传播，这涉及中外交流，那就请日本二松学舍大学的町泉寿郎教授给我们分享。

町泉寿郎（郭秀梅翻译）：这个话题应该与社会福利、国民福利有关系，我想就这个问题说一下自己的观点。中国和日本的社会制度不一样，社会环境也不一样，这两者之间有很大的差别，但是基础是相同的。少子化、高龄化、人口在逐渐减少，不光是日本，韩国也存在这样的问题。日本的贫富差也是很大的问题，不仅是贫富差，还有地区差，有些偏远地区还有年龄差，就是老年人和年轻人之间的贫富差也很大。这也是一个严重问题，大概中国也存在类似问题，都和社会福利相关。我们传统医学的现代化也有社会福利在其中发生作用。

还有刚才说的传统文化，其中有一些饮食文化，以及养生术、房中术之类。能不能把我们的传统文化普及起来帮助社会福利？日本的养生观念比较早，但是大部分是沿袭中国。在日本有一本书，把中国人的养生观念在日本推进。昨天上午大家都在讲山东是儒家的发源地。对于日本来说，日本的儒学也是沿袭中国山东的文化。日本的儒医最早都是传承自中国的儒医，传承（之后）都有相同的地位，后人一直在研究这些古人的著作。其中关于养生的和儒学的研究比较流行。主要还是涉及怎样把传统医学运用到福利中去，日本的国家政策在实行或者说在组建这一方面，最主要的还是商业化。商人用他们的力量来推进，效果会更好、更普及。我最近也在研究养生和保健在古代是怎样的，来应用到社会中。

有个银行家，其实就是个儒商，他的著作是《论语与算盘》。论语对应着儒学，算盘对应着经济，他就把儒学和经济结合起来，再过几年以后，他的头像就变成了一万日元。他主创的医院现在已经变成了东京养老院，他不仅致力于促进经济发展，而且对社会福利很是热心。我现在工作的大学里同事之间每天早上上电梯就得念一段《论语》。对儒学有修养、有造诣的人，他们就是要把社会福利搞好。中层阶级扩大，社会才能安定。把这个中间层维持好、极力扩大，可以促进社会发展与安定。怎样利用我们的传统文化，比如儒家思想，来对应这种社会现象？不仅是在中国，在东南亚等有相同思想基础的社会，不管我们怎么宣传古典、传统的文化，对于年轻人来说，他们都很难接受，特别是自己亲身去学习。如何让年轻人对古典文化感兴趣或者对传统思想感兴趣呢？比如数据库，如何能够简单地用电脑连接古籍进行阅读，这是很重要的。对于数据库的运用，中国发展很快，而且可能是最先进的，日本也在努力做。特别是东京奥运会期间，日本想借这个机会宣传传统文化，包括中国的医学、日本的古文学等。

主持人：感谢町泉教授，感谢郭老师的翻译。要说中医学的功用，不仅是治病，而且能够上升到社会发展与福利，这种选题与视野对年轻人很有帮助。中医学的现代身份不只是一种技术，它的应用和我们的社会交织很深。再次感谢町泉寿郎教授。下面有请我们山东中医药大学的刘更生教授，他是著名的中医文化专家，我们来听听刘老师的观点。

刘更生：听了大家的发言，很受启发，我想谈两个问题。第一个就是关于传统文献的问题。我个人感觉，传统和现代不能对立起来看。传统的不等于是落后的、过时的，二者其实并没有严格的界限。传统的东西走到今天必然有其现代性，如果对立起来看很麻烦。中医它是不是传统？它从过去走来，一定具有传统的性质，今天依旧在发挥着它的价值。那么说到翻译的问题，加不加"传统"这个我不懂，如果我们自己理解为传统的就是旧的、落后的，现代的就代表着是科学的、先进的，这是一个误区。其实没有传统哪来的现代？比如我们学校校名的问题，本来中医学院叫得好好的，一更名，就出现了一个怪事，叫"中医药大学"。凭什么叫中医药大学？就是用中医药来代替中医学。我对这个问题始终有看法。现在我们都习惯了称中医药，代替中医学，这就导致中医和中药的分别，如果中药游离出中医的范围，这个影响是更加深远的。但是很难改，我们学校名称恐怕不可能再回到"山东中医大学"。其实我更欣赏的是"山东中医大学"，而不要叫"山东中医药大学"，那针灸怎么办？好像大家习以为常了。叫"山东中医大学"就不包括中药了吗？

第二个问题我就想谈谈今天这个主题了，经典特质怎么去理解？我觉得中医学的经典特质牵扯到东西方的传承问题。我们中国知识的传播跟西方有什么样的差别？我个人的感觉，我们对自身的知识不是一种取代式、覆盖式的记录。我们不是一代一代地淘汰、换成最新的东西，我们的知识传承是一种包裹式、累积式的，好的东西我不会丢，不断地在叠加，层层累积。西方的学问就主张最新的，我研究出最新的，把旧的淘汰，它整个知识的传承都具备这个特点。举一个例子，我们今天学中医的人还要回归到经典上去，还要读《内经》《伤寒》。这是我们这个知识传承导致的结果。西方的经典比如说希波克拉底、哈维，大概只有去做研究的时候读。但是我们的经典需要每一个学习中医的人去研究，这是我们的特点，也是我们的传统，这就是我们的特质。经典的特质就在这儿，我们每个学中医的人要去读小柴胡汤，关键是我读了小柴胡汤，拿到今天来用，它还管用，这就是我们这个学问的特点。你说它不是一个经典与现代的一个问题？那你不这样做，你光说我研究小柴胡汤二代三代，我不学原始的小柴胡汤，那你这个中医大夫怎么当？我觉得这是很有意思的一个问题，我们应该看到我们自身的这些规律，这样才能很好地去学习、发展中医。这是东西方文化的差异，不能影响我们对自身规律的比较和把握。

我常常思考一个问题：可能传统的也是现代的，甚至越传统越现代。当年甲骨文一出土，尘封了几千年，在那个地方突然打开了，立马就变成最新的东西。包括2012年成都的老官山汉墓的发掘，扁鹊成为我们今天的热点，它不是最新的吗？如果它没出土，多少人会关注它们？有多少人会认可？我一直说给扁鹊的定位就是"医宗"，扁鹊"为方者宗"，这是司马迁说过的话，之前没有人在意，目前大医、神医都铺天盖地，医宗只有一个人。2018年山东中医药大学长清校区做了一个扁鹊的像，我去看了雕塑，问下面题什么字，有说"神医扁鹊"。我说不能题"神医扁鹊"，要题"医宗扁鹊"。后来学校真的采纳了我的意见。

主持人：感谢刘老师，刘老师把中医学的经典特质表述得非常清晰。传统与现代其实不矛盾。今天我们的引言人都给我们贡献出精彩的发言。下面我们请现场的其他专家发言，有请张老师。

张华松（济南市社科院研究员）：我觉得中医可以叫"儒士医"，战国秦汉时期可以叫"方士医"。方士和医学的关系我们探讨得还不够。而中国方士最盛行时也恰恰是春秋到汉初的扁鹊、仓公时代。战国诸子百家里面有个阴阳五行家，代表人物是邹衍。邹衍本身就通医术，邹衍的后学是方士化的儒士，这些方士对我们早期医学做出了巨大贡献。在二十年前我写了一篇文章《秦方士冤词》，我要给方士喊冤，可能汉代的时候方士是骗子，但是秦朝的时候不是。他们有崇高的政治理想，他们是中国的科学的尝试者、探索者，是有意义、有价值的。所以有没有这么一个过程，前面是巫士医，后面是道士医，中间是方士医。（王振国老师：我们要重写医学史。）

主持人：非常感谢各位专家、各位老师上午的精彩发言。每位老师的发言都很激动人心，而且都能顺着大家的思路去深入思考，我们在座的每一位老师和同学应该都有很大收获。非常感谢各位老师，以后有机会来再来这里参加我们的"海右讲坛"，来给我们讲学、授课，再次感谢。

王振国：今天是我开的头，最后我来收个尾吧。昨天我们系统地讨论了扁鹊故里、扁鹊文化的问题，今天我们这个话题更开放——中国医学的经典特质与现代身份。刚才各位专家共同就这个话题进行了讨论和分享。我觉得确实这种讨论因为没有太多的框架,大家相互切磋,是一种最好的讨论学问的方式,这也是我们"海右讲坛"这一年来效果卓著的一个很重要的原因。我们在座有很多的同学、研究生和青年老师,我作为活动的组织者对各位专家表达衷心的感谢。

思想与特质

《难经》子母补泻针刺理论评析*

赵京生**

【摘要】《难经》提出子母补泻法，论述其治则、原理和用例，为针灸选经用穴的重要理论方法。但对其原理与价值，历来解释不一、褒贬两极。本文基于古今研究认识的归纳综合，从经脉腧穴的五行化、子母补泻法则、子母补泻治法、五输穴的子母补泻等方面，分析其立论依据、理解与分歧要点，评价其理论意义与方法价值等。

【关键词】《难经》 五行 子母补泻 五输穴 针刺理论

《黄帝八十一难经》，简称《难经》，为中医经典著作，以问答形式阐发《黄帝内经》为主的古医经要旨，其突出特点是以五行立论，体现于概念、理法等方面的学术观点独树一帜，深刻影响着中医基本概念理论及诊治方法原则的形成与发展。其中，也广泛涉及针灸理法内容，首见于此的针刺子母补泻法，包括治则、方法、原理等，其独特的选穴方法，不仅直接关系临床用穴，还蕴含对经脉、腧穴特性等的认识。因此，子母补泻法为古今医经研读、理论诠释的焦点之一，但对其方法原理的理解、理论价值的认识，历来解释纷纭、态度有异，也是针灸学中一个理论疑难。本文在梳理相关条文第十八、六十三、六十四、六十五、六十八、六十九、七十三、七十四、七十五、七十九、八十一难的基础上，归纳这一问题的方法、原理、要素等有关内容，综合有关古今认识，予以分析和评价，以期能有助于研究的深入。

---

* 本文为国家自然科学基金面上资助项目"'类穴'主治共性与部位相关的规律"（项目编号：No.81873241）的阶段成果。
** 赵京生，中国中医科学院针灸研究所教授。

一 经脉腧穴的五行化

子母补泻法建立在五行理论基础上，将经脉和腧穴与五行配属是运用这一方法的前提，《难经》对此有具体论述。

（一）经脉的五行化

《难经》中明确地直接论述经脉的五行配属，是第十八难。

> 十八难曰："脉有三部，部有四经。手有太阴、阳明，足有太阳、少阴，为上下部，何谓也？"
>
> 然。手太阴、阳明金也，足少阴、太阳水也。金生水，水流下行而不能上，故在下部也。足厥阴、少阳木也，生手太阳、少阴火，火炎上行而不能下，故为上部。手心主少阳火，生足太阴阳明土，土主中官，故在中部也。此皆五行子母更相生养者也。

其所建立的十二经脉与五行对应关系，是将阴阳经脉按表里经分为六对，其中手少阴、太阳和手心主、少阳两对都对应火行。其他四对经脉分别与相应五行对应。具体如下。

金：手太阴、阳明经

水：足少阴、太阳经

木：足厥阴、少阳经

火：手少阴、太阳经，手心主、少阳经

土：足太阴、阳明经

此条是以五行特性解释（经脉）脉动点分别在身体上下不同之处的道理，末句"此皆五行子母更相生养者也"提示十二经脉之间关系也按五行生克关系建立。

（二）五输穴的五行化

对五输穴五行属性的规定与解释，主要在第六十三、六十四、六十五难，为五输穴的运用，尤其是为子母补泻法提供基础。

详述五输穴与五行配伍完整内容的，是第六十四难。

> 六十四难曰："十变又言：阴井木，阳井金，阴荥火，阳荥水，阴俞土，阳俞木，阴经金，阳经火，阴合水，阳合土，阴阳皆不同，其意何也？"
>
> 然。是刚柔之事也。阴井乙木，阳井庚金。阳井庚，庚者，乙之刚也。阳井乙，乙者，庚之柔也。乙为木，故言阴井木也。庚为金，故言阳井金也。余皆仿此。

据此，阴经为井木、荥火、输土、经金、合水，阳经为井金、荥水、输木、经火、合土。这样配属的结果，不仅本经五输穴之间为五行生克关系，阴脉与阳脉之间的五输穴也形成五行生克关系。对这样配属的原因，《难经》也有解释，但并不清晰。

> 六十三难曰："十变言：五藏六府荥合，皆以井为始者，何也？"
>
> 然。井者，东方春也，万物之始生，诸蚑行喘息，蜎飞蠕动，当生之物，莫不以春而生。故岁数始于春，日数始于甲，故以井为始也。

五行配四时，是以木配春，春为一年四季之首，此序代表着天地之气循环运动的恒常。五输穴之井荥输经合，是以井穴为始，所以以木配井穴，人与天地同序。但这只是五脏阴经五输穴的五行配属，六腑阳经五输穴则据此另行确定五行属性，以合于阴与阳、脏与腑的相反相成的特性与关系，这是基于五脏为中心的观念。可见五输穴的五行属性多是从理论观念推演而来的一种规定。但《难经》在这种关系上，形成一系列特殊的应用方法与理论，主要为五输主病、补泻刺法、井荥用穴、四时用穴等，影响深广，若不加辨析地照搬，无异于盲目实践。（有关五输主病及与四时关系等，限于篇幅，已另文探讨）

二 子母补泻法则

> 六十九难曰："经言虚者补之，实者泻之，不实不虚，以经取之，

何谓也？"

然。虚者补其母，实者泻其子。当先补之，然后泻之。不实不虚，以经取之者，是正经自生病，不中他邪也，当自取其经，故言以经取之。

"经言"指引文来源，"虚者补之，实者泻之，不实不虚，以经取之"内容见于《灵枢》，主要出现在"经脉"篇，作为针灸治疗原则列于每条经脉之下，如：

肺手太阴之脉，起于中焦，下络大肠。……气虚则肩背痛寒，少气不足以息，溺色变。为此诸病，盛则泻之，虚则补之，热则疾之，寒则留之，陷下则灸之，不盛不虚，以经取之。盛者寸口大三倍于人迎，虚者则寸口反小于人迎也。

但文字略有不同，原文"实"作"盛"，"盛虚"本指颈部人迎脉与腕部寸口脉的搏动程度及二者的比较，具体治法是补泻表里经（详载于《灵枢·终始》）。表里经补泻法基于阴阳理论，根据阴阳消长原理，体内的阴阳之气，阴消则阳长，阳消则阴长，反之亦然。体内阴阳之气的盛虚通过诊察脉动来判断，即"持气口人迎以视其脉。……气口候阴，人迎候阳也"（《灵枢·四时气》），"气口"（这里指寸口）脉候阴气，人迎脉候阳气。若为手太阴经病症，诊脉而见寸口脉动盛于人迎脉，则属手太阴经之（阴）气盛，而其表里经手阳脉经之（阳）气相对为虚，治疗方法应泻手太阴经，同时补手阳明经；如果两处脉动相比没有明显偏盛，则只取手太阴经治疗即可，而无须补泻表里两经。

"虚者补其母，实者泻其子"是子母补泻原则，这种方法不见于《灵枢》《素问》，而出现于《难经》，第六十九难即以之解释《内经》的虚实补泻，实际是针刺虚实补泻理论与方法的一种后来发展。其方法，基于十二经脉、五输穴的五行化，经脉之间、五输穴之间构成五行生克关系，据此形成两种具体方法：经脉之间子母补泻法和五输穴之间子母补泻法。

三 子母补泻治法：泻火补水

七十五难曰："经言东方实，西方虚，泻南方，补北方，何谓也？"

然。金木水火土，当更相平。东方木也，西方金也。木欲实，金当平之。火欲实，水当平之。土欲实，木当平之。金欲实，火当平之。水欲实，土当平之。

东方肝也，则知肝实；西方肺也，则知肺虚。泻南方火，补北方水，南方火，火者木之子也；北方水，水者木之母也。水胜火，子能令母实，母能令子虚，故泻火补水，欲令金不得平木也。经曰：不能治其虚，何问其余，此之谓也。

（一）语境限定下的"子母"所指与治法用意

"泻南补北"是《难经》提出的著名治法，可以说是五行理论指导形成的治则治法的代表。"泻南补北"即泻火补水，方法明确，但对其原理，由于五行之间关系复杂，相互都有关联，原文治法的用意究竟落实于哪些五行关系，往往理解不同，因而历来解释不一，成为一个理论疑难。

笔者认为，要确定原文具体所指，不能脱离其语境。本难所论肝实、肺虚的情况及泻南、补北的治法，涉及五行中的木、金、火、水。对这四行的相生关系、子母所指，原文有特别说明，"南方火，火者木之子也；北方水，水者木之母也"，围绕"木"而言子母，可知所论治法针对的是木（实），也就是限定本治法涉及子母的具体所指。据此，下文"子能令母实，母能令子虚"仍是以"木"为核心，当分别对应上文"木之子"火、"木之母"水。而本难未明言的其他母子关系如水为金之子等，则不是其治法的用意所在。也就是说，尽管五行循环相生之序使邻行之间都构成母子关系，但本难子母（及虚实）却不是泛指。原文中具有说明性质的"水胜火"旨在明确补水治法的直接用意在水克火，对理解其下文"子能令母实，母能令子虚"非常重要，水为木之母，而"补水"治法却是从水克火关系角度而设，火被抑制，则木盛亦减，达到补木之母（水）而间接使木虚的目的。故徐灵胎《难经经释》指出："子母二字，诸家俱以木为火之母，水为金之子为言，义遂难晓。观本文以'水胜火'三字接下，明明即指上文木之子、木之母也。"①

对本难的确切理解，还与第六十九难有关。如徐灵胎曾指出两条原文所论治法上的"矛盾"，但不明其原因，"又按：六十九难云，虚则补母，实则泻子，今实则泻子、补母，虚则反补其子，义虽俱有可通，而法则前后互异，未详何故"②。就五行理论来说，生克乘侮、子母关系等都是明晰的，各种关系的各自性质也是一致的，根据其理论、关系而建立的治则治法自是依顺、反映其内在既有关系，而不应出现错乱。反倒是因五行之间关联复杂，关系错综，对每行的关联及各行之间关系的具体解读会因角度不同而异，或混淆不同内容性质而致误。所以，搞清这两条原文治法与依据的异同，应是正确通解二者的关键。简析如下。

（1）第六十九难"虚者补其母，实者泻其子"所论病证与治则是：单行之病；单治一行的子或母。（若以木行为例，即木虚补母水，木实泻子火）

（2）第七十五难之"肝实、肺虚""泻南方火，补北方水""水胜火，子能令母实，母能令子虚"等。

所论病情与治法是：相克两行之病（即木实金虚）；并治一行的子和母，即泻木子火、补木母水。治法思路为，泻木子火，而使木虚；补木母水，实意在水克火，而使木虚，且火衰也不能克金。这样，通过补泻木的子母，治木实而能治金虚。所以，"子能令母实，母能令子虚"的具体含义限定在"水胜火"前提下，提示读者补水的用意所在，因而此句所论子母内容不可做泛化的普适性解释，否则就会歧义迭出。

所病木实金虚，按照"木欲实，金当平之"的相克关系，本应以金克制木（治金以治木），但却治以"泻火补水"，可知实为通过治木而治金，

---

① （清）徐大椿：《难经经释》，王自强校注，江苏科学技术出版社，1985，第96页。
② （清）徐大椿：《难经经释》，王自强校注，江苏科学技术出版社，1985，第96页。

这种更为间接的治法的目的是不直接以金平木，所以说"欲令金不得平木也"。滑寿《难经本义》注引"四明陈氏"语："所谓金不得平木，不得径以金平其木，必泻火补水而旁治之，使木金之气，自然两平耳。"① 对这一点，笔者认为还要体会原文所引"经言"内容是从方位角度言说，而《难经》只从五行理论的解释，并未尽显其用意。"东方，肝也""西方，肺也"意在提示二脏特性合于、体现所属方位的天时地理特性，即东方为春，阳气生发，万物萌动、生长，肝脏合之而气易盛；西方为秋，阴气始生，万物结实、凋零，肺脏合之而气易虚。在五行关系中，金克木，木易实的活动趋势是由金制约着，达到金－木的平衡，所以说"木欲实，金当平之"。如果失衡，就导致肝实肺虚之木（反）侮金。因此，从脏腑特性及五行生克乘侮的复杂制约关系来说，肝实与肺虚都不是简单的二脏同病，而有一定的因果性影响关联。"泻火补水"正是基于上述复杂关系的间接治法，不直接治肝木，也不径治肺金，所以说"不能治其虚，何问其余。此之谓也"。南宋李駉《黄帝八十一难经纂图句解》解释直白，"肺虚在于肝实，则要泻火补水"②。清代任锡庚别有一种解释，即基于对五行相互制约原理的理解，"东方肝也，则知肝宜实；西方金也，则知肺宜虚。如此则肝木不为肺金所侵害，其理明矣。泻南方火，补北方水，即阳常有余，阴常不足之理"③。将木实金虚视为一种常态，而泻火补水亦是对常见机体病况的一种应有治法，其释义虽然与经文所论原理不尽贴合，却跳脱一般理解而另辟视角。

（3）子母补泻是间接治法，利用五行生克关系，从所病一行的生克相关行而治。六十九难是较简单病情的间接治则，依据相生关系，具有普遍意义，可谓常法。第七十五难为较复杂病情的复杂间接治法，依据相生和相克关系，属举例性质的具体特殊情况。

（4）据上可知，解读"虚者补其母，实者泻其子"与"子能令母实，

---

① （元）滑寿：《难经本义》，傅贞亮、张崇孝点校，人民卫生出版社，1995，第94页。
② （南宋）李駉：《黄帝八十一难经纂图句解》，王立点校，人民卫生出版社，1997，第94页。
③ （清）任锡庚：《难经笔记》，转引自郭霭春、郭洪图《八十一难经集解》，天津科学技术出版社，1984，第133～134页。

母能令子虚",必须分清二者所论情况的不同性质,区别二者"虚实"的不同所指。前者论病变之治,"虚实"指病证性质;后者论相生关系的影响,"虚实"为母子相互影响之损益。因此,这两条原文,用字有相同之处而具体含义有别,内容虽相关而性质有异,不可混同或相互代入去解释。否则,不仅会使对第七十五难的解释陷入歧义繁多而实无确解的境地,还会影响对第六十九难的正确理解。

(二) 历代主要诠释及其理解要素评析

历代对第七十五难中有关因素的关注及相应诠释角度不同,而解释不一,大致可归纳为如下几点。

(1) 方位四时。宋代丁德用注意到原文中方位四时与五行关系的因素,"四方者,五行之正位也,其王应四时"①。从对金行的影响角度解释治法原理,"南方火实,胜西方金","当先泻南方火,实即还北方水,肺金得平"②。清代任锡庚指出:"文固以四方立言,而大义则应于人身脏腑也。"③

(2) 从"土"行解释。原文中并未论及于此,后人据土生金关系推演出补脾土治法,影响深远。较早者如《难经集注》引杨注,"须泻心……又补于肾……然后却补脾气,脾是肺母"④。虞庶、李駉等皆从之。元代滑寿则认为《难经》无补土之意,"补水,一则以益金之气,一则以制火之光。若补土,则一于助金而已,不可施于两用,此所以不补土而补水也","泻火以抑其木,补水以济其金"⑤。后人从补水以实金角度的解释,甚至强调补水用意的理解,如明代熊宗立《勿听子俗解八十一难经》、明代孙一奎《医旨绪余》、清代丁锦《古本难经阐注》(第十二难)等,皆是上述认识,尤其是受滑寿解释的影响。民国黄竹斋《难经会通》"夫东方之

---

① (明) 王九思:《难经集注》,人民卫生出版社,1982,第94页。
② (明) 王九思:《难经集注》,人民卫生出版社,1982,第94页。
③ (清) 任锡庚:《难经笔记》,转引自郭霭春、郭洪图《八十一难经集解》,天津科学技术出版社,1984,第133~134页。
④ (明) 王九思:《难经集注》,人民卫生出版社,1982,第94页。
⑤ (元) 滑寿:《难经本义》,傅贞亮、张崇孝点校,人民卫生出版社,1995,第93页。

实，则因于西方虚也"① 的主张则是这一诠释思路的延伸结果，且影响至今（如迟华基等《难经临床学习参考》按语："更注重补母"②）。此外，基于上述理解，第七十五难末句"不能治其虚，何问其余"往往被视为对补虚（补肾水）重要性的强调。然而，无论是语气还是论理，都不体现此意，笔者认为，这是对其治法思路的强调，常法固然重要，但还需知变通，掌握变法（金虚治以补水的复杂间接治法），如滑氏引九峰蔡氏语"盖为知常而不知变者之戒也"③。元末明初医家王履《医经溯洄集·泻南方补北方论》也指出："所谓不治之治也"，"不补土，不补金，乃泻火补水使金自平，此法之巧而妙者"④。徐灵胎谓之"不可止取一经以为补泻"⑤。

（3）删改文字。原文"故泻火补水，欲令金不得平木也"，滑寿认为此句（在五行关系及治疗原理上）于理不通，提出"'不'字疑衍"⑥。南京中医学院编《难经校释》则据此径删"不"字。⑦但不同认识早已存在，如明代孙一奎在《医旨绪余》中已指出："'不'字非衍，《难经》所谓'不'者，乃姑息之谓。不径以金平木，故有泻火补水之治。""谓互相平制，不直令金以平木也。""此围魏救韩之意，不平之平，乃所以平也。"⑧ 五行之间关系是复杂多重的"互相平制"，如果直接治金而以金制木，于理虽然无不可，却只是相克的单一关系角度的调整；泻火补水则是根据多重影响关系，进行间接的却是整体的制衡治法。

（4）子、母所指。五行相生关系的两行为母子，则木火土金水依序相生循环，递为母子，所以，基于五行理论设立的具体治法，其中子母所指

---

① 黄竹斋：《难经会通》，中华全国中医学会陕西分会、陕西省中医研究所（排印），1981，第29页。
② 迟华基、刘绍纯、孟令军、杨素琴：《难经临床学习参考》，人民卫生出版社，2002，第295页。
③ （元）滑寿：《难经本义》，傅贞亮、张崇孝点校，人民卫生出版社，1995，第93页。
④ （元）王履：《医经溯洄集》，左言富点校，江苏科学技术出版社，1985，第51、53页。
⑤ （清）徐大椿：《难经经释》，王自强校注，江苏科学技术出版社，1985，第96页。
⑥ （元）滑寿：《难经本义》，傅贞亮、张崇孝点校，人民卫生出版社，1995，第92页。
⑦ 南京中医学院校释《难经校释》，人民卫生出版社，1979，第160页。
⑧ （明）孙一奎：《赤水玄珠全集·医旨绪余·下卷》，凌天翼点校，人民卫生出版社，1986，第1242页。

本是具体的、限定的，否则就无意义（也无确解）。后人对泻火补水治法原理的解释不一，与对该难所及子母所指的不同理解有很大关系。正如徐灵胎指出的，"子母二字，诸家俱以木为火之母，水为金之子为言，义遂难晓"。他认为，"观本文以'水胜火'三字接下，明明即指上文木之子、木之母也"。此或受王履的启发，"'水胜火'三字，此越人寓意处，当细观之，勿轻忽也"。"火为木之子，子助其母，使之过分而为病矣。……惟有补水泻火之治而已。……盖水为木之母，若补水之虚，使力可胜火，火势退，而木势亦退，此则母能虚子之义，所谓不治之治也。"① 晚清叶霖《难经正义》亦同，"观上下文义，则此子母两字，皆就肝木而言，抑木即所以扶金也"②。民国张山雷《难经汇注笺正》认为："灵胎以本文'水胜火'三字，而知为指上文木之子母，引证甚确。"③ 因此，"子能令母实，母能令子虚"句中的子母所指也应与其上文一致，而不具普遍性。但有一点需要指出是，此处子母应是指木行与生我、我生行的关系，即水木之母子、木火之母子，而不是专指（即不是"子"仅指木之子火，"母"仅指木之母水）。徐灵胎、张山雷都是以子母专指（火、水）之义解释泻火补水的具体用意，如徐灵胎释"水胜火"，为"木之母胜木之子也"，"水克火，能夺火之气，故曰母能令子虚"④，从母子关系跨到祖孙关系的解释，恐怕难以成立。对经文子母及其补泻原理解释得清晰简洁者，当推清代黄元御《难经悬解》："火者木之子，子能令母实，故泻其子。水者木之母，母能令子虚，故补其母。泻火补水，使木气不实，则金得平之矣。"⑤

（5）五行之理与治法（作用）之理。对泻火补水具体原理的解释，很大程度上还在于对"子能令母实，母能令子虚"含义及关联的"虚者补其母，实者泻其子"的理解。二者内容的性质是否相同？如果将"子能令母实，母能令子虚"理解为治法作用，对于金虚，就会有补水以实金（"子

---

① （元）王履：《医经溯洄集》，左言富点校，江苏科学技术出版社，1985，第51页。
② （清）叶霖：《难经正义》，吴考槃点校，人民卫生出版社，1990，第139页。
③ 张山雷：《张山雷医集（上）·难经汇注笺正》，浙江省中医管理局《张山雷医集》编委会编校，人民卫生出版社，1995，第160页。
④ （清）徐大椿：《难经经释》，王自强校注，江苏科学技术出版社，1985，第96页。
⑤ （清）黄元御：《黄元御医书十一种（上）·难经悬解》，人民卫生出版社，1990，第669页。

能令母实")的解释，但却不合于"虚者补其母"，也就会疑问原文为何没有提及补土以生金的治法，而"补充"之。直到元代滑寿《难经本义》才明确从原理性质的角度区别二者，"是各有其说也。母能令子实，子能令母虚者，五行之生化；子能令母实，母能令子虚者，针家之予夺"①。所谓"五行之生化"即五行相生原理，乃正常活动，相生之序为递相促进作用的关系，所以母使子充实，逆向则子使母虚损。所谓"针家之予夺"即针刺补泻治法，补母泻子是以促进或抑制其子或母行而对本行产生作用，但对具体原理解释得清晰简洁者，却非滑氏，而当是黄元御《难经悬解》（见前）。因此，"子能令母实，母能令子虚"是说母子两行中异常变化的相互影响作用，为"针家之予夺"的（治法）依据。因此，第六十九难与第七十五难的子母之论"是各有其说"，混淆则生矛盾而困惑。现代有关诠释中，笔者认为以凌耀星主编的《难经语译》②和《难经校注》③最为可参。

（6）理论价值与实际意义。《难经》以五行立论为特点，子母补泻治法是其中较突出之例，从上述可见，尤其泻火补水治法及其原理，影响理解的因素虽不止一端，但根本的还是所据五行理论本身，五行关系的复杂与多向可以使之有多种的、不同的甚或相反的解释。或许正因为此，清末民初经学大师廖平对其评价甚低，"大抵针灸伪说以子母为巨谬"④。张山雷对其中问题也多有指出和深刻评析，"此举木实金虚之宜于泻火补水，以助金气，使得平木者，以为之例，见得五行生克之真。盖亦只凭理想而推测之，非谓凡治百病者，皆当奉此为一定之不易之法也。子母二者，据本文'火者……木之母'两句，确即指木之子母言之。昔人以水为金子作解，更嫌迂曲。……此节补泻，盖泛言治病之一理，似于刺法无涉，故全文亦未见一'刺'字"⑤。（但在第八十一难中，确实提到肝肺虚实的针刺

---

① （元）滑寿：《难经本义》，傅贞亮、张崇孝点校，人民卫生出版社，1995，第94页。
② 凌耀星主编《难经语译》，人民卫生出版社，1990，第107、108页。
③ 凌耀星主编《难经校注》，人民卫生出版社，1991，第128、129页。
④ 徐大椿释，廖平补正《难经经释·难经经释补正》，中国书店，1985，第32页。
⑤ 张山雷：《张山雷医集（上）·难经汇注笺正》，浙江省中医管理局《张山雷医集》编委会编校，人民卫生出版社，1995，第160页。

治法,"假令肝实而肺虚,肝者木也,肺者金也,金木当更相平,当知金平木。假令肺实而肝虚微少气,用针不补其肝,而反重实其肺……"。)现代的有关诠释,却多去圆通,如《难经译释》谓"本病乃属心肝之火有余,而肺肾之阴不足"[1],将原本泻南补北的间接治法,从心火有余、肾阴不足的病证去解释。更早者有日本草刈三越的《难经正意》,"东方实四句,当言虚劳证因也。盖劳极病,其因肾水虚惫而不能制火,火已亢,则肺金受克而兹虚;肺金既虚,则肝木无所畏而日实……"[2] 这种"我注六经"式强行赋予的临床意义,价值何在?牛兵占《难经译注》则直言:"此难以五行生克论其补泻,纯属五行游戏,与临床客观实际无涉,不足为论。"[3] 对子母补泻这样的治法、依据及原理能有所质疑,方为不失理性的认识态度,对转换研究视角、进行探索性思考实有促进作用。

四 五输穴的子母补泻

(一) 常法:经脉脏腑(病)的子母补泻选穴

七十九难曰:"经言迎而夺之,安得无虚;随而济之,安得无实?虚之与实,若得若失,实之与虚,若有若无,何谓也?"

然。迎而夺之者,泻其子也;随而济之者,补其母也。假令心病,泻手心主俞,是谓迎而夺之者也;补手心主井,是谓随而济之者也。所谓实之与虚者,牢濡之意也,气来实者为得,濡虚者为失,故曰若得若失也。

《灵枢·九针十二原》论针刺补泻:"逆而夺之,恶得无虚,追而济之,恶得无实,迎之随之,以意和之,针道毕矣。"《灵枢·小针解》释为"迎而夺之者,泻也。追而济之者,补也。"本难则是以后来所出子母补泻

---

[1] 南京中医学院医经教研组编著《难经译释》,上海科学技术出版社,1961,第162页。
[2] 〔日〕草刈三越:《难经正意》,转引自郭霭春、郭洪图《八十一难经集解》,天津科学技术出版社,1984,第133页。
[3] 牛兵占:《难经译注》,中医古籍出版社,2004,第326页。

理法对这部分经文的再解释,"迎而夺之者,泻其子也,随而济之者,补其母也"为对第六十九难子母补泻原则的运用,举心病之例,说明具体方法。心为火,心(经)病,取心包经代心经(基于《灵枢·邪客》"故诸邪之在于心者,皆在于心之包络,包络者,心主之脉也,故独无腧焉"一类的认识),实证当泻子土,五脏阴脉五输穴中"输"属土,故"泻手心主俞"(俞,同输);虚证当补其母木,阴脉五输穴中"井"属木,故"补手心主井"。其法:以所病经脉的五行属性为据,确定所补泻的子母为本经五输穴(井木、荥火、输土、经金、合水)的一行。此为本经子母补泻法,后世还发展出异经子母补泻的方法。

五输穴,特点是位于四肢肘膝以下,多数穴对头身、体表及脏器的病症具有远隔治疗作用,从指端到肘膝的井、荥、输、经、合之各类穴又因所在部位不同而主治各异,其中阴脉之"输"穴、阳脉之下"合"穴,分别为五脏病与六腑病的主治要穴(主治五脏病的"原穴",即五输穴中阴脉之"输")。仍以心病为例,应选主治心病的原穴,即五输穴中"输"穴,为心经神门穴、心包经大陵穴,选穴的根据是腧穴的主治特点与范围。但是,按照本难的方法(姑且不论经脉与腧穴的概念各有所指,性质完全不同),选穴只是根据五行相生关系,则心病虚证不是选心之原穴即"输"穴,却是选指端之"井"穴。稍有针灸实践经验者,都能看出这种方法并不符合临床实际。

(二)特殊:以荥泻井的代用穴法

七十三难曰:"诸井者,肌肉浅薄,气少,不足使也,刺之奈何?"

然。诸井者,木也,荥者,火也。火者木之子,当刺井者,以荥泻之。故经言:补者不可以为泻,泻者不可以为补,此之谓也。

该难提出"当刺井者,以荥泻之",阴脉井穴属木,荥穴属火,火为木之子,按照"实则泻其子"原则,母(木)实则泻子(火)。所以这是本经五输穴之间的子母补泻选穴法。

为什么不直接刺井穴？主要原因即如原文所说"肌肉浅薄，气少，不足使也"，位于指端的井穴肌肉薄少，而"气藏于肌肉之内，肌肉少则气亦微"（徐灵胎《难经经释》）①，"气少，不足使为补泻也"（滑寿《难经本义》）②，难以进行补泻调气的刺法操作（如提插捻转）。因此，当病情需要选井穴时，就以五输穴中距离最近的荥穴来代替。从这一点来看，虽然此法依据的子母补泻原则具有普遍性，但具体到井荥二穴则是特殊之例，其他五输穴的所在部位并不是这种情况，所以滑寿指出："详越人此说，专为泻井者言也。"③ 至于认为此法可以类推者，如宋代丁德用说："肝木气虚不足，补其合"④；滑寿附和，"若当补井，则必补其合"⑤。对此，张山雷并不认可，指出"注家且谓补井当补其合，更是涂附无理，独不思合之与井，隔绝最是辽远"⑥，抓住了关键，因为五输穴中的"合"穴，都位于肘膝关节或附近，与位在指端的井穴相距很远，二穴不在肢体的同一节段，故所主病症也差异极大。

这种代用源于针灸实践经验。针刺井穴，多用于病势急迫的实热证或神昏，多是刺出血，用于泻热或醒神开窍，属于泻法。所以，这里以荥穴代替井穴而用时，仍是从泻法言。且由于二穴部位相邻，井穴在指端，荥穴绝大多数都在指趾部，距离靠近，而输穴的主治病症与其所在部位相关，荥穴主治范围也多是热证、急症，所以二穴有相同或相似的主治病症范围。推导而出的"补井则必补其合"虽然基于子母补泻原则，却不过是理论推演的纸上谈兵，不符合临床实际情况，缺乏实践基础。因此，本难以荥泻井的意义，并非应刺泻井穴时须取荥穴代之，而是要根据腧穴所在及其主治特点，视临床情况而灵活选用。本难只言井荥二穴，有实践经验的特殊性，因而实际也有限定性，同时，对认识腧穴主治规律和选穴方法

---

① （清）徐大椿：《难经经释》，王自强校注，江苏科学技术出版社，1985，第 93 页。
② （元）滑寿：《难经本义》，傅贞亮、张崇孝点校，人民卫生出版社，1995，第 91 页。
③ （元）滑寿：《难经本义》，傅贞亮、张崇孝点校，人民卫生出版社，1995，第 91 页。
④ （明）王九思：《难经集注》，人民卫生出版社，1982，第 93 页。
⑤ （元）滑寿：《难经本义》，傅贞亮、张崇孝点校，人民卫生出版社，1995，第 91 页。
⑥ 张山雷：《张山雷医集（上）·难经汇注笺正》，浙江省中医管理局《张山雷医集》编委会编校，人民卫生出版社，1995，第 158 页。

也有一定启发性，在这层意义上，本难可说是五行理论指导下形成的一种针刺选穴的新创理法。

对《难经》有关针刺子母补泻内容的性质，凌耀星概括为"以五行生克规律为指导的整体防治观"，指出"尤其突出在运用五行生克规律指导针刺的防病与治病原则，为《难经》以前现存古籍所未见"，认为"虽属举例，而能启示读者，举一反三，树立整体联系的防治观点，和随机灵活的思维方法"①。这种站在中医学术理论观念历史发展演变的角度，不纠缠于具体内容，而重在从"整体联系的防治观点"和"灵活的思维方法"上领会其精神的观点，是较为公允、稳妥的。从《难经》这些论述对针灸专业理论和临床运用方法的深远影响来看，还需要分析其依据与价值，具体说明其"不情不实"② 内容的性质及谬误，方有利于对针灸理论本质意义的认识，及针灸诊治实践规律的发掘与运用。

结　语

以五行学说等为理论工具，将针灸的经验性认识理论化，是基于当时社会文化、认知水平的思维及理论建构方式，本无可厚非，但基本前提是这些理论有其实践基础。针刺子母补泻法的缺陷恰在于这个基础的薄弱乃至缺失，几乎全凭五行理论推演。深究其理法依据，目的也正在于明确其实践指导意义。

---

① 凌耀星：《〈黄帝八十一难经〉的学术思想》，《上海中医药杂志》1990 年第 5 期。
② 凌耀星：《〈黄帝八十一难经〉的学术思想》，《上海中医药杂志》1990 年第 5 期。

隐匿的范式之争：华佗与张仲景伤寒学体系的争鸣与消长[*]

顾 漫[**]

【摘要】华佗与张仲景同为东汉末年的名医，当时皆为伤寒名家。然而，唐代以后华佗之伤寒学地位日益下降，仲景之伤寒学则牢固占据了正统地位。本文根据史料中钩稽出的华佗辨治伤寒之遗论，对华、张两家的伤寒学体系从辨证和治法两方面进行比较，还原他们之间针锋相对的学术论争，并运用库恩提出的"范式"理论，分析了华佗与张仲景两套伤寒学体系对立和消长的机制。

【关键词】华佗 张仲景 伤寒学 范式

华佗与张仲景同为东汉末年的名医，时人即以华佗与仲景并称，如晋代大学者皇甫谧云，"华佗存精于独识，仲景垂妙于定方"（《晋书·皇甫谧传》）[①]。然而，华佗于《后汉书》《三国志》皆有传，且生平事迹记录甚详，而张仲景却于正史无传，其零散资料仅见于皇甫谧《甲乙经序》。时至今日，张仲景《伤寒论》作为中医"四大经典"之一，是每个中医学生的必读书；华佗在今人心目中则是以外科手术见长，因"麻沸散"和"刮骨疗毒"[②]而

---

[*] 本文为四川省社会科学重点研究基地（扩展）中国出土医学文献与文物研究中心2020年度委托项目"基于出土资料的先秦两汉医学源流研究"（项目编号：2020CW03）的阶段成果。
[**] 顾漫，中国中医科学院中国医史文献研究所研究员。
① （唐）房玄龄等撰《晋书》，中华书局，1974，第1414页。
② 此虽于正史无凭，为《三国演义》之"小说家言"，但久已深入人心，成为华佗形象的一部分。

传颂于世。然而，唐代王焘编撰的大型方书《外台秘要》中所举之"伤寒八家"，华佗的名字赫然在列，位次仅排在王叔和之后。① 可见依当时人的看法，华佗是与张仲景、王叔和并驾齐驱的"伤寒大家"；如果上推到仲景与华佗共同活动的汉末三国时代，张仲景在医界的地位和影响恐怕尚不及华佗。毋庸讳言，华佗立传于正史与他跟曹操之间的交往不无关系，史家视其为"魏武方士集团"中的一员。

华佗关于伤寒证治的论述，《千金要方》卷九伤寒上"伤寒例第一"、《外台秘要》卷一"诸论伤寒八家合一十六首"均有所收载，尚启东②、高文铸③、严世芸等④学者又加以辑录；关于华佗与张仲景伤寒学说之异同及争鸣，近来亦有学者撰文予以讨论⑤，对本文的写作颇有启发。

叶发正先生的力作《伤寒学术史》在回顾"伤寒学体系的形成时期（东汉末－西晋）"时，即以"伤寒学的两个体系"为题来研讨华佗和张仲景的伤寒学说，并指出两者地位上的消长变化。

> 以伤寒学而言，华佗与张机之影响，在魏晋六朝时，华佗居先，至隋及初唐时，两者大致"旗鼓相当""并驾齐驱"，及至唐代中期（8世纪）以后，"形势"却发生了重大的变化，华佗之伤寒地位日益下降，张机之伤寒地位却日益提高，最终仲景之伤寒学牢固地建立了"唯一正统"的地位。⑥

关于华佗之伤寒学体系渐被仲景所掩的主要因素，叶氏认为是"仲景之伤寒学体系要优于华佗之伤寒学体系"，并从以下三方面加以比较。

> 伤寒传变规律：华佗的观点是，一日在皮，二日在肤，三日在

---

① 在《千金要方·伤寒例》中，华佗则位于王叔和之前。
② 尚启东：《华佗考》，安徽科学技术出版社，2005，第48~77页。
③ 高文铸：《华佗遗书》，华夏出版社，1994，第247页。
④ 严世芸、李其忠主编《三国两晋南北朝医学总集》，人民卫生出版社，2009，第20页。
⑤ 王蕴蕴等：《华佗与张仲景论伤寒之异同探讨》，《甘肃中医学院学报》2011年第3期，第10~12页；李伯聪：《论东汉末年伤寒诊疗的两个学派》，《安徽中医药大学学报》2017年第1期，第1~6页。
⑥ 叶发正：《伤寒学术史》，华中师范大学出版社，1995，第15页。

肌，四日在胸，五日在腹，六日入胃。拘于日数，未免失之机械。仲景的认识是按六经分证，不拘于日数和六经的循序传变，自合乎客观实际。

伤寒病的诊断：华佗叙证过于简略，仲景在辨别症状特别详细精审。华佗只分伤寒、时行、虚烦三证；仲景则分伤寒、温病、中风三大纲，并论述了风温、风湿、中暍等证。

伤寒的治法：华佗只有汗、吐、下、清四法，同时也用水火膏摩等法。仲景则灵活地运用汗、吐、下、和、温、清、消、补八法，对误用水火法并进行了批判。特别需要指出的是在发汗方的选用上，二者存在着很大的区别。华佗汗法的代表方是大毒方——神丹丸……仲景用麻黄汤、桂枝汤发汗，全无毒药……在疗效上，仲景方自高于华佗方。①

叶氏所指出的伤寒传变中华佗拘于日数以及华佗方的毒性较大等问题，实则南宋医家郭雍已发于前。其在《伤寒补亡论·张仲景华元化五问》中指出："元化之法，指日数为候，仲景虽指日，而要在察阴阳六经之证，此其所以若少异也"（"少"读为"稍"）；并说"故《外台》言元化藜芦丸近用损人，不录，则知后人不能学也"②。

从科学史的角度看，华佗与张仲景的伤寒学构成了前后相承的不同"范式"。经考证，李伯聪先生认为，"'华佗辨伤寒'才是中医史上第一个症理法方统一的临床诊疗系统。在症状辨析、病理、病程、治则、方剂等方面，张仲景对华佗学派都是既有继承又有创新"③。华佗的伤寒学说率先构建起一套完整的理论体系，在同时代的医家团体内有很高程度的公认性，并为伤寒病的诊疗实践提供了可仿效的成功范例，因而具备了成为一种典型"范式"④的必要因素；而张仲景的伤寒学体系则构成了一种与之

---

① 叶发正：《伤寒学术史》，华中师范大学出版社，1995，第18~19页。
② （宋）郭雍撰《伤寒补亡论》，聂惠民点校，人民卫生出版社，1994，第13页。
③ 李伯聪：《论东汉末年伤寒诊疗的两个学派》，《安徽中医药大学学报》2017年第1期。
④ 〔美〕托马斯·库恩：《科学革命的结构》，金吾伦、胡新和译，北京大学出版社，2003，第157~171页。

竞争的新范式，通过逐渐取代前者的主流学术地位，而完成了一种范式向另一种范式的过渡，推动了中医外感病学的成熟和发展。正如李伯聪先生评价所说："必须承认《伤寒论》在诊疗系统的丰富性、复杂性、理论深度、实践效果等诸多方面都'后来居上'，显著地超越了扁鹊华佗学派达到的水平。"[1]

叶发正、李伯聪等先生均已注意到张仲景对"华佗学派"的批判，但限于篇幅仅举例略示，未展开论述。笔者平时习读《伤寒论》，颇觉其中许多关于误治的论述（特别是见于"伤寒例""诸可与不可"等篇中者），似为"有的放矢"，辩驳的意味很浓；经与华佗"辨伤寒"之遗论及事迹对照后，愈加相信仲景、叔和是有意识地将"华佗学派"的学术观点树为标靶，从整体架构到具体环节，对其理、法、方、证体系展开了全方位的批判。以下试从辨证与治法体系两大方面，钩稽史料，对两家之间已掩埋在历史尘灰下的学术论争予以发覆，借以彰显华佗与仲景两套伤寒学范式的对立和消长。

今据《千金要方》卷九"伤寒例第一"所引录华佗与王叔和（后者是张仲景的代表，下文一般不再区分）的伤寒论述[2]，将两者的辨证体系进行比较（见表1）。

表1 华佗与仲景的伤寒辨证体系

	华佗	王叔和（张仲景）
伤寒一日	在皮，当摩膏火炙之即愈。	气在孔窍皮肤之间，故病者头痛恶寒，腰背强重，此邪气在表，发汗则愈。
伤寒二日	在肤，可依法针，服解肌散发汗，汗出即愈。	
伤寒三日	在肌，复一发汗即愈。若不解者，止，勿复发汗也。	气浮在上部，填塞胸心，故头痛，胸中满，当吐之则愈。
伤寒四日	在胸，宜服藜芦丸微吐之，则愈。	
伤寒五日、六日	五日在腹，六日入胃，入胃乃可下也。	五日以上，气沉结在藏，故腹胀身重，骨节烦疼，当下之则愈。

[1] 李伯聪：《论东汉末年伤寒诊疗的两个学派》，《安徽中医药大学学报》2017年第1期。
[2] 李景荣等：《备急千金要方校释》，人民卫生出版社，1998，第207~209页。

由表1可见，华佗的伤寒辨证体系是融"理－法－方－证"于一体，严格遵循逐日传变、由浅入深的次第，依次运用火、汗、吐、下之法，条理井然。叔和的体系同样是"理－法－方－证"兼备，但于传变之日数处理较为灵活；在传变次第上，将"皮－肤－肌－胸－腹－胃"之六分结构，调整合并为"表－半表半里－里"之三分结构；① 在治法选取上，则是采纳了与三分结构对应的"汗－吐－下"三法，废弃了华佗学派伤寒初起时首选的"火法"；另外，对于"气之浮沉"的描述，似是提供与脉诊对应的理论准备。

汗　法

由于华佗伤寒学体系中首选之"火法"为仲景体系所扬弃，而代之以"汗法"作为伤寒治法的首选，故先就两家对汗法的运用做一梳理和比较，"火法"的内容留待后文分析。

关于汗法的原则，华佗认为伤寒二、三日，邪气在肤或在肌，宜用汗法治疗，汗出即愈。若不解，"复一发汗即愈。若不解者，止，勿复发汗也"。强调发汗可一可再而不可三，对于发汗不解者忌反复发汗。叔和则主张根据病情、药效，灵活决定服用发汗剂的频次，必要时亦不避反复发汗："凡发汗温暖汤药，其方虽言日三服，若病剧不解，当促其间，可半日中尽三服。若与病相阻，即便有所觉。病重者，一日一夜当晬时观之，如服一剂，病证犹在，故当复作本汤服之。至有不肯汗出，服三剂乃解。"②（《伤寒论·伤寒例》）

汗法之方剂，华佗习用预先制备好的成方丸散剂，按时令服药："冬及始春大寒时，宜服神丹丸……若春末及夏月始秋，此热月……宜服六物青散。若崔文行度瘴散、赤散、雪煎亦善。"只有当成药未备时，才煎服

---

① 调整中将较为具体但难于在病程中清楚划分的"皮""肤""肌"等解剖定位，合并为较为抽象的"表"这一层次定位；同理，"腹"和"胃"合并为里之"藏"；保留一致的"胸"，因而具有了介于"表里之间"的层次。
② 刘渡舟主编《伤寒论校注》，人民卫生出版社，2003，第39页。

汤剂以应急，用药亦颇为简省："若无丸散及煎者，但单煮柴胡数两，伤寒时行亦可服。"

华佗治疗伤寒的方剂，李伯聪先生已指出"虽然不排除有些方剂是华佗自创的可能性，但可以肯定其中的颇多方剂早在华佗之前就已经存在了"，并举《列仙传》秦代崔文子"作黄散赤丸"的记载，认为崔文子所做之"黄散赤丸"与"华佗辨伤寒"中谈到的"崔文行（解）度瘴散""六物青散""赤散"可能存在密切的历史联系。① 周琦则通过对释文的重新考证，判断张家界古人堤医方木牍当为"治赤散方"，亦当为传世的《千金方》中"华佗赤散方"之祖方无疑；而"华佗赤散方"倘若真出自华佗之书，那么华佗的医术亦是赓续于汉代经方。② 而《千金要方》卷九第四所载"治春伤寒，头痛发热"之"青散方"，药物组成为苦参、厚朴、石膏、大黄、细辛、麻黄、乌头七味，③ 与《武威汉代医简》中的"鲁氏青行解解腹方"④ 仅有一味药的差异（后者少细辛，而多附子）。此类"行解散"和"发汗丸"，在东汉王充《论衡·寒温篇》中亦曾提及，⑤ 当为东汉时医家所习用之品，华佗不过承袭而已。

与之相对，仲景、叔和则倡导根据脉证的变化，临时制方。如仲景在《太阳病上篇》中针对桂枝汤解肌发汗的使用宜忌，提出"观其脉证，知犯何逆，随证治之"的著名法则；叔和则强调病变中诊脉识证，比固守次第更为紧要："脉有沉浮，转能变化。或人得病数日，方以告医，虽云初觉，视病已积日在身，其疹瘵结成，非复发汗解肌所除，当诊其脉，随时形势，救解求免也。不可苟以次第为固，失其机要，乃致祸矣。"⑥ 其对脉诊的高度重视，与秦汉经方的传统迥然有别，体现的是仲景融合医经与经

---

① 李伯聪：《论东汉末年伤寒诊疗的两个学派》，《安徽中医药大学学报》2017 年第 1 期。
② 周琦：《张家界古人堤医方木牍"治赤散方"新证》，《出土文献研究》第 16 辑，中西书局，2017，第 297~304 页。
③ 李景荣等：《备急千金要方校释》，人民卫生出版社，1998，第 214 页。
④ 甘肃省博物馆、武威县文化馆编《武威汉代医简》，文物出版社，1975，第 7 页。
⑤ 《论衡·寒温篇》："人中于寒，饮药行解，所苦稍衰：转为温疾，吞发汗之丸而应愈。"黄晖：《论衡校释》，中华书局，1990，第 629 页。李伯聪先生论文亦述及此条书证。
⑥ 李景荣等：《备急千金要方校释》，人民卫生出版社，1998，第 208 页。

方的学术特色。对于华佗发汗首选之"神丹"方，叔和则针锋相对地提出"神丹安可以误发"的警戒，其背后的考虑仍然是对用方需凭辨证来指导，而非拘守日时次第的进一步强调。

值得注意的是，如果细究一下《千金要方》卷九"伤寒上"的体例，就会发现华佗论伤寒所提到的方剂均收载于"伤寒膏第三""发汗散第四""发汗丸第六"各篇之中；而仲景之伤寒方及医论则被收入"发汗汤第五"篇中。两家医方以剂型为分野，竟秩然不紊，这一现象颇为耐人寻味。廖育群先生已注意到汉代前后中医内服药主流剂型的演变——现存汉代以前的医方大部分采用的是冶末吞服之法，而东汉末年成书的张仲景《伤寒杂病论》大部分药物已采用煎煮服用法。① 这一转变显得如此突兀，在目前史料阙如的状况下，亦难以做出圆满解释。但这确实提示同类医方中剂型不同的方剂，先前可能来源于不同的学术传承：华佗习用的丸散剂承袭自秦汉经方的主流，即扁鹊-仓公一脉；仲景的汤剂则可能源自东汉时期一个创新的经方传统②。范行准先生在1962年发表的论文中，即提出张仲景是一个新学派的创始人，而华佗属于更古老的扁鹊学派，③ 诚为卓见。丸散剂的优点在于可以事先制备，便于应急使用；而汤剂可以临时调整（如药物的配比和剂量），便于随证加减，在灵活性上更占优势。对不同剂型的偏好，代表了两家研究范式的迥异。

《千金要方》"伤寒例第一"首引南北朝医家陈延之《小品方》之论，显然是对叔和论调的响应："伤寒之病，逐日深浅，以施方治。今世人得伤寒，或始不早治，或治不主病，或日数久淹，困乃告师。师苟依方次第而疗，则不中病，皆宜临时消息制方，乃有效耳。"④ 可见到了陈延之的时代，"医学共同体"内可能已达成了伤寒治疗"宜临时消息制方"的新共

---

① 廖育群：《重构秦汉医学图像》，上海交通大学出版社，2012，第 376~377 页。
② 此传统是否即皇甫谧所说的"伊尹《汤液经》"体系，本文限于主题和篇幅不做讨论。
③ 范行准：《张仲景〈伤寒杂病论〉成书探讨》，《科学史集刊》第 4 期，科学出版社，1962，第 59~65 页。
④ 李景荣等：《备急千金要方校释》，人民卫生出版社，1998，第 207 页。

识，扬弃了"依方次第而疗"的旧惯例，从华佗伤寒学体系到仲景体系的"范式转变"已然发生。

吐　法

对于吐法的适应证，华佗、仲景两家意见一致，均是适用于"病在胸"者。

在吐法的原则方面，华佗主张催吐不厌反复，除邪务尽："若病困，藜芦丸不能吐者，服小豆瓜蒂散吐之，则愈也"；"若不能吐者……当更以余药吐之，皆令相主，不尔更致危矣"。并指出属吐法适应证者，若不能及时以吐法解之，"其死殆速耳"[1]。

仲景、叔和则持相反主张，认为"凡服汤吐，中病便止，不必尽剂也"[2]；而且吐法的使用应严格掌握适应证，不当吐而吐之，会引发"小逆""内烦"等不良反应；而膈上痰饮属寒证者、诸四逆厥者及虚家，皆属吐法之禁忌证。[3]

为何在汗法的使用上，华佗态度审慎而仲景较为宽松，而在吐法的使用上又正好颠倒过来呢？回答这一疑问，除了考虑两家理论基点的差别外，他们所习用处方的安全性也提供了一个不可忽视的关注点：恰如上文叶发正先生所指出的，华佗所用之发汗方多用大毒药，若服用过剂恐会引发严重毒副反应；而仲景所创新之发汗汤剂如麻黄、桂枝剂等，毒副作用远小于华佗之方，故不惮于多次使用。而吐法在仲景体系中的地位已较为边缘化，对病在"半表半里"的证治也发展出更安全的"和法"，因此仲景对催吐剂的创新动力不足。虽然华佗催吐之"藜芦丸"因毒性大而为后世医家所诟病，故王焘编《外台秘要》时不录，但所用之"瓜蒂赤小豆散"仍为仲景所沿用（增豆豉一味药，但剂型未变更，是沿袭之一证），其方毒性亦不小，这恐怕也是仲景、叔和尽量避用吐法，用之亦极慎的原因之一。

---

[1] 李景荣等：《备急千金要方校释》，人民卫生出版社，1998，第208页。
[2] 刘渡舟主编《伤寒论校注》，人民卫生出版社，2003，第257页。
[3] 刘渡舟主编《伤寒论校注》，人民卫生出版社，2003，第256页。

下　法

在对于下法的运用上，华佗与仲景分歧较小。两家皆认为，下法的适应证均属"病在里"，且都强调使用下法要掌握时机。① 如华佗提出："若热毒在外，未入于胃而先下之者，其热乘虚入胃，即烂胃也。然热入胃，要须下去之，不可留于胃中也。胃若实热为病，三死一生，皆不愈。胃虚热入，烂胃也。"强调必须在"热入于胃"之时才能运用下法，过早或过迟都会造成严重后果。叔和在讨论下法时，亦谆谆告诫："明当消息病之状候，不可乱投汤药，虚其胃气也。《经》言：脉微不可吐，虚细不可下。"②

两家的分歧主要在于汗法和下法的合用。华佗主张，在特定情形下，汗法和下法是可以并行不悖的："已发汗，至再三发汗不解，当与汤。实者，转下之。"其派之后继者恐怕变本加厉，乃至合用神丹、甘遂剂来治疗表里两感之证，因而招致叔和的严词批判："凡两感病俱作，治有先后，发表攻里，本自不同。而执迷用意者，乃云神丹甘遂合而饮之，且解其表，又除其里。言巧似是，其理实违。"③ 仲景强调发表、攻里之法需依先后次第而施行（"伤寒例第一"中有详述），不可随意混用，与华佗学派界限分明。

火　法

对于伤寒初起之证，华佗提倡用"摩膏火灸"之法治疗："夫伤寒始得，一日在皮，当摩膏火灸之即愈。"由于此法在后世的伤寒治疗中近乎失传，当代中医研究者很少有人注意到《伤寒论》所着力抨击的"火法"与华佗"摩膏"之间的关联。

---

① 王蕴蕴等：《华佗与张仲景论伤寒之异同探讨》，《甘肃中医学院学报》2011年第3期。
② 李景荣等：《备急千金要方校释》，人民卫生出版社，1998，第208页。
③ 刘渡舟主编《伤寒论校注》，人民卫生出版社，2003，第38页。

翻检《千金要方》卷九中的"伤寒膏第三",在"黄膏"的用法中注明"又以火摩身数百过,兼治贼风,绝良。风走肌肤,追风所在摩之,神效";"白膏"的用法中说"向火摩身体,酒服如杏核一枚,温覆取汗,摩身当千过,药力乃行"①。可见,伤寒膏在使用过程中,摩身时以火炙促进药力的发挥,乃是常规操作,故华佗云"摩膏火炙",视两者同为一体。

按伤寒膏方之药物组成,多用莽草、巴豆、乌头、羊踯躅等大毒药,即便不作内服,经皮吸收后其毒副作用亦不容小觑。《伤寒论·太阳病中篇》论曰,"太阳病二日,反躁,凡熨其背而大汗出。大热入胃,一作二日内烧瓦熨背,大汗出,火气入胃",显然是针对华佗"摩膏火炙"之法而发。下文更是用了长达九段之条文、五百余字的篇幅,详细列举施行"火法"后病人出现的躁烦、谵语、发黄、惊狂、下血、吐血、烦逆、奔豚等不良反应及其治疗对策,并创制出"火邪""火逆"等新病名来概括"误火"之后的变证丛生。②可见,仲景、叔和对"火法"的危害认识颇深,抨击亦不遗余力,甚至取消了其在伤寒治法体系中的位置,以汗法代之。

水　法

本文所讨论的"水法",不像前述诸法有一个约定俗成的概念。在这里首先是指通过饮水来配合或辅助治疗的方法。华佗对于伤寒狂躁善言而不宜火法者,提出以猪苓散(《外台》作"五苓散")配合大量饮冷水探吐法。

> 得病无热,但狂言烦躁不安,精彩言语不与人相主当者,勿以火迫之,但以猪苓散一方寸匕服之,当逼与新汲水一升若二升,强饮之,令以指刺喉中,吐之,病随手愈。若不能吐者,勿强与水,水停

---

① 李景荣等:《备急千金要方校释》,人民卫生出版社,1998,第214页。
② 刘渡舟主编《伤寒论校注》,人民卫生出版社,2003,第106~109页。

则结心下也。当更以余药吐之，皆令相主，不尔更致危矣。①

《千金要方》卷七"宜吐第七"所载"治时气病，烦热如火，狂言妄语，欲走"之水导散，方用甘遂、白芷，在服用方法中特别强调服药后"须臾令病人饮冷水，腹满即吐之"，其适应证及服后的饮冷水探吐法皆与上引华佗所论相合，故此方当出自华佗派医家所传。《外台秘要方》卷一"诸论伤寒八家合一十六首"中"甘遂何可以妄攻"句下小字注云："甘遂者，水导散也。在第三卷天行狂语部中，甘遂等二味者是也。"② 说明此方正是叔和所明言指斥的甘遂剂。其异名"水导"，大约是提示服此剂需饮水以导之。

叔和则反对"水法"，主张伤寒饮水不宜多，甚至对渴欲饮水者还要尽量控制饮水量。

> 凡得时气病，至五六日而渴欲饮水，饮不能多，不当与也。何者？以腹中热尚少，不能消之，便更与人作病也。至七八日，大渴欲饮水者，犹当依证而与之。与之常令不足，勿极意也，言能饮一斗，与五升。若饮而腹满，小便不利，若喘若哕，不可与之也。

临末不忘反复叮咛说："凡得病，反能饮水，此为欲愈之病。其不晓病者，但闻病饮水自愈，小渴者乃强与饮之，因成其祸，不可复数也"③，明显是针对华佗"强饮"所发的议论。

华佗还善用一种极具特色的"水法"，即通过反复进行"寒水汲灌"，利用"物极必反"的原理，倒逼病者"阳气来复"，以达到"汗出病解"的疗愈效果。《华佗别传》中有如下一则治验。

> 又有妇人长病经年，世谓寒热注病者。冬十一月中，佗令坐石槽中，平旦用寒水汲灌，云当满百。始七八灌，会战欲死，灌者惧，欲

---

① 李景荣等：《备急千金要方校释》，人民卫生出版社，1998，第208页。
② （唐）王焘撰《外台秘要方》，高文铸校注，华夏出版社，1993，第1页。
③ 刘渡舟主编《伤寒论校注》，人民卫生出版社，2003，第39～40页。

止。佗令满数。将至八十灌,热气乃蒸出,嚣嚣高二三尺。满百灌,佗乃使燃火温床,厚覆,良久汗洽出,着粉,汗燥便愈。(《三国志·魏书·华佗传》裴松之注引《佗别传》)①

此法在施用过程中,会出现戏剧性的转折,令观者有"神乎其技"之叹。一旦成功,对于医者名望的影响是巨大的。但其危险性也是显而易见的,假如病人的体质较为虚弱,恐怕坚持不到"阳气来复"那一刻,就发生严重后果了。尽管如此,后来的医家仍不乏仿效者。李伯聪先生即曾指出,《南史》记徐嗣伯治房伯玉伏热病,可以说其治法与华佗几乎完全一样。②

然而,仲景派医家对这一危险系数高的"水法"颇有微词。如《伤寒论·太阳病下篇》中提到:"病在阳,应以汗解之,反以冷水噀之,若灌之,其热被劫不得去,弥更益烦,肉上粟起,意欲饮水。"③

《伤寒论·辨不可下病篇》中更录了如下一段堪称"五言诗"的韵文,韵脚呈现"真元合韵"的两汉音韵特点④("坚""眩""眠""身""巅"押真部韵,其余字押元部韵)。

> 医以为大热,解肌而发汗,亡阳虚烦躁,心下苦痞坚,表里俱虚竭,猝起而头眩,客热在皮肤,怅怏不得眠。不知胃气冷,紧寒在关元,技巧无所施,汲水灌其身。客热应时罢,慄慄而振寒,重被而覆之,汗出而冒巅,体惕而又振,小便为微难。寒气因水发,清谷不容间,呕变反肠出,颠倒不得安,手足为微逆,身冷而内烦,迟欲从后救,安可复追还。⑤

这段以诗之体所发的议论中,出现"汲水灌其身""重被而覆之""汗出而冒巅"等关键描述,皆与《华佗别传》中"灌水"医案的记述相

---

① (晋)陈寿撰,(南朝宋)裴松之注《三国志》,中华书局,1971,第804页。
② 李伯聪:《扁鹊和扁鹊学派研究》,陕西科学技术出版社,1990,第270页。
③ 刘渡舟主编《伤寒论校注》,人民卫生出版社,2003,第262页。
④ 张世禄:《汉语史讲义》(上册),申小龙整理,东方出版中心,2020,第98页。
⑤ 刘渡舟主编《伤寒论校注》,人民卫生出版社,2003,第262页。

合，可见作者应当是十分谙熟类似的经验，有感而发，表现出对病人经误治后施救不及的痛惜不已，以及对医者不顾病人安危、只顾自己炫技的深恶痛绝；将其编写成朗朗上口的韵文形式，目的是易于记诵和传播，警诫更多医家和病人意识到这种治疗方法的危害性和欺骗性，从而自觉地加以抵制。仲景派医家的努力看来没有白费，"水法"在唐代以后的伤寒治疗中近乎绝迹，后人已难解其详。

通过比较以上各种治法中两家观点的歧异，我们发现对于治疗手段安全性的重视是仲景伤寒学"新范式"一以贯之的主线，对用药安全性的追求越来越高，这也符合医学发展的一般趋势。

结　语

清代学者曹禾先生在《医学读书志》中论曰："弊根于法，法立则弊生，法行则弊裕，法犹水也，弊犹土也。……持法绳弊，适足固弊，因弊缮法，尚可存法。"① 见地颇为精深，恰可与库恩的"科学革命"理论东西辉映，烛照古今。清代名医徐灵胎先生在《医学源流论·〈伤寒论〉论》中指出："观《伤寒叙》所述，乃为庸医误治而设。所以正治之法，一经不过三四条，余皆救误之法。"② 从这个意义上讲，《伤寒论》正是一部"因弊缮法"之作，故反能为中医学"立万世法"。但《伤寒论》实际并非如灵胎先生所云"皆设想悬拟之书"，其所批判的"标靶"皆确有其事，并为当时的医家所熟知，甚至被公认为典范，只是因相关著作未能完整传世而不被后世了解而已——天下读仲景书之人多矣，有几人会想到书中屡屡误治的"庸医"，竟然跟大名鼎鼎的"神医"华佗有所联系呢？③

---

① （清）曹禾：《医学读书志》，中医古籍出版社，1981，第6页。
② （清）徐大椿：《医学源流论》卷下，中国书店，1987年影印版，第9页。
③ 虽然华佗本人医术高妙，但其后继者或仿效者恐怕都达不到本派宗师的水平。故仲景派的批评更有可能主要是针对华佗众多的托名依附者，而未必是直指华佗本人。扬雄《法言·重黎》："昔者姒氏治水土，而巫步多禹；扁鹊，卢人也，而医多卢。夫欲雠伪者必假真。"汪荣宝：《法言义疏》，中华书局，1987，第317页。以华佗当时声望之隆，情形亦相去不远。

仲景和华佗虽然基本上是同时代人，但分别属于政治上敌对的"荆州集团"和"曹魏集团"，从目前史料中看不出彼此间有交游的行迹，也找不到直接评价对方的言论，但从著作中反映出的学术论争，却针锋相对，势同水火：华佗处在"立论"和"守成"一方的位置上，是旧范式的代表；而仲景继华佗而起，站在"驳论"和"挑战"一方，在论辩中彰显出"推翻旧范式，树立新范式"的自觉。

至宋代以后，随着"儒医"风气的兴起，张仲景在医界的地位迅速抬升，乃至有了"医圣"的徽号；相比之下，华佗在民间的声望虽不减当初，仍被民众奉为"神医"，然而在"医学共同体"内部的影响反倒节节下降，以致其伤寒学术体系竟成为"文献辑佚"的研究对象。究其原因，此乃唐宋以后医学传承方式变革之大势所趋。唐宋以后，医学的专门传授日渐式微，而儒士习医和业医变得相当普遍；他们对医学的学习主要是通过研读医书、探讨医理等"自修"为主的方式。张仲景的《伤寒论》由于内容完整、条理清晰、辨析精当，成为后学研习的极佳范本；相反，华佗因无完整著作传世，后人对其学术的了解仅限于史传、方书中一鳞半爪的记载，难以效法和传承。因此，后世医家对华佗与仲景之评价，皆沿袭了皇甫谧以"独识"与"定方"相标举的思路，如宋代郭雍《伤寒补亡论》云："大抵仲景之术得于学识，元化之术得于心悟，心悟则变化无常，自用多奇，而学者鲜能从。"[①] 明代吕复论诸医云，"张长沙如汤武之师，无非王道，其攻守奇正，不以敌之大小，皆可制胜；华元化医如庖丁解牛，挥刃而肯綮无碍，其造诣自当有神，虽欲师之而不可得"[②]，显示在众多医家的心目中，华佗的形象恐怕更近于以技见长的"方士"之流，故对华佗是明褒实贬，敬而远之；对仲景才是心悦诚服，信受奉行。近代西方医学传入后，华佗又开始以"外科手术先驱"的形象出现，这很难说不是在中西比较时代背景下的渲染。于是，被奉为"医圣"的仲景，成就了一套中医的典范；而被誉为"神医"的华佗，则演绎为一则中医的"传奇"。

---

① （宋）郭雍撰《伤寒补亡论》，聂惠民点校，人民卫生出版社，1994，第13页。
② （明）戴良：《沧州翁传》，《九灵山房集》卷二十七，《四部丛刊》本，第17页。

计量文化视域下中日传统医学药量的比较研究[*]

——基于中日医学经典文献的考察

萨日娜[**]

【摘要】 本文从计量文化的视角出发，围绕一些中日医学经典著作，探讨了中日传统医药计量之间的关系。中日传统医生的用药和处方，多数随着度量衡的变迁而变化，有的则仍然沿袭旧制。当代的医师如果要对古代医书中有关方剂之组成和用药剂量有较全面的认识和较准确的应用，就需要对历代度量衡的变化和医家所采取的措施有所了解。比较中日传统药物计量，也可发现二者之间的承继关系，更能了解不同国家、不同时代的药物计量的发展也会受到当时的社会、人文和经济的影响，但从计量文化的视角来看，二者在本质上是相通的，都有追求标准化、精确化的客观需要。

【关键词】 计量　中医　汉方医　药量

一　引言

一服药，用量过多就是毒，用量少则不起作用，需要找到最佳的剂量

---

[*] 本文为国家社科基金重大项目"中国计量史"（项目编号：15ZDB030）；国家社科基金项目"海上丝路与中国古代科技向日本传播研究"（项目编号：17BZS123）；上海市浦江人才计划项目"海上丝路与宋元科技在日本的传播研究"（项目编号：2019PJC070）；上海交通大学马克思主义学院学术发展支持计划项目（项目编号：2019ZDPY06）的阶段成果。

[**] 萨日娜，上海交通大学马克思主义学院科学史与科学文化研究院教授。

才能药到病除、治病救人。如何把握这个量呢？在传统中医和汉方医学中，是用何种计量用具来称量药物的呢？在中日传统医学发展的历程中，药物计量的标准发生了很大变化，有些学者认为，同样的药，日本人用的药量就比中国人的少。为什么会出现这样的现象呢？虽有学者做过考证，但结论很不一致。

度量衡是计量长短、容积、轻重的标准的统称。度，计量长短；量，计量容积；衡，计量轻重。中药的计量单位，古代有重量（铢、两、分、钱等）、度量（尺等）及容量（斗、升、合等）等多种计量方法，用来量取不同的药物。此外还有可与上述计量方法换算的"刀圭""比""撮""权"等较粗略的计量方法。由于古今度量衡制的变迁，后世多以重为计量固体药物的方法。

关于中药的计量相关问题，丘光明《天平、杆秤和戥子》[①]和程颖博士学位论文《中国传统权衡器具设计研究》中有论述[②]，另外李具双《汉唐时期药用衡制及量值考》，程先宽等《〈伤寒杂病论〉剂量溯源、传承及展望》，胡晓峰《试论〈伤寒杂病论〉的药学成就》，何世民、郭忻《东汉药物剂量衡单位考析》等论著中也有详细考察。[③]

日本的传统医学——汉方医深受中医的影响，其计量单位跟中国传统计量有密切联系。关于汉方医的计量相关论著有岩田重雄横田俊英的论文[④]和桥本万平《计测的文化史》[⑤]，还有日译《本草纲目》第15册「度量衡に就て」，高取治辅「和漢分量考」、藤平健「薬方の分星についての

[①] 丘光明：《天平、杆秤和戥子》，《中国计量》2011年第4期，第60~62页。
[②] 程颖：《中国传统权衡器具设计研究》，博士学位论文，南京艺术学院，2008，第66~72页。
[③] 李具双：《汉唐时期药用衡制及量值考》，《北京中医药大学学报》2004年第27卷第2期；程先宽等：《〈伤寒杂病论〉剂量溯源、传承及展望》，《中华中医药杂志》2006年第21卷第3期；胡晓峰：《试论〈伤寒杂病论〉的药学成就》，《药学通报》1988年第23卷第2期；何世民、郭忻：《东汉药物剂量衡单位考析》，《广州中医药大学学报》2012年第29卷第2期；等等。
[④] 岩田重雄・横田俊英「計量史への誘い：計量の起源を探る——文明は計ることから始まった」『日本計量新報』1999年1月1日。
[⑤] 橋本万平『計測の文化史』朝日選書、1982、260~300。

考察」、大塚敬节「漢方治療の実際」等论著值得参考。①

中日传统医生的用药和处方，多数随着度量衡的变迁而变化，有的则仍然沿袭旧制。当代的医师如果要对古代医书中有关方剂之组成和用药剂量有较全面的认识和较准确的应用，就需要对历代度量衡的变化和医家所采取的措施有所了解。

二 传统中医的药物计量

中药的剂量，是达到一定治疗作用所宜用的药量，其计量标准是依据了多年的传统和经验积累。理想的剂量可达到三个"最"，即疗效最好、最大，不良反应最小。

从度量衡发展的历史来看，汉代是我国度量衡的完善时期。《汉书·律历志》首先明确了五量制，即铢、两、斤、钧、石。《律历志》中有"权者，铢、两、斤、钧、石也，所以称物平施知轻重也，本起于黄钟之重。一龠容千二百黍，重十二铢，两之为两，二十四铢为两，十六两为斤，二十斤为钧，四钧为石"②的记载。其衡量关系为：24 铢 = 1 两，16 两 = 1 斤，20 斤 = 1 钧，4 钧 = 1 石。南北朝时期的医学家陶弘景（456~536）在《本草经集注》中记载"古秤惟有铢两，而无分名。今则以十黍为一铢，六铢为一分，四分成一两，十六两为一斤。虽有子谷禾巨黍之制，从来均之已久，正尔依此用之"③，这与《律历志》所记载的衡制相比，有一个明显的不同，就是陶弘景的药秤在铢、两之间多了"分"这个单位，其衡量关系是 6 铢 = 1 分，4 分 = 1 两，16 两 = 1 斤；他又考察"分"这个衡量单位的起源，即"古秤惟有铢两，而无分名"，即南北朝时

---

① 日文译《本草纲目》第 15 册「度量衡に就て」春阳堂、1934；高取治辅「和漢分量考」『漢方と漢薬』第 2 卷第 3 号、1935；藤平健「薬方の分星についての考察」『日本東洋医学会誌』第 1 卷第 4 期、1964；大塚敬节『漢方治療の実際』南山堂、1963。
② （汉）班固：《汉书·律历志》卷二十一上，清乾隆武英殿刻本，第 752 页。
③ （梁）陶弘景：《本草经集注》，《本草纲目》卷一上"陶隐居名医别录合药分剂法则"，清文渊阁《四库全书》影印版，上海古籍出版社，1987~1989。

期才有"分"这个衡量单位。①

随着中国历史上不同朝代的更替,度量衡的标准变化也很大,一般来说,医学典籍中所谓的"古制"比"今制"小,尤以汉制跟后期相差最大。古今分量的差别,虽经后人做过考证,但结论很不一致。而历代医药家的用药和处方,多随当代度量衡的变化而变化,有的则仍然沿袭旧制。

东汉末年的著名医家张仲景(约150~215)开创了中医辨证之先河,被中医界尊为"医圣",其著作《伤寒杂病论》是中医学史上第一部理、法、方、药完善的专著,其中所载医方被奉为经方。一些计量单位如斤、两、分、铢制,其实在《伤寒杂病论》中已有使用。经过千余年的发展、衍变,其中的药物计量及经方用量的传承如何,今天的药物计量是否继承了其原初用量特点,值得考察和分析。

1981年,我国考古学家发现汉代度量衡器"光和大司农铜权",被认为是推算汉制的权威标准,其与张仲景同年代,为12斤权,重量2996克,每斤约合250克,汉代的斤和两的进位是16进制,16两等于1斤,所以1两等于15.625克。为了换算方便,汉代的1两相当于15克。现代对中药计量采用公制,即1公斤等于1000克,1两(16位进制)相当于30克,1钱等于0.1两,所以1钱相当于3克。

通过比较可以看出张仲景在继承《黄帝内经》基本医学理论基础上延展整合,结合临床实践,总结了汉代以前的医学成就及宝贵经验。然而,《黄帝内经》虽然内容丰富,但其以理论为主,缺乏方药,所载的方剂数量偏少,全书仅有十三个药方。《汉书·艺文志》记载有"经方十一家",但由于历史变迁,年代久远,《黄帝内经》之前,或与其同时代的一些古方书尽佚。于1973年湖南长沙马王堆三号汉墓出土的《五十二病方》为现存医籍中最早记载方剂的医书,将仲景方药用量与其用量比较,可以看

---

① 李具双:《汉唐时期药用衡制及量值考》,《北京中医药大学学报》2004年第27卷第2期,第13页。

出经方剂量愈来愈精确。① 学者研究发现《五十二病方》所用剂量单位多是数量、拟量或估量性的，如枚、束、大围束、颗、杯、大如指、把、撮、三指撮等。除以上不确切的药物剂量外，《五十二病方》也采用了当时的度量衡单位，主要是长度单位的寸、尺，和容量单位的合、升、斗，极少用到重量单位，如没有铢、两、斤等单位。②

《伤寒杂病论》中使用的药物计量单位多为东汉时期通行的度量衡单位。其中的重量单位、容量单位、长度单位虽有固定量值，但用以称量药物则是不精确的估量。如尺，只使用了2次（麻子仁丸、厚朴大黄汤）；寸，只使用了1次（蜜煎方），多数情况下用的是估量性单位，如大枣用枚、葱白用茎、生姜用片等计量单位。这些计量单位虽然不规范，但因使用方便，至今仍在中医临床中沿用。然而，《伤寒杂病论》中已经使用标准的计量单位，尺和寸，这说明在用药的精确度方面，这本典籍有显著进步。因此，我们可以认为，在中医方剂形成的早期，药物剂量多为估量，随着方剂由单方向复方发展，药物剂量也从估量向精确进步。促使药物剂量精确化的因素是多方面的，诸如社会度量衡的普及、药物贸易的兴旺、对药物功效及毒性认识的加深等。但最核心的因素还是由于复方的配用剂量发展的需要，这要求各种药物按其功效在方剂中有一定的比例，各司其职，相互协调，共同发挥治疗作用。③

由于张仲景的经方论理明畅，辨证准确，立法严谨，组方全面，用药精当，故历代医家对经方推崇备至，对经方剂量传承颇为关注。然而自汉以降，由于朝代更迭、制度变迁，度量衡在不断变化。对于经方剂量的传承及折算，历代医家存在或一致或不一致的看法，影响到药物的疗效。

一些学者认为，从新莽至唐末的几百年间，存在着一个相对稳定的药秤衡制，这是汉唐医家代代相传、虽经多次朝代的变迁而沿用不变的药用

---

① 程先宽等：《〈伤寒杂病论〉剂量溯源、传承及展望》，《中华中医药杂志》2006年第21卷第3期，第132页。
② 胡晓峰：《试论〈伤寒杂病论〉的药学成就》，《药学通报》1988年第23卷第2期，第161~166页。
③ 程先宽等：《〈伤寒杂病论〉剂量溯源、传承及展望》，《中华中医药杂志》2006年第21卷第3期，第132页。

衡量单位，其衡值也是相对稳定的；汉唐时期的1两折合今制约13.8克，自汉至唐，均采用斤、两、分、铢制。[①]

关于古代医家用药剂量问题，据《古今图书集成》记载：唐时权量是大小并用，太史、太医则仍沿用汉代古制。又据《唐六典》论述：晋唐之间的秤，其量制虽是汉秤的三分之一，但晋唐书中的用药量仍与汉代相同。

晋、唐、宋的度量衡发生了一定的变化。当时国家规定，医药和天文是关系到人命和国家兴衰的大事，故度量衡均用旧制，其他行业用新制。在孙思邈的《千金要方》和王焘的《外台秘要》中，药物计量仍然保留的是汉制。

如上所述，唐秤有大小两制，小秤与汉秤相同，只限用于"合汤药"等。《晋书·律历志》指出原因是"医方人命之急，而称两不与古同，为害特重"。关于医方用药量的进制法，宋代《证类本草》曾引《名医别录》指出："古秤唯有铢两，而无分名，今则以十黍为一铢，六铢为一分，四分成一两，十六两为一斤。"又据文献记载，唐代将铜钱一枚的重量作为衡的单位，称为一钱，代替了以铢为单位的旧制。

宋朝以前的中药书用的是汉制。由于《伤寒杂病论》成书于东汉末年，后世医家如陶弘景、孙思邈等有关药物剂量的论述，均与东汉药物剂量衡单位密切相关。因此，对东汉药物剂量衡单位的考证，成为中药古今剂量折算的关键。

宋朝在各方面都进行了改革，包括中药的服用方法以及中药剂量。宋朝有一种独特的服药方法——煮散，就是把药物做成粗散，煮过后连药渣一起喝下去。这种服药方法能较好地保留药物的挥发性成分，并使药物的有效成分充分浸出，这意味着此前医书中记载的用药剂量一定要减少，因此，宋代的医者在具体的实践中便采用了当时的度量衡制。就衡重而言，宋代用了斤、两、钱、分、厘、毫等单位。明清以来，普遍采用16进位

[①] 李具双：《汉唐时期药用衡制及量值考》，《北京中医药大学学报》2004年第27卷第2期，第13页。

制,即 1 斤 = 16 两 = 160 钱。现在中国对中药生药计量采用公制。

《伤寒论讲义》中写道:"处方应用者,一方面根据前人考证的量制折算,更重要的是依据临床实践。汉代一两折合为 3 克。"① 这段话反映了医家常依据临床经验,以各自的习惯剂量用药。依据该书说法,汉代 1 斤等于 16 两,则汉代 1 斤应为 48 克。《伤寒论讲义》的剂量折算法,被当代中医书籍广泛采用。一些学者在研究各类文献后得出结论,这种剂量折算法主要源于李时珍(1518~1593)的《本草纲目》。② 其中提出"今古异制,古之一两,今用一钱可也"③。作为明朝人,李时珍所说的"今"当指明朝。"今用一钱"中的"一钱",应指明朝时的 1 钱。据考证,明朝的 1 斤约为 596.8 克。④ 以明朝的衡量单位 1 斤等于 16 两,即等于 160 钱类推,明朝 1 钱当为 3.73 克(596.8 除以 160 而得)。李时珍所说的"古之一两",此"古"泛指明朝以前各代,其中当然包括东汉时期。李时珍认为,古代 1 两相当于明朝 1 钱,即 3.73 克。由于古代 1 斤等于 16 两,故古代的 1 斤应为 59.68 克(3.73 乘以 16)。⑤《本草纲目》又指出:"古之一升,即今之二合半也。量之所起为圭,四圭为撮,十撮为勺,十勺为合,十合为升,十升为斗,五斗为斛,二斛为石。"⑥ 另有一些古代量数,常见的有方寸匕、钱匕、刀圭,以及不应用度量衡的单位而仅用一些估计性的称谓,如枚、束、片等。

这些都很难准确地折合成现代计量单位。按上述记载,可将古今剂量换算简化为:古剂 1 斤,合今 16 两,500 克;古剂 1 分,合今 8 克;古剂 1 两,合今 10 钱,每钱约 3 克。例如,制备乌麻地黄酒,需王斯油麻 6 斗

---

① 李培生:《伤寒论讲义》,上海科学技术出版社,1985,第 228 页。
② 何世民、郭忻:《东汉药物剂量衡单位考析》,《广州中医药大学学报》2012 年第 29 卷第 2 期,第 211 页。
③ (明)李时珍编纂,刘衡如、刘山永校注《本草纲目》,华夏出版社,2002,第 41 页。
④ 丘光明、邱隆、杨平:《中国科学技术史·度量衡卷》,科学出版社,2001,第 304~347 页。
⑤ 何世民、郭忻:《东汉药物剂量衡单位考析》,《广州中医药大学学报》2012 年第 29 卷第 2 期,第 211 页。
⑥ (明)李时珍:《本草纲目》卷一上,清文渊阁《四库全书》影印版,上海古籍出版社,1987~1989,第 35 页。

5升,生地黄4斗,丹参、生石斛、牛膝、杜仲、萆薢、生姜各5升,人参8两。各药用量的换算是,王斯油麻12.5千克,生地黄10千克,丹参、牛膝等各1千克,人参240克。对于斗、升、合、勺等单位的换算,《本草纲目》所载方法比较合理,且易于计算,即1斗约为2500毫升,1升约为250毫升,1合约为25毫升,1勺约为2.5毫升。

《本草纲目》中又有"今古异制,古之一两,今用一钱可也"的记载。清代汪昂在《汤头歌诀》中写道,"大约古用一两,今用一钱是矣"。这种"一两折合一钱"说对后世影响很大,1964年出版的中医学院试用教材《伤寒论讲义》沿用这个观点,认为"关于剂量之标准,古今不一,汉时以六铢为一分,四分为一两,即二十四铢为一两。处方应用时,一方面根据前人考证的量制折算,更重要的依据是临床实践。凡论中云一两者,折今约一钱。云一升者,按重量折今六钱至一两不等,按容量可折60至80毫升",之后的历次全国统编《伤寒论》教材,历时二十余年没有吸收新的内容,仍沿用此说,只是将1钱改为3克而已。①

可以认为,宋代到清代,度量衡没有发生太大的变化,所以,其后的医学书中基本用了宋代的度量衡制。度量衡在我国历史上发生过数次变化,但是在中医药方面如果理解得简单一些,就是宋朝以前是汉制,宋朝到1949年以前用的是宋制。

三 汉方医中的药物计量

中国传统医学计量在日本的传播,跟中日之间本草学与医药学的交流有密切联系。这种交流以相关典籍为载体,这些典籍与其他汉籍一同承担着传播文化的使命。从第一部传至日本的中国本草学著作,是公元5世纪通过朝鲜半岛传至日本的。之后遣隋使、遣唐使大规模来华,直接带回诸多医药学相关典籍。如《日本国见在书目录》(藤原佐世撰,成书于891

---

① 程先宽等:《〈伤寒杂病论〉剂量溯源、传承及展望》,《中华中医药杂志》2006年第21卷第3期,第132页。

年）中的40类书里，医方家就有166部1309卷。① 在《通宪入道藏书目》《普门院经论章疏语录儒书》等目录中，医书、本草书的著录同样引人注目。

江户时代（1603~1868），幕府红叶山文库也很注意医书的搜集。据上野正芳氏调查，内阁文库收藏旧红叶山本医书共375部，其中除去和刻本、韩本（高丽本）、宋至清的抄本之外，唐刊本医书为323部。这其中约三分之二是德川家光（1604~1651）到德川纲吉（1646~1709）时代收集的，除去乾隆刊本等一部分外，其余全是德川吉宗（1684~1751）时代收集的。上野氏认为，幕府对兵书和医书具有同样的收藏倾向，并对此进行了考证。他推测，对于武士来说，医书和兵书都非常重要，因而幕府很早就注意搜集了。②

唐船贸易中携带的大量书籍中也有不少医学、本草学著作。如正德元年（1506）的54艘唐船中，有6艘载有书籍，其中第51号船的书籍目录最为详细，大体上有经书、笔记小说或传奇、史籍及医书、本草方面的书籍。与医药相关者为：57.《本草纲目》52卷40册；74.《幼科全集》21卷8册；81.《内经素问》10卷8册；82.《本草经疏》30卷12册；83.《医宗必读》10卷8册；84.《圆注难经脉诀》8卷。从中也可看出，医学典籍在汉籍交流中占有不小的比重。③

在中日传统医学发展的历程中，随着这些医学著作的传入，日本的医药用量也在发生变化，但是较为混乱，具体变化需要投入大量的人力、物力进行深入研究。有些学者认为，同样的药，日本人用的药量就比中国人的少。为什么会出现这样的现象呢？虽有学者做过考证，但结论很不一致。

日本著名医学家、博物学家贝原益轩（1630~1714）所著的《养生训》中有这样一段话：

---

① 山田孝雄「日本国見在書目録」『典籍説稿』西东书房、1934、85~96。
② 上野正芳「江戸幕府紅葉山文庫旧蔵唐本兵書の輸入時期について」『史泉』1978年第52期、59~76。
③ 王勇：《中日文化交流史大系（典籍卷）》，浙江人民出版社，1996，第108页。

> 今の世、医の薬剤は一服の重さ六七分より一匁に至る。中夏の薬剤は、医書を考ふるに、服三匁より十匁に至る。東垣は三匁を用ひて一服とせし事あり。中夏の人煎湯の水を用る事少く、薬一服は大なれば、煎汁甚濃して、薬力つよく、病を治する事早しと云……①

按照贝原的观点，中国人比日本人健壮，肠胃功能更好；日本的药物种类比较少，多数从中国和荷兰等国舶载输入，故价格昂贵，所以药的剂量相对变少。诚然，江户时期的日本医生用药比较慎重也是一个原因。

日本 1759 年刊行的《医者谈义》中提到，宋元以及明朝的方书中古代的 3 两等于当时的 1 两，古代的 1 升等于当时的 1 合；日本江户时代的 80 目等于明朝的半斤，明朝的 1 斤等于 160 目，这是"广秤"，也就是"大秤"另外，半斤为"半秤"，也就是"小秤"。书中对明代和日本江户时代的药物计量进行了换算说明。

日本计量学家岩田重雄在一次访谈中谈道："因经历南北朝的战乱，（日本）当时的实际质量是汉代的三倍左右。因此，唐代的时候把前期的量制称作'小两'，之后的称作'大两'，以示区别。传统中医传入日本之后日本也效仿了这一做法。由于人的体格几乎没有变化，所以医药用量就使用了'小两'。然而，随着'大两'流行，人们却逐渐忘记了这种变迁过程。所以，原本应该是 14.37 克的 1 两的质量，在中国是 3~32 克，在日本大概是 0.5~2 克。"② 这与中草药的剂量有很大的差距。

日本江户时代解剖学家山胁东洋之子山胁东门（1735~1782）也在书中详细谈到医药的计量问题。他认为，中国的药用剂量有时候可能会达到日本药物的 10 倍之多，其原因是中国人吃肉比较多，口味比较重，所以用药的剂量也会多一些。他在书中也谈到中日计量的差距。

日本汉方医学古方派的医者们认为汉之 1 两相当于 1~1.6 克，如粟岛

---

① 贝原益轩『养生训』711 条 "日本では中国の薬療よりも少なめに"，Wayback Machine，2019 年 1 月 1 日，https://web.archive.org/web/20181231161751/http://www.geocities.jp/rikwhi/nyumon/az/youjoukun_zen.html。
② 岩田重雄・横田俊英「計量史への誘い：計量の起源を探る——文明は計ることから始まった」『日本計量新報』1999 年 1 月 1 日。

行春氏认为相当于1.6克,大塚敬节氏等考证为1.2克,龙野一雄氏考证为1.0克,①此说的依据源于陶弘景,定名于孙思邈。②陶弘景《名医别录》有两段文字:"古秤惟铢两而无分名,今则以十黍为一铢,六铢为一分,四分成一两,十六两为一斤",与《汉书·律历志》"一龠容千二百黍,重十二铢,两之为两,二十四铢为两,十六两为斤"相比,"神农秤"正好相当于汉代通用秤之十分之一,折合为现在的1~1.6克,此观点一直被日本汉方医家所遵循,为日本汉方的常用量。陶弘景计算法算出的重量特别轻,容量特别小。实际上陶弘景之后,没有人按照这个计算法来推测仲景用药剂量。③

日本传统医学中有不少派系,其药物的使用量也有所不同。有日本学者考察了汉方后世派的开山鼻祖之一——曲直濑道三的药用量和服药方法。④他们在道三的《翠竹庵答问书》中发现了他所使用的药用量及服药方法。关于药用量的记载如下。

> 大明ハ10文目ヲ1両トス,2文目半ヲ1分トス日本,京目トハ5文目ヲ1両トス,1文1字ヲ1分トス,薬秤也。日本,金目トハ4文半目ヲ1両トス,1文半字ヲ1分トス,金秤也。坂東目トハ4文目ヲ1両トス,1文目ヲ1分トス,薬モ金モ也。⑤

即,"大明十文为一两,二文半为一分;京目五文为一两,一文一字为一分,药秤也;日本,金目为四文半目为一两,一文半字为一分,金秤也。

---

① 吉益东洞原著、粟島行春注「建殊録:東洞医学の成果」国立東洋医学薬学古典研究会、農山漁村文化協会(発売)『叢書日本漢方の古典(2)』1997年第2期;大塚敬節「漢方診療三十年,治験例を主とした治療の実際」『東洋医学選書』創元社、1959。
② 程先宽等:《〈伤寒杂病论〉剂量溯源、传承及展望》,《中华中医药杂志》2006年第21卷第3期,第132页。
③ 程先宽等:《〈伤寒杂病论〉剂量溯源、传承及展望》,《中华中医药杂志》2006年第21卷第3期,第132页。
④ 鈴木達彦·遠藤次郎「薬用量および服薬法から見た日本漢方の流派——薬用量および分服の意義」『日東医誌』2011年第62巻第3期、382~391。
⑤ 曲直瀬道三和弟子们的问答,见东京大学综合图书馆藏《师生问答》(VII~1261),1563~1566。

坂东目四文目为一两,一文目为一分,药金也"。

依据这段记录可知,17世纪日本药物用的秤的量值是明代中国(1两为10分钱)的一半(1两为5分钱、4.5分钱、4钱,钱=匁)左右。

日本的药秤比中国的药秤量值要少一半,据说是14世纪,日本医学家竹田昌庆(1338~1380)留学明朝,回国后制作的。在竹田定祐(昌庆的曾孙,1450~1528)所著的《月海杂录》中可以看到以下的记载。

> 吾師ノ祖父、帰朝ノ後、唐ノ秤、半ヲツクリテ、半ハカリト号スルナリ。ナニニテモアレ、1剤アワセツレバ唐ノ半剤二相当物也。祖父永和4年帰朝ノ後、五条ノ宿所ニテ此秤ヲ作リテ、今モ3代ツカイ玉フ、唐ノ半秤ト云ウモノ也。①

即,"吾师之祖父,归朝之后,制作了与唐②之秤一半的秤。之所以这么说,是其1(份药物)剂量是唐之半剂量。祖父永和四年(1378)归朝之后,在五条的住所中制作了这种秤,距今已使用了三代,将其称作为唐之半秤"。

通过这段描述可以知道,曾到明朝留学的竹田昌庆,回日本后制作了一种被称作"唐半秤"的量具。这种秤类似于陶弘景在《本草经集注》中主张的"古秤",是一般秤的二分之一。竹田的"唐半秤"被后世日本人称作"半秤",应该专用在药物的称量中。15~16世纪以后的一些日本文献也记载了这种"半秤"的衡器。

四 结语

笔者在日本留学期间生病吃药时,常听到一起留学的朋友建议:日本的药一定要加倍吃才管用。朋友还告诫说:"咱们中国人饮食比较油腻,不是很清淡,所以吃药的量一定要比日本人多。"这有些类似于前文中所

---

① 铃木达彦·远藤次郎「薬用量および服薬法から見た日本漢方の流派——薬用量および分服の意義」『日東医誌』2011年第62卷第3期、383。
② 江户时代,明代中国也一直被日本称作"唐"。

提到的江户时代山胁东门所论之中日药物剂量不同的缘由。反之，也有日本人来到中国后感到中国医生药物剂量过猛、过多等说法。日本学者真柳诚曾根据亲身经历探讨了中日药物剂量及计量单位不同的原因。① 在北京生活的三年期间，他跟妻子、朋友（日本人）经常感到喝等剂量于日本医院的葛根汤根本不发汗，不起作用。又服用含有几十克地黄（过量）的处方药，也没有感到肠胃不舒服。他结合自身经历，考察了中日药物制剂之间存在的差异。关于两国传统医药剂量不同的原因，他指出，并非现在才有这种现象，早在江户时代，乃至更早就已经出现类似情形。他也发现在日本江户时代的医学典籍中可以考察到相关记载，但并不完全同意贝原等学者提出的观点。他通过研究总结了中日药物剂量不同的几个原因。第一，药材质量问题；第二，水质问题；第三，耐药性问题等。但讨论耐药性问题时他又分析了中日饮食习惯的不同，从而指出，吃过于油腻或过于辛辣的人可能要喝大剂量的药物；饮食结构和地区生活环境不同，药物剂量有所不同。

综上所述，可以认为，同根同源的中日传统医学中仍然出现各种不同的、值得思考的问题。这或许正是一代又一代的学者投入精力、潜心研究中日传统文化瑰宝——中日传统医学的魅力之所在吧。

此外，考察中日传统医学中的药物计量时可以注意到，临床经验取得较好疗效之际，医家往往推测自己使用的有效剂量即是古方剂量。这种推测看似合理，但他们忽视了中药计量单位和煎煮法的历史变迁，故这种推测的结论有时候会有偏差。药物的计量单位会受到各种外在因素的影响，如历史上的度量衡变化、社会环境、人文要素和经济发展均与之有关。比如，中国汉唐时期，方药占有较大比例，但是自安史之乱开始，各地割据战争不断，交通停滞，药材难得。为了节省药材，有些医家将汤剂改为用量较小的煮散。有学者谈道："唐自安史之乱，藩镇跋扈，至于五代，天下兵戈，道路艰难，四方草石，鲜有交通，故医家省约，以汤为煮散。"②

---

① 真柳诚「日中薬用量相違の背景」『漢方の臨床』1989 年第 36 卷第 2 期、612~619。
② 庞安时：《伤寒总病论》，人民卫生出版社，1989，第 158 页。

对于病势轻微的普通病症而言，煮散剂只需要较小的剂量即可达到和汤剂同样的临床效果。可见采用不同剂型的方药治疗疾病，所需药材的剂量是不同的。

随着对传统药物、经方剂量的科学、实事求是的研究，学者们一定会找到中日传统药物计量的原貌。对于医学界来说，有疗效、起作用是硬道理，而中药或汉方医中药物的剂量无疑是决定疗效的关键因素之一。日本学人渡边熙谈到"汉药之秘，不可告人者，即在药量"[①]。当今研发新药的重要任务之一就是寻找能够提升复方疗效、使多个药效指标达到综合最优的药量与比例。如果国家加大人力、物力、财力的投入，应用现代自然科学知识、技术与研究方法，对古今中日传统医药计量进行系统研究，必将产生深远的影响。

---

① 渡边熙『和漢医学の本体主証治療学——治方原則』南江堂書店、1928、69。

日本民间信仰中的身体描画与形塑：兼论与妖怪图像之关联[*]

安井真奈美 著[**]

姜 姗 译

【摘要】 本文考察了日本民间传说中对超自然生物的描画与形塑，表现出日本妖怪文化所蕴含的丰富创造力。本文特别关注妖怪"一目小僧"，它代表了一种以改变人体部位来塑造妖怪的流行风格。基于此，笔者认为，或可在民间信仰对身体的描摹中找到一些线索，与这些以身体为主题而成的妖怪相关。因此，本文以"绘马"为主要研究对象，探讨这种用小木板供奉的民间习俗。研究发现，那些铺画着许多眼睛或者夸张地描画生殖器与乳房的绘马风格，在相当程度上与身体相关妖怪的塑造方式有关。该发现有助于呈现旧时人们对妖怪的创造与热忱，并进一步明晰其中的身体观。

【关键词】 妖怪 身体观 民间信仰 绘马 日本

一 引言

近年来，日本流行文化与民间传说中的妖怪，以及超自然生物的关注，

---

[*] 原文刊载信息：Yasui, M. (2017) Depictions and Modelings of the Body Seen in Japanese Folk Religion: Connections to Yokai Images, *Advances in Anthropology*, 7, 79 - 93. doi: 10.4236/aa.2017.72006。

[**] 安井真奈美（Yasui Manami），国际日本文化研究中心研究部教授；姜姗，北京协和医学院人文和社会科学学院助理研究员。

致谢：本文的成稿与发表，要衷心感谢 Walter Edwards 对文章的英文翻译。还要感谢国际日本文化研究中心主任小松和彦教授；此外，2016 年 6 月，在东京举办了天理大学考古与民俗研究论坛"从物质与图像中探索世界的幻影与妖怪"，其间，我在天理大学历史与文化研究系的同事们对本文内容提出了宝贵意见，在此一并感谢。

再次引发热潮。2013 年 7 月,任天堂 3DS 主机发布的"妖怪手表"(*Yōkai Watch*)游戏,以及 2016 年 7 月发布的"精灵宝可梦 Go"(*Pokémon Go*)游戏,在亚洲和西方各国都颇具人气。日语单词的"妖怪"在英文中已直译为"*yokai*"。日本妖怪漫画、动画译向世界各地,几乎与日本同期更新。同时,小松和彦关于妖怪的突出研究[1],以及香川雅信[2]、饭仓义之[3]和一柳广孝[4]等年轻学者的研究亦有重要贡献,推动了妖怪在流行文化中的发展进程。美国学者 Michael Foster 提出了在日本历史文化语境下观察妖怪的独特视角。[5]

笔者在之前关于妖怪图像描绘与塑造的考察中,试图显现人们在创生这种观念之时的丰富想象力。[6] 在对妖怪的描绘中,有许多是通过改造身体部位而形成的,如"辘轳首"(或称"飞头蛮",见图 1)和"一目小僧"(见图 2)。出于对此类与身体相关妖怪的兴趣,笔者开展了从日本民俗学与人类学视角的研究。

---

[1] Kazuhiko Komatsu, *New Theory in Yokai Studies: The Japanese Mind Seen through Yokai* (Tokyo: Shōgakukan, 1994).
Kazuhiko Komatsu, *Mysteries of Hyakki Yagyō Emaki* (Tokyo: Shueisha, 2008).
[2] Masanobu Kagawa, *The Edo Yokai Revolution* (Tokyo: Kawade Shobo Shinsha, 2005).
[3] Yoshiyuki Iikura, *The True Nature of Japanese Kappa* (Tokyo: Shinjinbutsu Ōraisha, 2010).
[4] Yoshiyuki Iikura & Hirotaka Ichiyanagi, eds., *Mesmerizing Phantoms* (Tokyo: Seikyusha. 2016).
[5] Michael Foster, *Pandemonium and Parade: Japanese Monsters and the Culture of Yōkai* (Berkeley, CA: University of California Press, 2009).
Michael Foster, *The Book of Yōkai: Mysterious Creatures of Japanese Folklore* (Oakland, CA: University of California Press, 2015).
[6] Manami Yasui, *The Folklore of Phantoms and Bodies: Reevaluating Childbirth and Childrearing from the Spirit World* (Tokyo: Serica Syobo, 2014).
Manami Yasui, "Pursuing Images of Phantoms: Focusing on Ubume and Tengu," in Tenri University Department of History and Culture, ed., *Searching the World of Yokai and Phantoms through Objects and Images* (Tokyo: Bensei Publishing, 2015), pp. 18 – 40.
Manami Yasui, "When Yokai Are Born: Single – Eyed Yokai," in Tenri University Department of History and Culture, ed., *Searching the Birth of Yokai and Monsters through Objects and Images* (Tokyo: Bensei Publishing, 2016), pp. 63 – 69.
Manami Yasui, "Depictions, Modelings of the Body Seen in folk Relition: Seeking the Background of Yokai Images," in Tenri University Department of History and Culture, ed., *Searching Phantoms and Yokai in the World through Objects and Images* (Tokyo: Bensei Publishing. 2017), pp. 109 – 136.

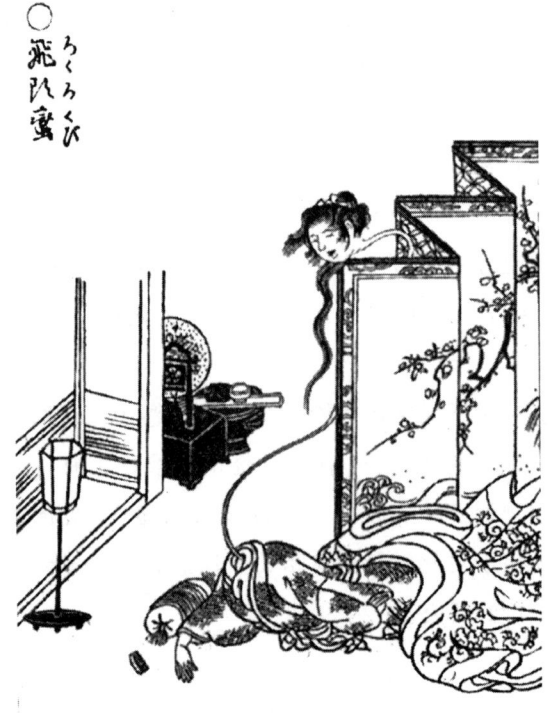

图 1　辘轳首

《画图百鬼夜行》，鸟山石燕，1776

资料来源：Sekien Toriyama, *Complete Anthology of Illustrations from Illustrated Night Parade of One Hundred Demons*（Tokyo：Kadokawa, 2005），p. 42。

在研究妖怪时，笔者对身体的关注出于以下原因。首先，从"妖怪'瞄准'的身体部位"的角度，可以看出人们对身体的认识。过去，人们认为疾病与伤痛是身体被恶灵、妖怪等侵入而致，特别是在日本中世时期（13～16 世纪），人们认为恶灵会从人体皮肤的毛孔袭入。[1] 为了防范，人们会将护身符佩戴在一般认为易受侵害的部位，以隐藏这些部位来保护身体，抵御侵袭。通过分析"作为妖怪攻击目标的身体"和"守护身体以防妖怪袭击"等相关民俗信仰与传统，或可阐释人们对身体的认知。[2]

---

[1] Hideo Kuroda, *The Medieval Period of Boundaries and Symbols*（Tokyo：University of Tokyo Press, 1986）.

[2] Manami Yasui, *The Folklore of Phantoms and Bodies: Reevaluating Childbirth and Childrearing from the Spirit World*（Tokyo：Serica Syobo, 2014）.

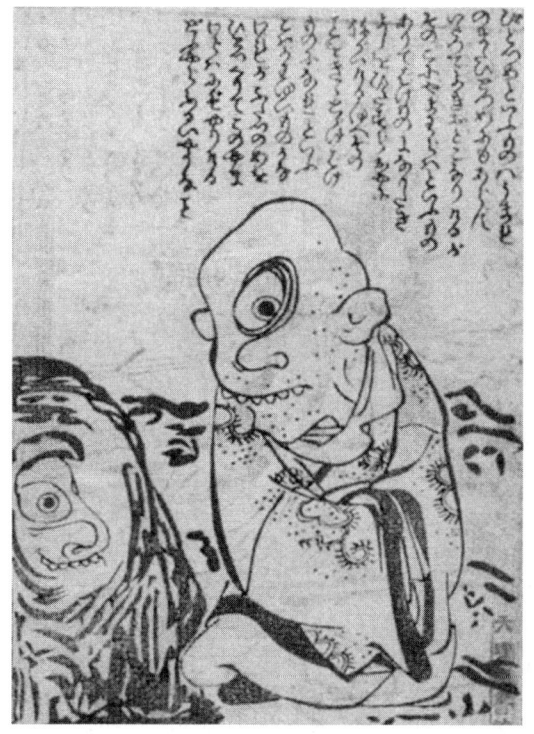

图 2 一目小僧

《变化物春游》，樱川慈悲成作，歌川丰国绘，1793，天理中央图书馆所藏

资料来源：Tenri University Department of History and Culture, ed., *Searching the Birth of Yokai and Monsters through Objects and Images* (Tokyo: Bensei Publishing, frontispiece, 2016)。

其次，笔者认为，可以从民间信仰所描绘的图像、身体造像的式样中，找到，与改变身体部位而成的妖怪相关的线索，本研究即以此为题，并于第三部分集中讨论"小绘马"（一种画在小木板上的供奉物）。文章还将就其中所表现的身体部位进行分析，并提出这样的假设：民间信仰中对身体的描画与形塑，与身体主题的妖怪图像有根本上的关联。

再次，笔者通过论说身体来研究妖怪，参照的是《身体的历史》（*History of the Body*）的著者 Corbin、Courtine 和 Vigrello 的观点——身体应被视为一种边界、一个舞台，于其中浓缩了一个时代的各种现象。①

---

① Alain Corbin et al., *History of the Body: Vol. 1. From the Renaissance to the Enlightenment* (Paris: Seuil, 2005).

综上所述，本文拟从民间信仰中对身体部位的描画与形塑来考察以身体为主题的妖怪的诞生。

二 身体主题的妖怪

（一）身体主题妖怪例说

日本妖怪图像中，有许多是通过改变或夸大身体部位而创造的。前文所述的"辘轳首"和"一目小僧"就是两个典型例子。"辘轳首"是一种脖子很长的妖怪；"一目小僧"则只有一个位于脸中央的眼睛，或者说，缺失了一只眼睛。前文所示两幅图（图1、图2）均绘于18世纪下半叶。

与眼睛相关的妖怪非常有趣，如后文将专门探讨的鸟山石燕（1712～1788）所画的《今昔画图续百鬼》和《今昔百鬼拾遗》中，有"百百目"（见图3）和"目目连"（见图4）。

这类以身体为主题的妖怪，是从何时开始绘制的呢？

（二）妖怪画像的出现

其实，妖怪不一定有明确的规格或形制。小松和彦和香川雅信对各种妖怪绘制的情况进行了详尽的研究。绘于室町时代的画卷《百鬼夜行绘卷》，表现了许多魔鬼和怪诞形象在夜间聚集，或在街市上游行。小松和彦在对其分析时指出，其中几乎所有妖怪形象都是由日常用具拟人而成，从而提出，"至少我们在考察日本中世时期的妖怪时，应该看到当时对器具甚至所有事物的'拟人化''动物化'或'妖魔化'的观念"，并强调，"在故事与绘画中的'拟人化'手法对理解妖怪极为重要"[1]。

江户时代，印刷技术得到发展，出现了木版印制的彩色印刷品和书籍，相同内容的文本、图像得以同时、大批量流传。印刷术的发展促进了

---

[1] Kazuhiko Komatsu, *Mysteries of Hyakki Yagyō Emaki* (Tokyo: Shueisha, 2008), pp. 202, 193-194.

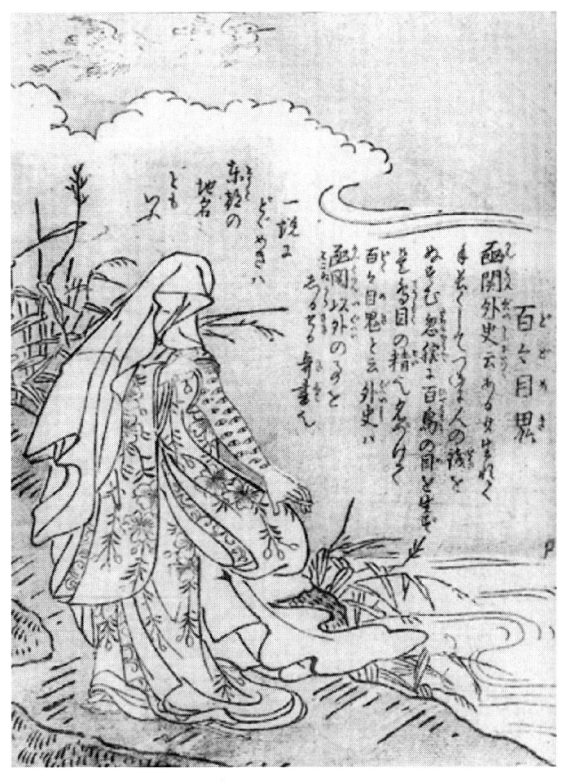

图 3 百百目
《今昔画图续百鬼》，鸟山石燕，1779

资料来源：Sekien Toriyama, *Complete Anthology of Illustrations from Illustrated Night Parade of One Hundred Demons*（Tokyo：Kadokawa，2005），p.119。

妖怪图像的普及，衍生出更多品类的妖怪形象。[①]

香川雅信在《江户的妖怪革命》中引用福柯的观点，指出 18 世纪后半叶对自然史的推崇给妖怪领域带来了巨大变化。[②] 也就是说，这种表述自然现象并进行分类的新趣味，对妖怪图像的创造也发挥了作用，从而出现了附加在文本中的插图，如鸟山石燕的《画图百鬼夜行》。原来形象怪诞、被画在绘卷中的无名妖怪，在《画图百鬼夜行》这样的全新插图绘本中有了自己的名字，并附有解说，广为流传。

---

① Koichi Yumoto, *A Picture Scroll of Edo Yokai*（Tokyo：Kobun-sha，2003）.
② Masanobu Kagawa, *The Edo Yokai Revolution*（Tokyo：Kawade Shobo Shinsha，2005）.

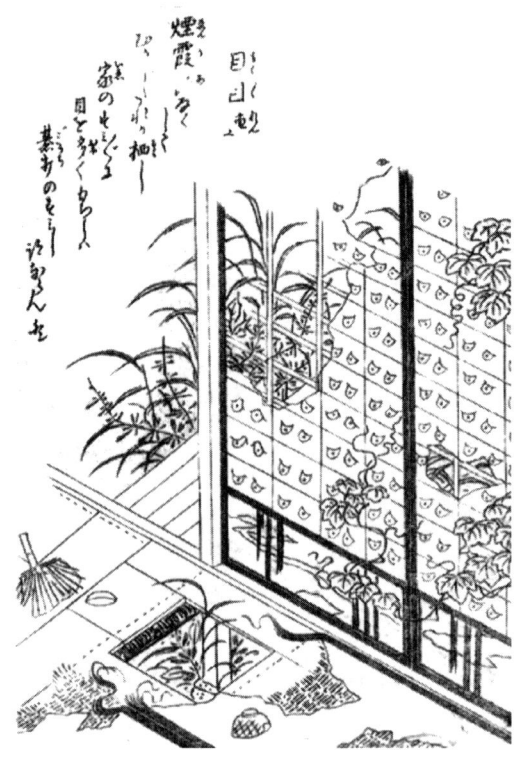

图 4　目目连
《今昔百鬼拾遗》，鸟山石燕，1781

资料来源：Sekien Toriyama, *Complete Anthology of Illustrations from Illustrated Night Parade of One Hundred Demons* (Tokyo: Kadokawa, 2005), p. 180。

前文介绍的身体主题的妖怪图像即创造于这种对事物进行渲染的形势之下。为进一步理解这些身体主题妖怪图像的起源，下文以民间信仰为重点关切，拟呈现一些描绘、塑造身体的样例。

三　民间信仰中的描画

（一）画着百姓所愿的绘马

日本自古以来，人们生病或受伤时，民间盛行在神社供奉祈求治愈的小木板的习俗，这些小木板上画着遭受病痛的身体部位。其中，很小的木板称为小绘马（*koema*），大小约为 10 厘米 × 15 厘米，厚度在 5 毫米至1厘米之间,一般挂在神社的木制圣所,或者寺院里指定的地方。有关绘马和小绘马,首先对岩井宏实的研究①进行简要综述。绘马有两种,一种是可以轻易用绳子挂起来的小绘马,另一种叫作大绘马,尺寸较大,制作精美,一般作为牌匾或招牌来装饰神社。通常认为,最初的绘马是供奉马的替代品,用来当作神明的坐骑,所以一开始上面画着马的图案,故称"绘马"。随后在江户时代文化、文政年间(1804~1830),市民文化兴盛,制作出各种各样的绘马,承载了百姓祈求疾病康复的不同愿景。当时,出现了专业的绘马艺术家,人们的各种愿望都被画了出来。

此后,这种民间信仰习俗仍在持续,除了祈求夫妻分合、疾病痊愈、平安分娩等事宜之外,还有许多关乎育儿的愿望,比如祈愿不喜欢洗澡或理发的小孩能够听话,夜间不要啼哭、平静入睡等,祈愿的内容因而愈加具体、特殊。供奉小绘马的习俗持续至今,现在还常能见到人们祈求生活顺遂或入学考试成功,或者身体的康健等事项。

笔者逐步收集了绘有身体部位的小绘马的资料,其中既有实地走访神社与庙宇购置而得,也有从已出版的研究或展览目录中收集的。如前所述,小绘马承载着多种多样的愿望,因而有身体部位描绘的只是其中一部分。而且,被描绘的身体部位显然在一定程度上是有限的,常见的只有眼睛、手和乳房,此外还有对男女生殖器的描画。在关于手的小绘马中,双手并排的图案很常见,其中也包括用手的轮廓塑形的各种物品(见图5)。下文对绘有眼睛、乳房和女性生殖器的绘马进行考察。

(二)眼睛的小绘马

许多小绘马都是祈求眼疾复健的。过去人们居住在灯光昏暗、炊烟弥漫的屋子里,且缺乏卫生知识,营养不良,许多人患有沙眼、麦粒肿等眼病。供奉在栃木县足利市真言宗大日支部鑁阿寺的药师神社的小绘马,描

---

① Hiromi Iwai, *Ema* (Tokyo: Hosei University Press, 1974).

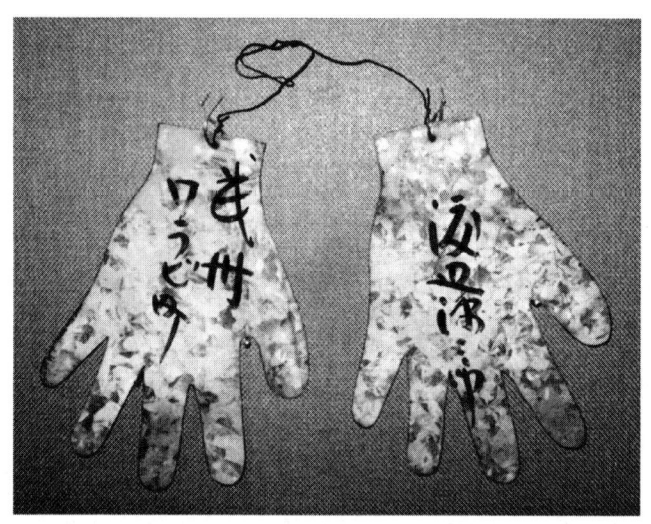

图5　手形供养，蕨市，埼玉县
天理大学附属天理参考馆所藏

述的正是这种情况（见图6）。上面画的八只眼睛，是借用"八目"这个词的文字游戏，取其发音与"病痛的眼睛"（yanme）相同，上面还写着平假名め（也就是"目"）。

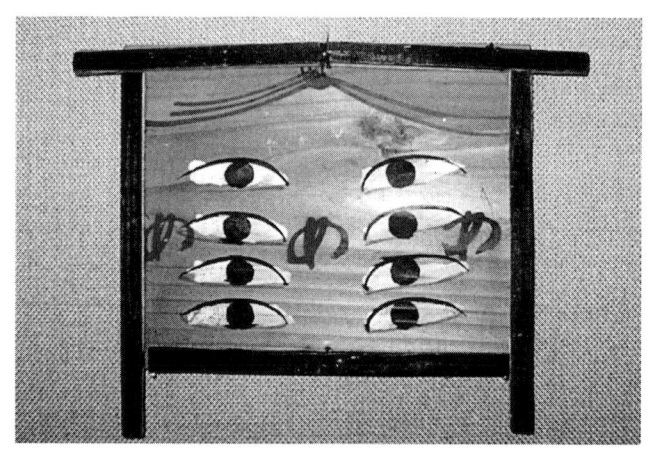

图6　画着八目的小绘马，栃木县足利市真言宗大日支部鑁阿寺，药师神社
天理大学附属天理参考馆所藏

许多这样的绘马上有两个镜像书写的文字，以象征一对眼睛；或者配合人的年岁，重复描画相同数目的文字，或者眼睛图案，也有的以八、十

二、十六成套出现。① 人们或许认为，这样在小绘马上画许多眼睛能增强它们的功效。

这类物品之所以供奉在药师佛庙宇中，是因为药师佛被人们尊为医治之佛；同时，也是因为在药师佛"十二大愿"里居首，即为"以光辉照耀无量界"（从他身上发出的光芒将照耀整个世界），因而人们将其尊为眼疾之神。②

（三）乳房的小绘马

接下来探讨与女性特有疾病相关的绘马。如果去奈良春日大社院内附属神社"夫妇大国社"，就能看到图7这样的小绘马，左边来自白乳神社，上书"上半身妇人病"，右边来自赤乳神社，上书"下半身妇人病"，而且时至今日都是手工绘制的。前者是针对女性腰部以上的疾病，大概因为包括了乳腺炎和乳腺癌，所以上面画着乳房的图像；与之相对，后者是针对女性臀部以下的疾病。值得注意的是，为了避免直接画出女性生殖器，它采用和服的图案来象征。

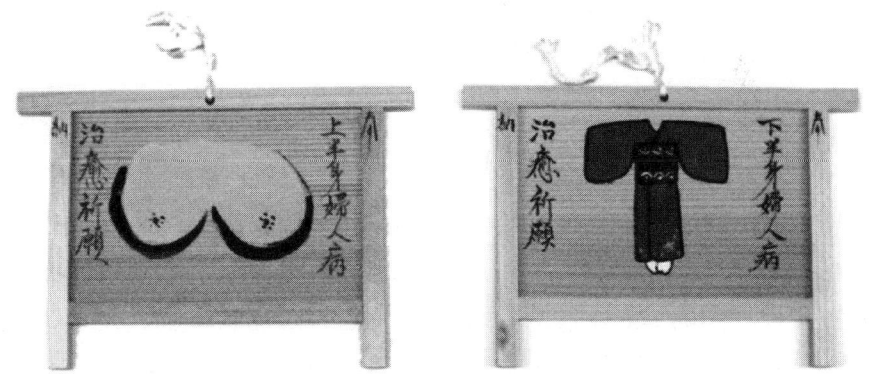

图7　妇人病小绘马，春日大社外附属神社，奈良
左："上半身妇人病"，白乳神社；右："下半身妇人病"，赤乳神社（作者拍摄）

---

① Yoshiharu Iijima, *Hitotsume Kozō and Gourds*: *The Folklore of Gender and Sacrifice* (Tokyo: Shin'yōsha, 2001).
② Yoshiharu Iijima, *Hitotsume Kozō and Gourds*: *The Folklore of Gender and Sacrifice* (Tokyo: Shin'yōsha, 2001), p. 85.

图 8 的小绘马上面不再是平面图，而是附着了 3D 乳房。这不是为了保佑疾病康复，而是用于祈求母乳充盈的绘马。旧时没有奶粉作为替代品，如果母亲流不出乳汁则很难护养婴儿，所以对母亲来说，乳汁充足是十分殷切的希求。因此，人们在木板或硬纸上缝制出乳房的形状来供奉。哺乳期结束后，人们仍然会以同样的方式供奉乳房绘马以示感谢。

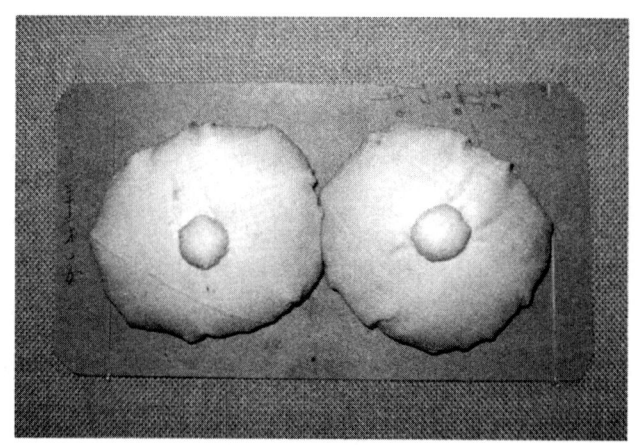

图 8　乳房状供养，加古川池田观音寺，兵库县
天理大学附属天理参考馆所藏

图 9 所示的小绘马，在广岛县福山市鞆之浦的盘台寺观音堂（临济宗妙心寺分院）。沼隈半岛南端的鞆町，作为濑户内海的战略要地，从古代繁荣至近代，而今又因其唯美的景观被选为宫崎骏动画电影《悬崖上的金鱼姬》的取景地。盘台寺观音堂位于阿伏兔海角的顶端，坐落在陡峭的悬崖之上（见图 10），始建于公元 986 年，当时供奉着十一面观音，以祈求海路平安；后来它的庇佑范围扩大，也被尊为怀孕与生产之神。

因此，即便今天，祈求乳汁充足的女性，还会把缝制成乳房形状的绘马供奉在盘台寺观音堂（见图 9）。由于随着婴儿的发育，母乳成分会发生改变，且有助于提高免疫力，其价值在日本被重新评估，许多女性希望用母乳喂养婴儿。值得注意的是，无论是祈求疾病康复的小绘马（见图 7，左），还是寻求充足母乳的小绘马（见图 8、图 9），它们同样都被描绘或

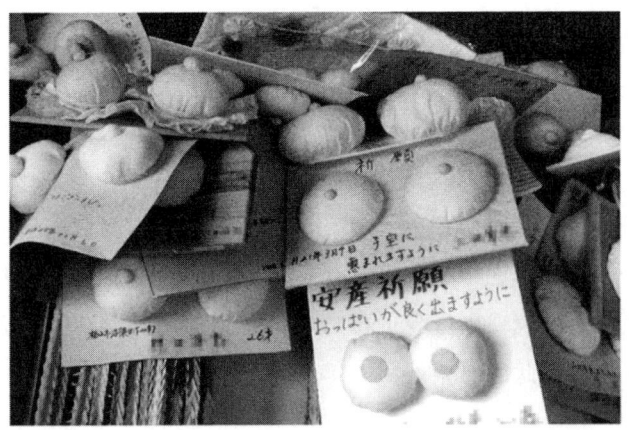

图9　祈求奶水的乳房状小绘马，福山市鞆之浦盘台寺观音堂，广岛县
作者拍摄

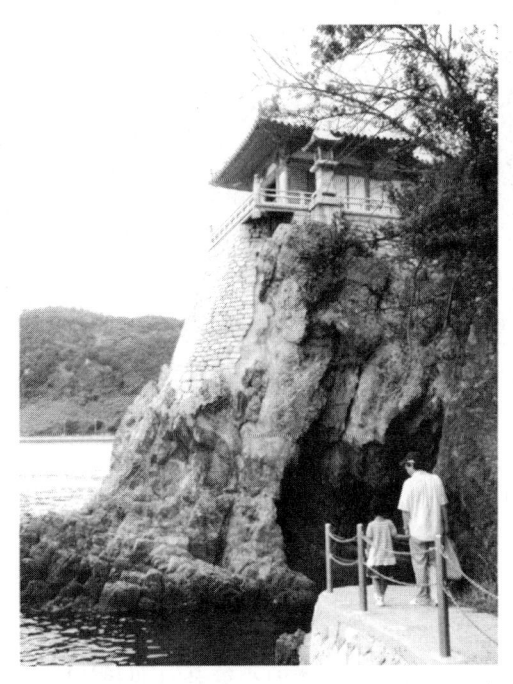

图10　位于阿伏兔海角的盘台寺观音堂，福山市鞆之浦，广岛县
作者拍摄

塑形为乳房的式样，尽管祈祷的具体内容并不相同。这里需要强调的是，为了以最直白的形式来传达意愿，不同的祈祷内容都以独立出来的乳房来描画与塑形。

有些祈求母乳充足的小绘马，甚至把这种愿景更直白地表现出来。图11所示的小绘马，在大阪市四天王寺的布袋堂，它作为"挤奶"小绘马而广为人知。有人认为这种绘马是在描述一位自己母乳不足且难以找到捐赠者的妇女，正在（从碗里）吸奶；也有人觉得，这是在表现一位母乳过剩的妇女，将自己的奶贡献给他人。① 因而人们认为，它会响应妇女们各种与母乳相关的求问。这种小绘马的有趣之处在于，它们不是单纯对乳房的描绘或模拟，而是表现出母乳正在自然涌出的具体情境，从而清晰传达了祈求者自己也会如此的愿望。

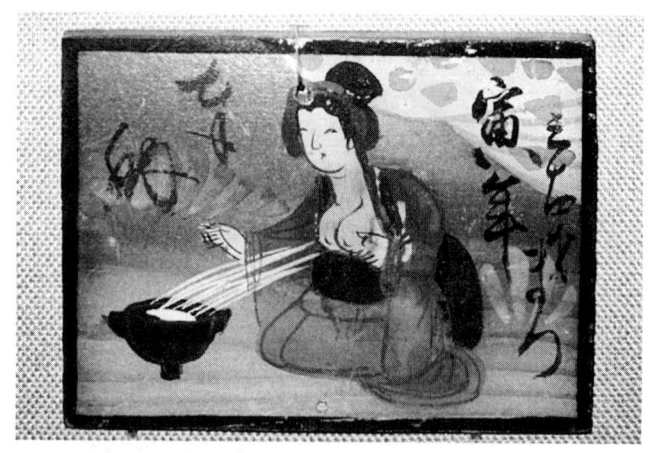

图11　祈求奶水的小绘马，大阪市四天王寺的布袋堂
天理大学附属天理参考馆所藏

（四）女阴小绘马

前文所述"下半身妇人病"的绘马上画着和服的图案。那么，难道没有画着女阴本身的绘马吗？带着这样的疑问，我在天理大学参考馆藏品中发现了一个画着放大的女性生殖器的小绘马（见图12）。正面墨书"奉納，下野足利小俣村冨田わ"，详细记录了供奉者姓名与她所在的村庄。这种对身体部位的写实描绘，与乳房小绘马有着相同的表达方式——将相关部

---

① Hiromi Iwai, *Ema*（Tokyo：Hosei University Press，1974）.

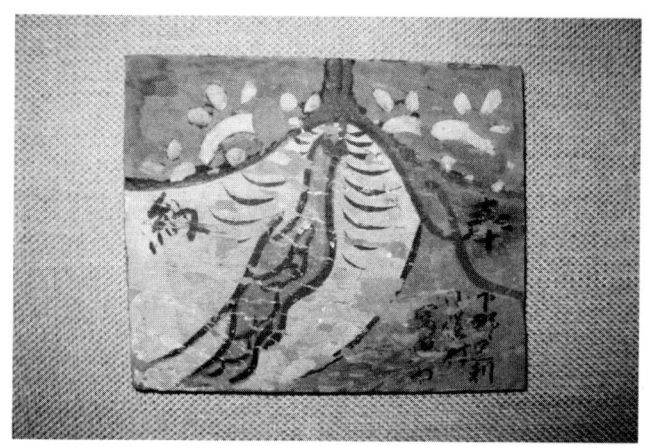

图 12　画着女阴的小绘马
天理大学附属天理参考馆所藏

位独立出来进行绘制。祈求女性下半身病痛痊愈的小绘马，除了有对生殖器的直接写实外，还有在白色或红色腰布下或者和服下露出女性双腿的画面（见图7，右），这些也极为引人注目。众所周知，"下半身妇人病"当然包括了性病，因而实际上这些小绘马传达着迫切的夙愿。可以理解为什么用和服作为象征性表达更受青睐，被大量使用，大概是人们要尽量避免在神社区域直接悬挂过于逼真的女阴形象。

四　分析：见于绘马中的身体部位表达与身体主题的妖怪

至此，本文通过对此类在神社与寺庙供奉的民间习俗信仰的关注，梳理了小绘马中对身体的描画。研究中介绍了关于眼睛、乳房、女阴的实例，但此外还有一些画着手与阴茎的小绘马。这些身体部位都有易于染疾或受伤的特点，与内脏病不同，这些疾病的患处肉眼可见，症状也易于识别，从而更容易描绘。

其次，我想探讨见于小绘马中对身体部位的表达方式。在所有绘马上，即便刻有捐赠者的姓名，捐赠者个人的身体特征也已抹去，唯有单独的身体部位被孤立出来，进行描画、塑造，而且表现方式也有所规约。例如在眼睛的小绘马上，即使只有一只眼睛患病，也很少出现只画一只眼睛的情况，在大多数情况下，上面显然画的都是一对或多对眼睛。这些画了许多眼睛的绘马，活灵活现，不禁令人联想到鸟山石燕在18世纪下半叶所画的"百百目"（见图3）和"目目连"（见图4）。

此外，尽管可以看到有些女阴小绘马借助了和服来象征性表达，但当女性的私处被公然描画时，却反而夸大了许多，并施以写实的手法。这种描绘令人联想起在江户时代流行印制的春画，其性交图像里可以看到与此相似的对私处的处理。而且，乳房也以过于丰满的形状来进行强调。为了解是否有借助乳房、女阴或阴茎等部位创造的妖怪，我检索了国际日本文化研究中心的"怪异·妖怪画像数据库"①，由此了解到，以女阴和阴茎为创造基础的妖怪确实存在，还有由这些身体部位组合而成的妖怪。然而，虽然有穿着敞开式和服、露出乳房的女妖怪，但未见仅由乳房构形的妖怪。这说明，某些身形部位可能更容易变形、加工成人的模样而妖魔化。

如此一来，在小绘马上铺画的眼睛、被夸大的生殖器或乳房，都是以易于理解的形式表现患病部位，来祈祷疾病康复。或许，这种表现方式与身体主题妖怪的创造同根同源。小绘马供奉物也流行于江户时代后期，特别是19世纪初的文化、文政年间（1804～1830），据说，当时专业的绘马艺术家进行了大量绘制。② 固然，对于自18世纪末开始流行的妖怪图与小绘马图画之间的关联，有必要进一步实证研究，但我们可以推断的是，当人们以人形为基础创造妖怪，并在民间信仰与习俗中描绘、塑造身体时，其背后都有以身体为素材的创造力在发挥作用。这种对身体的创造性运用在今天是否仍然存在？人们还在借助妖怪来传达什么？这些问题都有待深思。笔者后续将对本文这类日本民间信仰进行持续研究，探索那些曾经喜爱与创造妖怪的人们对身体和超自然现象究竟有何观念，或以妖怪为窗口研究日本文化，看看过去的人们有着怎样的创造力。

---

① http：//www.nichibun.ac.jp/YoukaiGazouMenu/.
② Hiromi Iwai, *Ema* (Tokyo：Hosei University Press，1974).

从《扁鹊仓公传汇考》看日本医学考证学派的学术与清代考据学发展的关联[*]

成高雅[**]

【摘要】 江户时代末期，日本出现了以对文本的实证研究为主导的医学考证学派，在医学文献的整理、校勘、注疏上取得了大量学术成果，获得了极高的评价。《扁鹊仓公传汇考》即由医学考证学派的代表人物多纪元简及其子多纪元胤、多纪元坚历经 50 多年编著完成的对《史记·扁鹊仓公列传》进行详细考证的著作。本文将对《扁鹊仓公传汇考》的成书、版本进行概略，并通过考察本书编撰过程中三位作者注释内容的差异和所引材料的变化，探讨日本医学考证学派的学术与清代考据学发展的关联。

【关键词】 日本医学考证学派　清代考据学　《扁鹊仓公传汇考》

日本江户时代末期，以官立医学教育机构——江户医学馆为中心确立和发展的医学考证学派，对大量医学典籍进行了文献学考证研究，其成果在学术界获得了极高的评价。在讨论医学考证学派的学术时，我们有必要关注其研究成果和清代考据学发展之间的关联。本文将以医学考证学派的学术著作《扁鹊仓公传汇考》为线索，具体探究医学考证学派在进行文本考据时，和清代考据学的学术发展有着何种关系。

《扁鹊仓公传汇考》是一部对《史记·扁鹊仓公列传》内容进行详细考证、注释的考据学著作。此书原由多纪元简（1754～1810）撰写，后经

---

[*] 本文为日本学术振兴会特别研究员奖励费"江戸後期医学における考証学派の成立と展開：日中考証学の比較を中心に"（项目编号：19J15164）的阶段成果。

[**] 成高雅，京都大学人间·环境学研究科博士研究生。

其子多纪元胤（1789～1827）、多纪元坚（1795～1857）补注完成。多纪氏是江户后期幕府官医家族，亦被看作医学考证学派的代表①。他们是日本最古医书《医心方》作者丹波康赖的后裔，在中国多以丹波氏闻名。多纪家代代主持幕府的官方医学校江户医学馆②，是当时汉方医学界的权威。作为医学考证学派的代表人物，经由多纪元简及其子元胤、元坚三人校订补注后付梓的《扁鹊仓公传汇考》，其编撰与补注过程、引用文献的特征及考据手法的变化都是研究日本医学考证学派的学术与清代考据学关联性的极好材料。

一 《扁鹊仓公传汇考》成书及版本概略

《扁鹊仓公传汇考》（后文简称《汇考》）最初由多纪元简编著，经其子元胤补注后，元坚汇编元胤所补内容，并添加自身附按，整理编订后于嘉永己酉年（1849）年刊刻。刻本与影宋本《扁鹊仓公传》《扁鹊仓公传考异并备参》三者一齐由存诚药室刊行。后文将使用1849年存诚药室刻本《扁鹊仓公传汇考》部分的内容进行讨论。

从刻本所收序跋中可窥此书编撰意旨及成书经历。元简序跋内容如下。

元简序

> 扁鹊仓公，太史所传，古奥结轖，不可解者多矣。予有汇考，原书于评林本上下方，及行款间。今兹说二传于医学，同仁举请贷借，然以其细字难辨，遂仿义门何氏读书之记，另抄成一书。当与索隐、正义，及滕氏割解参看。浅狭庸琐，虽未能启发幽旨，于稽考之际，或少有所得云。癸丑小春之望，栎荫精舍书。元简

元简跋

> 余今年三十九，适与仓公召问之年均矣。奈何质性拙钝，学弗增

---

① 富士川游『日本医学史綱要2』平凡社、1974、7。
② 江户医学馆前身是多纪家的私营医学塾，后于1791年由幕府接管。

进，术弗加精，虽古今人固不相及。至讲是传，无乃惭乎。怀乎哉。书已成，慨叹之余，聊记于其末。腊月廿二日。简书

文化庚午岁八月重订简记

由序跋可知，本书是元简原书于明代凌稚隆所编《史记评林》天头地脚及行间的批注，后为讲学及贷借之便，仿清代何焯《义门读书记》的形式，将批注另抄成一书。元简初稿成于文化癸丑年（1793），并于文化庚午年（1810）重订。此处提及可参之书除唐代张守节《史记正义》、司马贞《史记索隐》外，另有日人尾张藩医浅井图南（滕图南，1706~1782）所著《扁鹊仓公列传割解》（1770年刊刻）。此书亦为扁仓传研究的专著，《汇考》中也有大量引用，可参。此处不赘述。

元坚跋文二则内容如下。

元坚跋

仲景而上，其宜以羽翼素灵难经者，特有扁鹊仓公二传耳。扁鹊传，唯赵简子一段，稍涉荒唐，其他则论理精邃。自非神医，不能言也。仓公传，皆自撰对问之语，旨趣幽眇，与轩岐出入。但脉法是或一道者，而所用药齐，亦无由辨知。况文字讹脱，往往有之，则宜乎学者苦其难读也。盖二传久既成绝响，从来医家，无有诠释之者。

我明和中，尾藩滕图南维寅常有见于此，创有割解之著，辨证颇密，意者其间犹或不免凭臆言之。先君子仍撰汇考一书，专扬古义，以匡补之。先兄又更加考订，有所赓续，俱足以阐发义蕴，嘉惠后学焉。元坚兹刊宋板二传，附以是书，且不自揣，敢赘管见。而于滕氏书之可取者，亦芟繁存要，以易检阅，遂厘为上下卷。更使弟子堀川济，参诸本异同，著为考异，及古书所见纪，与传相涉者，亦随见摘录，以附于后，并锓之梨枣以行世。夫视死别生，仲景犹且难之，然人不可以自画，则必也遵仲景之遗意，刻苦勉励，以至扁仓之地位。虽我辈凡劣，其日夕所期，岂有外于此乎。然则学者于此二传，苟能讲明其文义，而后深求其微旨之所在，因以决病之吉凶，以收其回生肉骨之功，方谓之善读者矣。嘉永己酉九月既望。江户丹波元坚茝庭跋

元坚又跋

　　是书缮录既竣，就质于友人海保乡老元备。乡老具加参订，且撰续考一卷以见示。其说精核，多所发明，仍亟录入之于各款。其或与前说异趣者，亦并存之，以俟识者。乡老又曰，太史公书。唯扁仓二传，称为难读。盖其所纪者，在当时不过为医家恒言，而后世骇异，以为罕所闻焉。加之其文辞简质，如璞未雕，盖往往有以当时俗言行之者，而史公惧失其真，故直取其本语以录之，不复加修饰，譬之犹周诰殷盘，在当时不过告谕臣民，不必设为艰深之辞，唯其文不加润色，是以后世觉其为佶屈牙耳。此说亦甚有理，仍附著于兹。元坚又跋

元坚跋文进一步阐述了此书经其修订汇编后的编撰过程。元坚在整理编撰时，将其兄元胤所考订内容及《扁鹊仓公列传割解》中的可取之处加以补充，并附上了自身补注的内容。《扁鹊仓公传考异并备参》则是元坚使其弟子堀川济参诸本异同所著并同附刊刻。初稿汇编完成后，元坚又参考了其友人考证学者海保渔村（1798～1866）的意见，补注了大量海保氏的阐发于《汇考》中。海保氏另著有《扁鹊仓公传续考》一书，亦可参。

根据先行研究和笔者的调查，元简初稿本、元胤稿本和元坚校订本都尚存于世，而元简重订稿本所在尚不明。元简初稿本和元胤稿本现藏于京都大学附属图书馆富士川文库①。元简初稿本跋中无"文化庚午岁八月重订简记"一句，其内容（包括大量批注）均被汇编在最终刊本中。刊本中元简部分相较初稿本内容补足甚多，可知元简在1793年成稿至1810年重订的17年过程中，极有可能持续对扁仓传进行了大量资料收集和考证。元胤稿本正文为元版《史记》中扁仓传内容的抄写②，而在天头附加了大量批注，最后明记书于文化甲戌年（1814）。刊本所收元胤补注内容也均出自此元胤自笔稿本批注。以上二者应为元坚整理《汇考》时使用的元简重

---

① 元简初稿本、元胤稿本均在京都大学附属图书馆富士川文库デジタルアーカイブ网络公开。元简初稿本RB编号为RB00005014，元胤稿本RB编号为RB00005010。

② 元胤稿本仓公传部分原文应为他人笔迹。

订稿本的初稿本和元坚编撰《汇考》过程的自笔校订本［包括元坚最初汇编的弘化三年（1846）初稿本，以及其后的再校本和本人抄写的扁仓传并进行校勘的校勘本］于平成2年（1990）东京古典会拍卖售出①，现均藏于武田科学振兴财团杏雨书屋小曽户洋文库。②

本书抄本、刻本在日本各机构及民间均有收藏，亦有部分传入我国。有关此书的抄本及版本的具体研究本文将不赘述。

二 《扁鹊仓公传汇考》与清代考据学发展关联的分析

存诚药室刻本《汇考》分为上下二卷二册，上卷内容对应扁鹊传，下卷则对应仓公传。该书对《史记·扁鹊仓公列传》的文本进行考据、注解和释文；在文本的考据上，进行了一系列纠谬、补脱、正讹、删衍等校勘；此外，在对扁仓传的内容进行释文时，对一些医学术语或内容进行了相当篇幅的医理阐发。本书体例上先列待释原文，后接元简所考内容。元胤所批注内容以方框"［补］"标注，接于元简注后。元坚所补充内容则以方框"［附］"标注，列于最后。此种体例将元简、元胤、元坚三人的注释分别标明，非常便于我们考察《汇考》编撰过程三位作者注释内容的差异和所引材料的变化，进而可以关注从元简著述至元坚汇编完成（即元简初稿本成立的1793年至1849年刊刻的50余年）过程中，与同时代清代考据学学术发展之间的关联性。

如前所述，《汇考》的编撰汇集了元简、元胤、元坚三人的心血，时间上也经历了元简初撰（1793）和重订（1810）、元胤补足（1814）、元坚初稿（1846）和再稿、最终刊刻（1849）的长达56年的过程。与此同时，我国明末清初兴起的考据学风逐渐达到鼎盛，出现一批极具代表性的学者

---

① 小曽戸洋「多紀元堅自筆校訂の『扁鵲倉公伝彙攷』」『漢方の臨床』第42卷第11号、1995、2。
② 小曽戸洋「杏雨書屋のコレクショニ」『日本医史学雑誌』第61卷第42册第1号、2015、11。

和学术成果。清代的考据学风在日本儒学界也得到了发展。江户时代后期，日本儒学界出现了继承折衷学派的考证学派，其学术研究亦是以致密的文献考证为主导的。日本的儒学界和医学界有着密切的联系，杨守敬提及《日本访书志》的写作缘起时指出：日本医员多博学，藏书亦医员为多。① 多纪氏家族就和当时的考证学派的儒者有着密切的交流，许多考证学派的儒者曾在医学馆讲学，医者和儒者建立了不可分割的学术关系。也正是因此，多纪家一直致力于对同时代中国最新学术成果的收集和研读，这在《汇考》中也得到了充分的体现。在序言中元简即直言此书编撰有仿《义门读书记》之意。而《义门读书记》是清代学者何焯所编的学术笔记，被评价为开创了乾嘉考据学之先河。② 下文我们将对《汇考》中清代考据学成果的引用进行分析，探讨清代考据学发展与多纪氏学术研究的关联。

《汇考》对《史记·扁鹊仓公列传》的考据主要通过引用各类学术文献对文本进行纠谬、补脱、正讹、删衍等。对文字、章句等内容的释文，亦多为考实性地进行文献引用、释义、阐发。值得注意的是，元简、元胤和元坚三人的注释各有侧重，除引用资料和注释内容有各自特征外，其研究手法也各有变化。我们首先关注三人的注释，包括其所引文献的特征。

元简所引内容多为传统经典文献，除《尔雅》《说文》《广韵》等雅书、字书、韵书外，还引用了《经典释文》《一切经音义》等音义书、《太平御览》等类书、《韩诗外传》《说苑》等杂著。同时，在《汇考》中，元简对同时代明末清初的考据学著作的引用也为数不少。除序言中提及的《义门读书记》之外，在其论证中还有对方以智《通雅》、顾炎武《日知录》等的引用。我们可以看出，元简在对扁仓传进行考据时，已经有非常明显的实证考据倾向，但其考据手法尚倾向于明末清初考据学派兴起时的传统文献考证。

元胤所补内容，在文本考据时主要也是对《说文》《释名》等小学书的引用进行字词勘正和释文，其引用文献也出现了诸如袁栋《书隐丛说》、

---

① 杨守敬撰《日本访书志　日本访书志补》，张雷校点，辽宁教育出版社，2003，第 2 页。
② 李娟：《何焯〈义门读书记〉研究》，首都师范大学，2012。

方望溪《史记注补正》等清初考据学研究成果。但元胤的补注有一个明显特征，即其内容上占据最大分量的是对原文的医理进行阐发和释文。就学术而言，元胤的医理阐发已经超出文献考据学的范畴，而是一种义理阐发了。我们可以从中知晓，元胤在对扁仓传进行释读时，可能更关注的是如何对其中的涉医内容进行理解和运用。

元坚作为最终将两代三人的补注汇编成书、刊刻出版的集大成者，其补注所附内容非常丰富和全面，可以认为他统筹了元简、元胤所引据的几乎全部材料。而元坚所补内容出现的全新特征，即是对乾嘉学者考据学研究成果进行了大量引用论证。元坚在其所附补注中，频繁引用了钱大昕《二十二史考异》（1797）、《十驾斋养新录》（1806），王引之《经传释词》（1798）、《经义述闻》（1817），段玉裁《说文解字注》（1808）等乾嘉学者的学术成果来对文本和文义进行考据，对先代未能阐明含义的文字进行了补充训诂，其研究手法明显向小学倾斜。这与清代考据学的发展，和其对最新考据学研究成果的关注是密不可分的。孙钦善在论述清代考据学时即指出，清代考据学的特征首先就是以小学为中心，小学在考据方法中占据重要地位，开始具有方法论的性质。①《汇考》编撰过程的学术手法变化即能反映这种由传统文献考证向以小学为主要方法论进行考证的倾向转移。下文将就几处具体考据进行举隅，以期更明晰地呈现《汇考》所体现的多纪氏三人学术手法的变化，窥得其学术与清代考据学发展的关联。

首先，扁鹊传中"公孙支书而藏之，秦策于是出"一句中的"秦策"一处，元简先训"策"字，后引《史记·赵世家》中"公孙支书而藏之，秦谶于是出矣"一句异文对此进行校勘，并附添了徐锴《说文解字系传》和《释名》中对"谶"字的解释，但未能对此处"策""谶"二字异文进行进一步考证。元坚在附中引用了钱大昕《二十二史考异》中对此处的考据，"赵世家作秦谶，谶策声相近"，对此处的异文出现的可能原因进行了补充。钱大昕的这种重视文字、音韵、训诂的小学的文献考据手法，是乾嘉学者治学中非常突出的特征，元坚恰好地加以吸收，对《汇考》进行补

---

① 孙钦善：《清代考据学》，中华书局，2018，第7~8页。

充,充分反映了其对乾嘉学术的理解和认识。

又,扁鹊传"良工取之,拙者疑殆"中"疑殆"一词,元简对其无释文,元胤引《素问·著至教论》中"以教众庶,亦不疑殆"一句作参,但并未对"疑殆"一词的用法进行解释。元坚在附中引王引之《经义述闻》中"殆"一条,"王引之举此句曰:殆亦疑也。古人自有复语耳。见《经义述闻》,其说颇详,宜阅",对"殆"字及此处"疑殆"的用法进行了解说。《经义述闻》"殆"条确引此文并进行了详细的考据,这种复语(即同义词连用)也是清代考据学派学者非常关注并进行过大量研究的语言现象。元坚的这类补足,也体现了其对清代考据学最新成果的理解和认识。

关于仓公传中"年尽三年,年三十九岁也"一句的注释,也十分值得关注。仓公传中年代记述的时间问题,历来争议较多、较为难解。沈澍农在其《〈仓公传〉中的时间问题蠡测》一文中有较详细论述,可参。① 元简、元胤、元坚均对此处进行了引用注解和考据阐发。元简引顾炎武《日知录》,"按徐广注:高后八年,意年二十六,当作年尽十三年,年三十九岁也,脱'十'字。孝文本纪十三年,除肉刑",列出顾氏认为此处脱"十"字,应为"年尽十三年"的观点。又引同书"今人以岁初之日而增年,古人以岁尽之日而后增之。史记仓公传:臣意年尽三年。年三十九岁也",对此处仓公年龄记为三十九而非四十的年龄计算进行了注解。元胤在此处引方望溪《史记注补正》,"是年乃文帝四年,故曰尽三年,年三十九岁也。不曰年四十者,是年尚未尽也。蒋西谷云:上言受庆方一年所,尚未精,要事之三年,此言受读之年。尽三年,时年三十九岁也。出治病即有验,如下文",对仓公的年龄计算和"尽三年"的文义进行了补充,但似有些牵强之处。元坚在附中补引钱大昕《十驾斋养新录》中"绛县人七十三年"一条内容,"古人以周一岁为一年,史记仓公传'臣意年尽三年、年三十九岁也',盖仓公生于冬末。顾亭林谓古人以岁尽之日而后增年,亦无它据"。后元坚补充了自己的观点,"愚谓尽三年,从顾氏补十字。而年三十九岁,从钱氏周一岁为一年之说,则其义似通",认为此处

---

① 沈澍农:《〈仓公传〉中的时间问题蠡测》,《中华医史杂志》2012年第3期,第145~148页。

文本可从顾炎武观点补"十"字,"年尽十三年,年三十九岁也",并从钱氏观点解释仓公的年龄计算,文义则通。元简、元胤、元坚三人均参阅了最新的清代学术成果对此句进行释义,可以窥得父子三人的治学精神及实证的态度。

另外值得注意的是,扁仓传中存在大量较为难解的虚字,元简和元胤多未对此进行注解。而元坚在补注中多次提及其友人海保渔村的注解,并在其后标明"详见《经传释词》",示意读者参考王引之《经传释词》来理解这些虚字的用法。我们可以推测,儒学界考证学派的学者海保氏是积极运用王引之《经传释词》这部清代考据学的重要小学学术成果,且在与元坚的学术交流中向其推崇此书的。江户时代末期儒学界考证学派和医学界学者的这种密切关系和彼此相互影响,也是最新清代考据学风渗透医学考证学派并愈发倾向于实证的、小学的文献考据的重要原因之一。

通过以上论述可知,随着清代考据学的学术发展进步,其最新的学术成果在《扁鹊仓公传汇考》一书的编撰以及元简、元胤、元坚三人的研究手法中得到了体现。而其最明显的特征是,在《汇考》的内容上,实证的、考据学的研究手法在从元简到元坚的时间递进中,随着清代考据学,尤其是乾嘉之学的发展而变得更加偏向小学了。这种我国清代考据学风在日本江户末期医书考证领域开花结果的特异现象,值得深入研究。

三 元简、元坚与清代学术著作接触的旁证

多纪家作为江户末期幕府官医家族,从元简时代起就在积极地关注和引入清代最新的学术成果,《汇考》一书的编撰就能体现元简、元胤、元坚三人广泛涉猎的清学成果。而在此之外,我们还能从现存的其他资料中,窥得从元简到元坚的两代人与清代学术著作接触的旁证。

多纪元简著有《槐中镜》一书,此书虽未付梓,但有多种抄本流传于日本学术界。该书收集汇编了中国历代著述中关于藏书的内容,可作为当代学者的收书、藏书指南。此书的内容体现了元简对于同时代中国学术的

深刻理解，也反映了他对于书籍版本学的高度关注。此书录入了大量明末清初的学术著作，其中有相当数量的考据学著述。① 多纪家虽存世多种私人藏书目录，但多为医书目录，仅有元坚存世一份藏儒书目。因此，在探讨多纪元简接触的儒学著述时，《榾中镜》是一份具有极高价值的材料。笔者将《榾中镜》一书中出现的清代著述整理成表，详见表1。

表 1　多纪元简《榾中镜》中出现的清代著述一览

	书名	作者		书名	作者
经	读书敏求记	钱 曾	子	艮斋杂说	尤 侗
	浙江采集遗书总录	沈 初		茶余客话	阮葵生
	绛云楼书目	钱谦益		查浦辑闻	查嗣瑮
	菉竹堂书目	叶 盛		如是我闻	纪 昀
	海盐县图经	胡震亨		文房肆考	唐秉钧
	宸垣识略	吴长元		分甘余话	王士禛
	太湖备考	金友理		痦堂集	黄之隽
	扬州画舫录	李 斗		曝书亭集	朱彝尊
	朱竹垞先生年谱	杨 谦		西河合集	毛奇龄
子	香祖笔记	王士禛	集	憺园文集	徐干学
	古夫于亭杂录	王士禛		有学集	钱谦益
	居易录	王士禛		坚瓠集	褚人获
	柳崖外编	徐 昆		岩栖幽事	陈继儒
	格致镜原	陈元龙		独旦集	高士奇
	秘传花镜	陈淏子		道古堂集	杭世骏
	书隐丛说	袁 栋		梅村集	吴伟业
	筼廊偶笔	宋 荦		蚕尾集	王士禛
	群碎录	陈继儒		随园诗话	袁 枚
	笔记	陈继儒		忠雅堂集	蒋士铨
	珍珠船	陈继儒		茅鹿门先生文集	茅 坤
	七颂堂识小录	刘体仁		南州草堂集	徐 釚

注：四部分类为笔者自行整理。

---

① 笔者另有论文对此书和元简的学术进行探讨，可参。成高雅「多纪元简『榾中镜』について」『日本医史学雑誌』2021 年 9 月、67 - 3 号。

通过表1可以看出，元简广泛涉猎了当时中国儒学的最新学术成果，包括大量考据学著述。这些资料在其《汇考》的编撰中也有出现和运用，可知其对这些学术研究内容是有着充分理解的。元简虽因时代所限，未能接触到考据学鼎盛时期乾嘉之学的学术成果，但这些著述包含的大量开乾嘉考据学先河、极为实证的考据研究，都是让其学术手法向实证的考据学风发展的重要资料，是研究元简学术的重要基础。

元简的二子元胤和元坚都极好地继承了元简的学术精神。元胤因早逝而留下的研究资料较少，而元坚可以说是将医学考证学派的考据学学术推向顶峰的中心人物之一。元坚的学术和清代考据学，尤其是乾嘉之学的关联，通过前文对《汇考》内容的分析已较为明晰。而如前所述，元坚还留下了一份专门收录其所藏儒学书籍的藏书目录《存诚药室藏儒书目》。表2整理了元坚《存诚药室藏儒书目》中出现的清代著述。

町泉寿郎在其研究中指出，从此份目录可以看出"多纪元坚对当时能取得的乾嘉之学的成果进行了相当程度的收集"[①]。多纪家的考据学学风也正是因此，在元坚一代变为更实证和倾向小学的考据学了。本文由于篇幅所限，仅整理此二表作为元简、元坚与清学接触的旁证，以期抛砖引玉。

综上所述，医学考证学派高度关注同时代清代的学术，尤其是考据学，并大量收集和摄取了清代考据学的最新学术成果。《扁鹊仓公传汇考》就是这样一部凝聚了医学考证学派从清学摄取的考证学研究著作。多纪元简、元胤、元坚对此书的编撰过程也充分体现了日本医学考证学派的学术与清代考据学发展间的关联，具有极高的学术价值。

---

① 町泉寿郎「江戸後期医学の場合——幕府医学館の学績を中心に」『日本思想史学』2003年第35号、30~36。

表2 多纪元坚《存诚药室藏儒书目》中清代著述一览

	书名	作者		书名	作者
经	十三经注疏并经典释文校勘记	阮元	子	砚云乙篇	金忠淳
	左传杜解补正	顾炎武		芝庵杂记	陆云锦
	经义述闻	王引之		阅微草堂笔记	纪昀
	尔雅正义	邵晋涵		铁槎山房见闻录	于克襄
	方言疏证	戴震		翼駉稗编	汤用中
	经传释词	王引之		古今秘苑	墨磨主人
	释草小记	程瑶田		玄应一切经音义校正	庄炘、钱坫、孙星衍
	释虫小记	程瑶田			
	九谷考	程瑶田	集	遂初堂文集	潘耒
	续字汇补	吴任臣		白田草堂存稿	王懋竑
	广雅疏证	王念孙		西沚居士集	王鸣盛
	博雅音	王念孙		小仓山房文集	袁枚
史	说文解字注	段玉裁		雕菰楼集	焦循、焦廷琥
	武事余记	魏源		《瀛奎律髓》刊误	纪昀（批评）
	金石文字记	顾炎武		历朝咏物诗选	俞琰
	汇刻书目	顾修		经世文编抄	贺长龄
	爱日精庐藏书志	张金吾		曝书亭集	朱彝尊
	读书敏求记	钱曾		潜研堂诗集/续集/文集	钱大昕
	四库未收书提要	阮元		纪文达公遗集	纪昀
	四库全书总目	纪昀等		历代题画诗类	陈邦彦
	庚子销夏记	孙承泽		庚辰集	纪昀
子	困学纪闻集证	万蔚亭		唐人试律说	纪昀
	日知录	顾炎武		切问斋文钞	陆耀
	潜邱札记	阎若璩		金石要例	黄宗羲
	十驾斋养新录	钱大昕		随园诗话	袁枚
	三余偶笔	左暄		西陲竹枝词	祁韵士
	香祖笔记	王士禛		抱经堂丛书	卢文弨
	瀛舟笔谈	阮亨		经训堂丛书	毕沅
	佩文韵府	蔡升元等		知不足斋丛书	鲍廷博（编刊）
	韵府拾遗	汪灝等		平津馆丛书	孙星衍
	类腋	姚培谦		瓯北诗钞	赵翼

资料来源：成高雅「多纪元简『榻中镜』について」『日本医史学雑誌』2021年9月、67-3号。

知识与流传

中朝日医学交流研究的先行者——三木荣

郭秀梅[*]

【摘要】 日本医学学者三木荣，约在一百年前立志研究朝鲜医学史。经过六十年的努力，完成了有关朝鲜医学的三部巨帙，阐述了朝鲜医学的独特性，以及朝鲜医学在中国医学和日本医学之间的桥梁作用。同时，三木荣将视野扩大至全球，将早期的医学史研究升华为医学本质、医学哲学、伦理等既原始又超越现实的意识形态研究。他的研究特点是大量收集资料，以求实的态度考察背景，以史学家的目光俯瞰人类医学变迁，以临床医生的思维分析医学与疾病的关系，客观评价东西方医学在历史上和将来的各自价值。他的著作具有前瞻性，观点独立、自由，对医史学研究具有重要参考意义。

【关键词】 三木荣　日本　朝鲜医学史　医学交流

绪　论

研究东亚医学交流的历史，尤其是中国与其近邻朝鲜及日本的交流，首先值得提起的是日本医学学者三木荣。早在近一个世纪之前，他利用在朝鲜工作、生活的十余年时间，单枪匹马，身体力行，在历史的荒野中开辟了朝鲜医学史处女地，进而拓展了研究中国、朝鲜、日本三国之间医学及疾病关系的新领域。他以医学者的智慧、史学者的目光，俯瞰东亚医学全貌，捕捉各历史时期的医学动向。他身处朝鲜半岛，西顾大陆中国，东

---

[*] 郭秀梅，日本顺天堂大学医史学研究室协力研究员。

望日本列岛，远眺中亚、欧亚，跨越古今时空，网罗各国史料，手绘一幅跌宕起伏的医学发展历史画卷，向学界呈交了别具特色的研究业绩。

三木荣（1903~1992），出生于日本大阪堺市，祖上三代为医，至今已传至第六代。祖父三木孝节，学习荷兰医学，在大阪开业行医。父三木龙哉，在堺市开设了第一家私人医院。三木荣1927年毕业于九州帝国大学医学部，供职于第一内科。1928年6月被派往当时日本的殖民地朝鲜，配属在京城帝国大学医学部第三内科[①]。1932年取得医学博士学位，1935年担任朝鲜京畿道立水原医院院长。1944年因父病归乡，继承家业，在堺市开设医院，行医民间，直至病逝。

堺市具有悠久的历史，一万四千年以前的旧石器时代已经有人群定居。这里古迹遍布，曾出土过石器、绳文时代的土器、弥生时代的铜铎等，而且是日本最大的百舌鸟古坟群所在地，2019年，百舌鸟古坟群被联合国教科文组织认定为世界文化遗产。

就地理位置而言，堺市面向濑户内海大阪湾，地处交通要塞。濑户内海细而长，缓流平稳，形成天然交通水路，成为内外流通门户，夙昔与琉球、朝鲜、大明、荷兰皆有往来。特别是明代商船舶来大量文物、药品、书籍等，经由堺市输送到日本东部各地，因此堺市被誉为先进文化的集散地。得天独厚的地理环境，孕育了大阪人开放的理念；繁盛的商品交易，塑造了大阪人敏锐的商魂。时至今日，大阪人，俨然是一个精打细算、善解人意的代名词。

历史上，堺市也是医学发达地区，是学习世界先端医学的前卫城市，著名医家竹田家、半井家都诞生在这里，中国明朝医学最先从这里传入日本。1369年竹田昌庆赴明游学，曾自号明室，他受得金翁道士秘传，并娶道士之女为妻，生二子。后因成功治疗洪武帝皇后难产而受封安国公号，1378年携带朝廷所赐医药书及针灸铜人归国。自强大的明归来的学子，无疑备受重用，即刻受命侍奉室町幕府第三代将军足利义满，晋升医者最高阶位"法印"。竹田昌庆不仅将明朝医学带回乡里，而且传播至各地，成

[①] 首尔大学前身，成立于1924年，即日本第六所帝国大学，朝鲜半岛最早的国立综合大学。

为日本吸纳明医学之滥觞。

著名医家半井明亲，1504年赴明，师从熊宗立后裔，受武宗皇帝赏赐。归国后曾因治愈正亲町天皇疾病，被朝廷任命为统领医生的"典药头"，世代沿袭，并被赐予宫中秘藏《医心方》。1528年，堺地豪商阿佐井野宗瑞翻刻了熊宗立《医书大全》，开启了日本刊行医书之先河，拉开了日本晚于中国五百余年的医书出版帷幕，堪称大阪商人推动医学发展的一个壮举。

三木荣生长在具有传统文化底蕴的环境中，得益于良好的家庭教育，他自幼养成了独立自由、持之以恒、追求新知的精神。他的专业是临床医学，维持生计要靠治病，可是他却将精力和财力倾注于少有经济价值的医学史研究上。然而，第二次世界大战结束之后，全球经济大萧条，在百废待兴的时代，史学研究无论在政治取向上，还是在学术价值方面，都难得一席之地。三木荣是一位在野学者，他怀抱实事求是的信念，不急功近利，在平凡的民间默默倾注了一生心力。因为一直缺乏资金支撑，他的研究成果难以推广，公开刊行屡遭挫折。但是所有困难都未能羁绊他研究医学史的步伐，他自始至终都是一步一个脚印，心无旁骛地在医史学的道路上行走了一甲子，为后世遗留了有形可查之业绩、无形可感之精神。

一　生涯研究著述不辍

三木荣学贯东西，谙熟汉洋，一生完成了数部前无古人之作。他的研究历程大致分为两个时期，前期研究朝鲜医学史。自1928年至1948年编著了三部朝鲜医学专书：《朝鲜医书志》（思文阁出版社，1985）、《朝鲜医事年表》（思文阁出版社，1985）、《朝鲜医学史及疾病史》（思文阁出版社，1991）。后期四十年，他将医学史研究升华至医学哲学及伦理学，视野自东亚扩展向全球，研究资料由地上深入地下，形成崭新的独特观点和见解。他主张医学不分东西，源流同一。提倡医学一元论，人类为一，医学为一，医学史亦为一。经过数十年辛勤积累，他以精通汉文及西文的语言能力，遍览西洋、中东、印度等西域出土资料和医史文献。以医学者明快的判断力和严谨的条分缕析、史学者古今通览的博识和实事求是的态度，综合思考，编著了《医学史研究的一元化体系》（思文阁出版社，1965）、《体系世界医学史》（医齿药出版社，1972）、《医师的圣词·医学本质论》（井上书店，1977）、《人类医学年表》（思文阁出版社，1981）、《医伦理考·东西医学史论》（三木谦出版社，1982）等令人耳目一新的著作，以及论文、随笔、报告等150余篇。

三木荣倾注毕生精力搜集、抄录、编撰的庞大医史文献资料，现在主要保存在三木荣旧居（大阪府堺市）、武田财团杏雨书屋（大阪）、顺天堂大学山崎文库（东京）、北里研究所医史学研究部（东京）。笔者曾赴各处调查阅览，每次面对经年变色的手稿、勾勒涂改难以辨认的文字、精心手绘的一幅幅图表和珍贵书影，都会对作者产生无限遐想。他靠的是热情，燃烧的是生命，每一个遗物中都饱含着他对医学的崇敬、对历史的执着。

三木荣旧居所藏多是常用工具书，以及表彰奖状、交友信件、明信片、照片等资料，其中引起笔者注意的是与宋大仁、陈存仁的信函及贺年卡。

1962年5月2日宋大仁的信函如下。

> 三木荣医学博士阁下：
>
> 我会是医学研究团体，搜罗有关医史图籍。顷闻大作《朝鲜医学史及疾病史》出版，内容丰富。敬恳惠赠一部，以供参考。我会愿以《中国医药八杰图》一册，及《中国伟大医药家画像》挂图二十四幅奉赠，亦投桃报李之意也。当希勿却，并盼示复为荷。此致敬礼。宋大仁。

实际上，自1928年至1948年编著《朝鲜医学史及疾病史》完成之后，因为无法正式出版，三木荣仅以自家孔板印刷百部，小范围传播，却很快引起中国医学界的注目。

宋大仁（1907~1985），是中国医学家、史学家、画家。本籍广东中山，出生于澳门，名泽、海煦，号医林怪杰。1933年为研究消化器疾病，赴日本研修，并且加入日本消化器病学会。1935年上海设立中西医药研究社，宋大仁出任常务理事及医史委员会主席。1935年，富士川游影印出版《医籍考》，当时，范行准提议翻印此书，由宋大仁出资购买影印本，并且为出版事宜四处奔波，又有周济愿出资重印，书1936年影印发行。宋大仁晚年担任广州医史博物馆顾问，为医学史及医学文献研究做出极大贡献。宋大仁与日本汉方大家矢数道明（1905～2002）有过交流，在矢数书库中保存着宋大仁1983年所赠的《中国医药八杰图》。1984年，他们之间有过一次讨论。东京有一座汤岛圣堂，又称公益财团法人斯文会，其前身是江户时期的昌平学问所。汤岛圣堂安置着一座神农像，每年11月23日在这里举办祭祀神农活动。这座神农像自古被认为是日本平安时期僧人奝然983年自宋朝带回的。为了确认真伪，1984年8月矢数道明将神农像照片寄给宋大仁，请求鉴定。得到的回答是，查阅《宋史》以及各种史料，均无相关记载，仅据照片难以认定是宋代作品，像的背面应当有文字记录。于是，矢数道明以中国专家的意见为由，要求汤岛圣堂打开神农像的装置仔细查看。1984年神农祭结束后，神农像前后侧面门扉被打开，其背面墨字记云该像受德川家光之命制作。① 德川家光（1604～1651）是德川幕府第三代将军（1623～1651年在位），证明了这座神农像的出现比传说晚了650年。然而，宋大仁接受矢数道明的咨询，调查资料之后做出的回答基本符合事实，但是否提议打开装置查看，似乎有些蹊跷。总之，无论方法如何，结果是满意的，纠正了历史误解。

三木荣的遗物中保留着一个信封，其中装着来自陈存仁的贺年卡，以及韩国许浚像、墓地图、《乡药集成方》书影等。数年后，笔者自韩国学者得知，这是陈存仁赴韩国时受赠的资料，后来转赠给三木荣。所以说，学术在交流中提高，资料在传递中长存。

同样，陈存仁与日本学者汤本求真、冈西为人、三木荣、矢数道明都有密切交往，是中日两国之间活跃的文化使者。矢数书库中保存着陈存仁书简、照片、医书等丰富资料。陈存仁作为日本医史学会会员，数次赴日

---

① 郭秀梅「宋大仁が三木栄にあてた1通の手紙で得た励まし」『日本医史学雑誌』2010年第56巻第2号、186。

出席会议，积极引进日本优秀医书，在中国刊行推广。同时他的著作也深受日本学界欢迎，比如陈存仁的《津津有味谭》，20世纪70年代被日本翻译成《中国汉方食品疗养大成》，畅销全国，可以说为日本的药膳、食疗学奠定了基础，对普及中国医学和提高民众健康意识发挥了作用。①

而且，武田财团杏雨书屋设立了"三木文库"，收藏三木荣旧藏800余件。三木荣1944年自朝鲜归乡时，由于经济窘困，变卖了一部分书籍，② 后来为了自费出版筹集资金以及赡养众多亲属，又于1950年将所存300箱书物售给杏雨书屋。他一贯主张，研究学问需要购入必要的图书，但不可一味收藏，用毕应当适当处理，以便他人利用。

此外，三木荣五十年间汇集了81册资料簿，是至今尚未公开的原始资料。包括手稿、笔记、书信、写真、杂志、复印件、报刊剪裁等，包括世界各国医学史料，内容极其丰富。这些貌似一鳞半爪与只言片语，但真正诠释着"涓细流以成江海"的含义，反映出三木荣开放的思维和视野，体现了他一丝不苟、锲而不舍的勤勉精神，勾画出他逐渐形成医学哲学、医学伦理思想的轨迹。81册资料原藏于北里研究所医史学研究部，现已转寄杏雨书屋。

二 对医学历史情有独钟

三木荣是一名地地道道的西医学博士，是内科临床医生，但是他对于诊病处方、追随新医学，远不如回顾医学的历史感兴趣。虽然不能说他怀疑医学的科学性，但至少可以推断，他已经感知医学并不是战胜疾病的唯一方法，医学在情势中有太多的无奈。

三木荣大学时期对医学的历史产生兴趣，启蒙于著名史学家富士川游（1865～1940），并接受其指教。三木荣以史学观点审视医学发端于1928年进驻朝鲜之时。他踏上那片土地之后迅速产生了好奇心以及对医学的责

---

① 郭秀梅「日本医書の影響をうけた中国の医家」『日中医学』2012年9月第27卷第2号、42。
② 〔日〕三木荣：《朝鲜医学史及疾病史》，思文阁出版社，1991，第1页。

任感，提醒自己绝不能虚度光阴，要寻找空白，弥补缺失。自此立下了研究朝鲜医学史的志向，并立即付诸实施。

搜集第一手材料，为研究打基础，然后才可以筑起高楼大厦，于是三木荣开始购买书籍和走访各地图书馆。当时朝鲜在日本的统治之下，可以想象，三木荣这样的日本医学者，在朝鲜更是人上之人，必然是所到之处畅通无阻。他怀揣着医学者的良知，访问了京城大学图书馆、总督府图书馆、李王家藏书阁，敲开了朝鲜学者及藏书家大门，竭尽全力调查搜集资料，专心致志阅读文献。此时，他发现朝鲜所藏医书，尤其是古版医书数量甚少，而日本各地图书馆却收藏丰富，于是他利用出席会议或者休假回国机会，遍访宫内厅书陵部、内阁文库、帝国图书馆、东洋文库、静嘉堂文库、蓬左文库、京都大学图书馆、武田杏雨书屋等。后来，三木荣前往中国，并造访了"满洲"医科大学东亚医学研究所、北京人文科学研究所、北京图书馆等。

考察书籍文献的流动，不能回避时代背景，尤其不能掩盖不光彩的事实。为什么日本收藏的朝鲜医书数量多于朝鲜，对于这一史实，当今日韩两国学者或讳莫如深，或轻描淡写，甚至完全不知实情。日本现存朝鲜医书，一部分是两国交流或贸易所得，更多的是作为战利品被掠回日本。1592年至1598年仅六年之间，武将丰田秀吉率兵两次入侵朝鲜，命令手下将领掠夺大量书籍，并且将朝鲜活字印刷机也一起带回日本。回国后，将医书赠给侍医曲直濑家，据说有数千卷之多，现在所见按有"养安院"藏书印的朝鲜医书，皆是曲直濑旧藏，丰臣所赠。明治维新以后，杨守敬购买了养安院藏书，现藏于台北故宫博物院。可以说，研究朝鲜医学的历史，离不开日本文献的支撑，更离不开其本源的中国医学。

朝鲜摆脱日本统治之后，国史及文化艺术研究逐渐昌盛，东洋史学研究成绩卓越，但是自然科学方面比较薄弱，医学史研究则更显得苍白。当时，中国已有陈邦贤的《中国医学史》，王吉民、伍连德的《中国医史》，日本有富士川游的《日本医学史》，但未见关于朝鲜半岛医学流传变迁的著述。而三木荣早期开始关注朝鲜医学，对于朝鲜医书、历史医事了如指掌，他花费三十年岁月，编著了《朝鲜医书志》《朝鲜医事年表》《朝鲜医学史及疾病史》三部著作，填补了朝鲜医学史研究空白，为后学铺垫了道路，成为后代研究朝鲜医学史的重要参考依据。韩国医史学者亦多以三木荣为师，登门拜访者络绎不绝。1985年韩国科学史学会向三木荣颁发了感谢状。

三木荣一贯认为，朝鲜医学是固有医学与中国大陆医学的融合体，而且使中国医学在朝鲜生根发展，形成了高句丽、百济、新罗各朝代的医学特点。正是这种医学融合体，极大影响了日本大和、奈良时代医学的形成，并且发挥了先导作用。他大胆提出"不通朝鲜医学，不可以说日本及中国医学"，强调朝鲜医学在历史上的重要作用。

医学界一般公认，古代日本的医学来自隋唐，对于先进的隋唐医学抱有崇敬态度，而对于朝鲜医学的影响以及朝鲜半岛在中日之间的桥梁作用，并未予以重视。其实，当时日本医家依据的医学、医方虽然属于大陆系统，但几乎是经过半岛演化之后传入日本的，特别是乐浪、带方医学与大陆医学关系极其密切，是汉医学的分支。乐浪、带方灭亡后，部分汉族遗民经过半岛赴日，其中包括归化日本的中国医生。可以说，日本上古接受的大陆医学，大半是半岛系统的汉医学。

朝鲜历史上，高丽时期（936～1392）医学兴盛，而且留存的资料较多。高丽医学一方面继承了前代新罗（669～935）医学，也就是唐朝医学，同时也深受宋代医学影响。宋朝廷赐予朝鲜先进医书，及大量大陆药材，如《太平圣惠方》《经史证类大观本草》等大部头医药书，这些书都及时传入朝鲜。为高丽王治疗的药材也基本由大陆输入，高丽医学完全仿效宋医学，同时为朝鲜发展本国医学打下了基础。

进入李朝时期（1392～1910），半岛医学开始"两条腿走路"。一是为了迎合经济的需要，减少进口，节省财政支出，提倡开拓本国土产药材，编撰了《乡药集成方》85卷。又适应本国国情，汇集中国唐宋元明医书，编辑了266卷大部著作《医方类聚》。此外，由许浚敕编纂《东医宝鉴》对整个东方传统医学发展起了很大作用，是研究东方传统医学的重要参考文献。在鼓励著书的同时李朝政府大量翻刻中国医书，半岛医学出现了空前繁荣的景象。朝鲜大部分医书和高水平的医疗技术传入日本，给日本医学,尤其是江户前期医学带来刺激,对日本医学发展起到推动作用。例如,李朝前期,半岛的治肿学相当发达,治肿学大约属于狭义的外科学。当时政府提出奖励治疗疮肿恶疾等疾病,并设立了治肿专科、治肿医及治肿厅。随之,参考《刘涓子方》《疮疽论》《外科精要》《外科精义》,编著了各种治肿专书,如《治肿秘方》《治肿指南》《治肿方》等。这些专书也相继传入日本,有抄本流传。

随着贸易和人员往来逐渐频繁,一方面国家之间积极交流,另一方面疾病、传染病也乘虚而入,邻国之间先后暴发疾病的史实数不胜数。以麻疹为例,1706 年、1729 年、1752 年、1775 年、1802 年、1822 年,每当麻疹在朝鲜发生大流行之后,都会传入日本,泛滥至全国各地。此外,如日本的霍乱、流感、痘疮以及牛疫等,也与半岛有密切关系。

医学交流中,医书的流动具有重要意义,19 世纪以前,主要是中国单方面输出,医书大量流入朝鲜和日本,乃至中国的亡佚古籍,或遗存于朝鲜,或自朝鲜传入日本,大多被完整保存起来。此外,也有少数朝鲜亡佚医书仅保存在中国或日本。如李朝巨帙《医方类聚》,朝鲜早已亡佚,仅存于日本。江户末期的考证学者喜多村直宽利用十年时间,重刊 266 卷 264 册,并于 1876 年赠送朝鲜一套,成为日朝修好之美谈。

古代朝鲜的汉文和汉医学达到相当水平,成为日本学习的榜样。朝鲜的地理位置决定了其在中国与日本之间的桥梁作用,历史上朝鲜为三国之间的交流做出了贡献。中世及近代,由于长期遭受外敌侵犯,加上内部权力争斗,朝鲜国政疲惫,文化凋零。近年,韩国方面涌现出一批医史学者,积极开展与中日之间的交流,成果显现。但是由于长时期古代文献修养不足,其保存文献数量与中国和日本有较大差距。

三 展望世界古今医学

三木荣医学史研究后期,视野自东亚逐渐向中东、欧亚、北美等地域扩展,将史学研究升华至医学哲学及伦理学领域。当然,他在最初的《朝鲜医学史及疾病史》中曾记述大量史实,描绘出世界各国医学、医术、药品、植物、医疗器具，以及疾病相互流传的轨迹。比如对梅毒、痘疮、鸦片、人参、马铃薯，乃至针灸、眼镜等，都有调查和解说。数十年前的见解在当今信息极其发达的时代来看，或许有资料缺欠之嫌，但仍然具有抛砖引玉的重要作用。

三木荣以精通汉文、熟谙西文的语言能力，对西洋、中东、印度等西域出土资料等医史文献做了深入、广泛研究，并形成独特的医学哲学思想。他虽然接受的是西洋医学教育，但是对于东方，特别是对中国传统医学敬重有加。他认为中国医学是在漫长实践中诞生的，有自己的理论逻辑，并且在世代相传中逐渐完善，是东方医学的代表。中国医学不仅对邻国朝鲜、日本产生影响，而且其脉学、针灸等医术也不断传入西方。他曾经对将来的中西医学抱有猜想：产生于西方欧洲的医学目前似乎比东方传统医学发达、先进，但难以想象将来会发生怎样的变化，不能否定东方会超越西方。

笔者通过调查北里研究所医史学研究部所藏81册资料簿，以及顺天堂大学山崎文库旧藏，深深感叹三木荣研究范围之广、涉足之深。他于一生所到之处，都千方百计搜集资料。力所不及之时，则委托友人购入。现存每一部书、每一页资料，都体现出他用心之精、用力之勤。

其资料可以分为如下几类：阿拉伯痘疮的历史，阿拉伯痘疮胎毒说东渐考，中亚相关医药，回族、敦煌医学，佛教解剖图，印度医学研究，中亚、巴基斯坦、阿富汗、伊朗医学，西洋脉学相关资料，阿维森纳注解，欧文中国文化书志，东洋西洋文化－医学比较交流史研究，阿拉伯医学解剖，埃及医学，非洲医学，日本医学与诸外国关系，圣书与医学，以色列医学，东西文化交流，土耳其古代美术展，东西医学比较交流史，欧洲诸国医学，希腊、罗马医学，西藏医学，东西医学源流与交流，美索不达米亚周边医学，波斯医学，北亚、西伯利亚、"满洲"、蒙古医学，土耳其斯坦医药考，敦煌医药文书，汉简医药考，美国、苏联医学，史前史、人类的历史，东南亚，人类医学史，等等。

以上资料大致收集于20世纪50年代至80年代之间，这是一个特殊时期，时值第二次世界大战结束，朝鲜战争逐渐平息，政治格局基本形成，进入经济发展时期。但是，可以推知，像三木荣、冈西为人、佐藤润平、野田光藏等曾经生活在残酷战争年代的医药学者，仍然难以走出战争阴影、完全消除余悸，战争伤痕或许终生难愈。1944年日本投降的前一年，三木荣返回故里，与家人一起度过穷困潦倒的生活。即便如此，他青年时代立下的研究医学史的志向丝毫没有动摇。或许是由于特立独行的性格，他在充满机遇的年代，没有随波逐流，而是另辟蹊径，遁入冷僻的医学伦理、医学哲学这些似乎与时势无关的领域。他在医疗实践中彻悟，疾病的发生不仅仅来源于病毒或细菌，治疗疾病也不是医学所能完全胜任的。他时时刻刻在思考着医学与自然、医学与人类、医学与宗教、东西方医学文化异同、真正的医学道路等自然科学与社会人类学问题。他认为，医学既不是单纯的科学，也不是应用科学和人文科学，而是特殊的具有科学性的学问。医学本质中的伦理，在不同时代、不同地域和环境中是大相径庭的，但是医学与自然相融合的产物构成了医学主体，治疗疾病的是自然，医学的支柱是伦理。

中国自然哲学的基本思想阴阳五行奠定了中国传统医学基础，进而发展出五运六气学说，与印度医学的四大说（地水火风），希腊的四元素说、四体液说相比较，虽然有一定差别，但都是在寻求人类与自然的共通性，是在同一条轨道上行进。

医学伦理具有独特性，而且自古就受到特别对待。如所周知，中国扁鹊的"六不治"、《千金方》的"大医精诚"、希腊希波克拉底誓言，都是为医学和医疗阐释伦理。直到10世纪末，日本的《医心方》卷一"治病大体"中引用了《千金方》的道义内容，首次传达了医德伦理的概念。以后不断传播，如江户时期曲直濑道三"延寿院医则"、山胁家"养寿院医则"等，以及誓言、纲领、戒规，对医学和医疗行为都起到指导作用。实际上，自古至今，医疗、医学都被要求建立在信赖和仁爱的基础之上。医学的本质是尊重自然的生命力，万物、人类皆归属于自然，医生不可人为地违反此规律。在医学伦理规范下，方以医学疗治心身之病，增进健康。

三木荣以医学者致密的观察力和冷静的判断力、史学者古今通览的博学与真挚的精神，以及庞大的客观资料为依据，从不同角度对复杂的医学变迁史进行梳理，以始终如一、完整缜密的思维加以论述，并制作各种图表。如《医学史研究的一元化体系》一书的附录有 12 张他亲手描绘的精密图表。《朝鲜医学史及疾病史》中附图 98 幅、表格 32 张。而且每部书都有详细的目录、参考文献、人名书名索引。经过数十年辛勤积累，他于 1972 年编成《体系世界医学史》、1981 年编成《人类医学年表》，并译成西文刊行。

结　语

出身于医学世家的三木荣，年轻时期立下研究医学史的志向，在血雨腥风、饥寒交迫的年代里，他朝着目标毫不犹豫地行进六十年。他以草根精神、不趋炎附势的性情，倔强地在野研究，环顾世界，憧憬未来。他主张学术为天下公器，人生短暂，学问永世。其一生撰述了数部开山之作，为后世研究提供了详细的资料，至今仍无出其右者。

临床诊疗使他逐渐形成了独特的医学哲学和伦理观，感悟了医学的本质，以及与其他人文事物的关系。他提倡顺其自然，尊重病人取舍治疗、选择死亡的方式。当自己罹患不治之症时，他放弃实施无意义的住院治疗，于书斋中安然逝去。他的临终遗言是：期望新的日本医学史及疾病史问世。①

他度过八十九年生涯，正如他晚年所感言：我乘坐临床与医史学两匹马拉的一挂车，不曾休止地走到人生尽头。②

---

① 〔日〕三木谦：《父三木荣》，《医谭》1993 年 5 月复刊 64 号，第 60 页。
② 〔日〕三木荣：《医史研究六十余年》，内部印刷，1990，第 31 页。

宋代医学文献的外传与回流*

——以《太平惠民和剂局方》在日本的传播、接受
与回归国内为例

韩　毅**

【摘要】《太平惠民和剂局方》是中国宋朝政府官修的医学方书著作，也是中国乃至世界上最早制定的国家药局处方集，成为官府药局制造成药的法定标准。该书于南宋时期由僧人、商人、使者或留学生等传入日本，元明清时期又有中国刊本陆续传入，受到日本医学界的高度重视，先后有日本和刻本、抄本、影印本等流传。在日本平安、镰仓、室町、江户时代成书的史书、目录学和医学著作中，详细地记载了其卷数、序跋、版本和流传情况。日本医家撰写的方书著作《顿医钞》《覆载万安方》《有林福田方》《炮炙全书》《校正新增观聚方要补》《医方挈领》《杂病广要》等，大量引用了《太平惠民和剂局方》中的方剂学知识，将其广泛应用于药物炮制和临证疾病治疗，对日本汉方医学的发展产生了积极的影响。同时，日本珍藏的宋刊本与各种《太平惠民和剂局方》和刻本也先后回流传播至中国，填补了国内局方著作中缺失的内容，在中日医学文献交流史上发挥了重要作用。

【关键词】《太平惠民和剂局方》　和刻本　抄本　医书

《太平惠民和剂局方》是中国宋朝官修的医学方书著作，也是中国乃

---

* 本文为中国科学院自然科学史研究所"十四五"重大突破项目"全球科技史视野下的中国与世界"（项目编号：EIGHXMTP02）的阶段成果。
** 韩毅，中国科学院自然科学史研究所研究员。

至世界上最早制定的国家药局处方集,成为官府药局制造成药的法定标准。其方剂来源非常广泛,包括历代名家验方、各地药局进献经验秘方、诸路州县官吏进呈名方、宋朝医家名方等,经太医局多次验试有效后编入局方之中。该书历经8次修撰,包括治诸风、治伤寒、治一切气、治痰饮、治诸虚、治痼冷、治积热、治泻痢、治眼目疾、治咽喉口齿、治杂病、治疮肿伤折、治妇人诸疾和治小儿诸疾等,不仅在宋朝诸路州县、军营、修河处所、修陵之地得到广泛传播与应用,而且还在金朝、元朝、明朝、清朝乃至朝鲜、日本等地广泛流行,并在此基础上形成"局方医学",成为地方官吏、医学家和普通民众治疗疾病的依据。

南宋绍兴年间,《太平惠民和剂局方》由日、中僧人以及商人、使者或留学生等传入日本,受到日本医学界的高度重视。在平安(794~1192)、镰仓(1192~1333)、室町(1336~1573)、江户(1603~1867)时代,《太平惠民和剂局方》不仅有宋、元、明、清刻本和日本刻本、抄本流传,而且在日本医学家撰写的《顿医钞》《覆载万安方》《有林福田方》《炮炙全书》《校正新增观聚方要补》《医方挈领》《杂病广要》等著作中,大量征引了《太平惠民和剂局方》中疾病学、方剂学和炮制学等内容,广泛应用于临证疾病治疗。此书传入日本后,江户名医丹波元胤称其"殊有神验"①,橘亲显称之为"医林方药之筌蹄"②。近代以来,日本珍藏的宋刊本与各种《太平惠民和剂局方》和刻本又回流至中国,填补了国内局方著作中缺失的内容,具有相当重要的文献价值和学术价值。

学术界关于《太平惠民和剂局方》传入日本的研究,有李国强《日本官刻本医书〈太平惠民和剂局方〉》、刘甲良《和刻本汉籍医书〈增广太平惠民和剂局方〉考》,介绍了故宫博物院藏和刻本汉籍医书《增广太平

---

① 〔日〕丹波元胤:《医籍考》卷46《方论二十四》,郭秀梅、冈田研吉整理,学苑出版社,2007,第344页。
② (宋)陈承、裴宗元、陈师文原撰,(宋)许洪增广《增广太平惠民和剂局方》卷首《〈和剂局方〉序》,〔日〕橘亲显、细川桃庵、望月三英等校正,任廷苏、李云、张镐京等点校,海南出版社,2012,第1页。

惠民和剂局方》的版本特征。但有关该书传入日本的经过及其在日本的流传和应用情况，目前的研究尚显薄弱，仍有进一步深入探讨的必要。① 本文依据汉文、日文资料，重点探讨《太平惠民和剂局方》在日本传播、接受与回流中国的过程及史实，梳理《太平惠民和剂局方》的中国刊本和日本刻本、抄本、影印本流传情况，以及日本医家应用《太平惠民和剂局方》治疗疾病等内容。

一 《太平惠民和剂局方》的编撰过程、主要内容与版本流变

（一）《太平惠民和剂局方》的编撰过程

熙宁、元丰变法时期，为了规范成药药品的制造，元丰五年（1082）宋神宗下诏编撰《熙宁太医局方》。晁公武撰《郡斋读书志》卷一五《医家类》载：

> 《太医局方》三卷。右元丰中，诏天下高手医，各以得效秘方进，下太医局验试，依方制药鬻之。仍模本传于世。②

元丰八年（1085）书成，命名为《熙宁太医局方》，亦称《太医局方》，共3卷，约227方。宋神宗随即下诏国子监刊刻此书，"仍模本传于世"。这是宋朝政府编撰的第五部官修医学方书，也是中国历史上首部由政府颁行的标准成药处方集，详细地规定了成药常用治法、方剂组成、剂型、煎药法和服药法等。《熙宁太医局方》是《太平惠民和剂局方》的原始处方，奠定了后世局方医学的基础，此后经大观、绍兴、嘉定、宝庆和淳祐年间数次修订和增补新方最终成书，成为宋金元明时期影响最广的方

---

① 李国强：《日本官刻本医书〈太平惠民和剂局方〉》，《文物天地》2001年第2期，第24～26页；刘甲良：《和刻本汉籍医书〈增广太平惠民和剂局方〉考》，《日本问题研究》2015年第4期，第75～80页。
② （宋）晁公武撰，孙猛校证《郡斋读书志校证》卷15《医家类·太医局方三卷》，上海古籍出版社，1990，第729页。

书之一。

大观三年（1109），鉴于《熙宁太医局方》"所有之方，或取于鬻药之家，或得于陈献之士，未经参订，不无舛讹。虽尝镂板颁行，未免传疑承误，故有药味脱漏，铢两过差，制作多不依经。祖袭间有伪妄，至于贴榜，谬戾尤多"①，宋徽宗下诏"通医刊正药局方书"，命将仕郎、措置药局检阅方书陈承，奉议郎、守太医令兼措置药局检阅方书裴宗元，朝奉郎、守尚书库部郎中、提辖措置药局陈师文等重新校正《熙宁太医局方》。大观四年（1110）新书校正完毕，是为"《校正和剂局方》五卷，二百九十七道，二十一门"②。全书共5卷，目录1卷，21门，增补70余方，共297方。③

南宋绍兴二十一年（1151），宋高宗采纳户部员外郎李涛的建议，下诏"将太平惠民局监本药方印颁诸路"④。此次新校方书名《增广校正和剂局方》，也称《太平惠民和剂局方》，仍为5卷，目录1卷，增补《绍兴续添方》72方，全书共369方。其内容为"卷第一诸风伤寒，第二一切气至痼冷，第三积热至疮疡伤折，第四妇人，第五小儿"⑤。宋高宗绍兴末年，直阁吴斑增《诸家名方》，全书5卷，目录1卷，新增126方，总495方。据日本医学家丹波元胤《医籍考》考证，此书中"无宝庆以下方，虽有绍兴续添，别不标识。至诸名家方，不题'吴直阁增'字，则知绍兴中吴直阁所增广也"⑥。嘉定元年（1208），太医助教前差充四川总领所检察惠民

---

① （宋）陈承、裴宗元、陈师文原撰，（宋）许洪增广《增广太平惠民和剂局方》卷首《进表》，〔日〕橘亲显、细川桃庵、望月三英等校正，任廷苏、李云、张镐京等点校，海南出版社，2012，第3页。
② （宋）王应麟：《玉海》卷63《艺文·熙宁太医局》，江苏古籍出版社、上海书店，1987，第1198页。
③ 〔日〕涩江全善、森立之等撰《经籍访古志补遗·医部》，杜泽逊、班龙门点校，上海古籍出版社，2014，第313页。
④ （清）徐松辑《宋会要辑稿》职官27之67，刘琳、刁忠民、舒大刚等校点，上海古籍出版社，2014，第3746页。
⑤ 〔日〕涩江全善、森立之等撰《经籍访古志补遗·医部》，杜泽逊、班龙门点校，上海古籍出版社，2014，第313页。
⑥ 〔日〕丹波元胤：《医籍考》卷46《方论二十四》，郭秀梅、冈田研吉整理，学苑出版社，2007，第344页。

局许洪等奉宋宁宗诏旨撰《注太平惠民和剂局方》，增补《续添诸局经验秘方》174方，在"诸家名方"标题前增加"吴直阁增"四个字，于是变成"吴直阁增诸家名方"。又续撰《太平惠民和剂局方指南总论》3卷、《太平惠民和剂局方诸品药石炮制总论》1卷，又增补陈师文《太平和剂图经本草药性总论》2卷。全书由5卷增为10卷，目录1卷，总669方。宋理宗宝庆至淳祐年间（1225～1252），又增加了《宝庆新增方》《淳祐新添方》等，书名亦改为《增广太平惠民和剂局方》，新增、续添117方，总788方。南宋末年，佚名氏对《太平惠民和剂局方》进行了注释，新增"笺解"内容，此次虽没有增补新方，但为宋代不同时期增加的方剂"俱加笺解"，包括方剂的语汇、内容、组成、来源和药效等，附于方剂之后。①

（二）《太平惠民和剂局方》的主要内容

从宋神宗元丰五年（1082）开始辑录到宋理宗淳祐年间（1241～1252）最后增补成书，《太平惠民和剂局方》的编撰、校正、增补、续添、新增等历时170余年，其间8次增补新方，荟萃了历代医药方剂的精华，广泛应用于药品制造和疾病治疗。《太平惠民和剂局方》的书名、卷数和内容等也先后发生了较大的变化，最后形成全书10卷，目录1卷，内容包括治诸风、治脚气、治伤寒、治中暑、治一切气、治脾胃、治积聚、治痰饮、治咳嗽、治诸虚、治骨蒸、治痼冷、治消渴、治积热、治泻痢、治秘涩、治眼目疾、治咽喉口齿、治杂病、治疮肿、治伤折、治妇人诸疾、治小儿诸疾等14大门类，23种疾病，788方，涵盖宋代医学九科、十三科的全部内容。每一方剂，包含药名、主治、配伍组成、修制方法和服法用法。

《太平惠民和剂局方》中所收方剂，多为当时诸家名方和诸局经验秘方、效方，剂型以丸、散、膏、丹为主。该书在宋代以后流传很广，

---

① 韩毅：《〈太平惠民和剂局方〉中方剂注释初探》，《中国中药杂志》2018年第6期，第1292～1296页。

历代多有刻本、抄本和节选本流传，成为官府药局制造成药的法定处方集，被医家广泛应用于临证疾病治疗。南宋周密指出："若夫《和剂局方》，乃当时精集诸家名方，凡经几名医之手，至提领以从官内臣参校，可谓精矣。"① 金元时期，医学家朱震亨指出："《和剂局方》之为书也，可以据证检方，即方用药，不必求医，不必修制，寻赎见成丸散，病痛便可安痊。仁民之意，可谓至矣。自宋迄今，官府守之以为法，医门传之以为业，病者恃之以立命，世人习之以成俗。"② 明代医家俞弁评价："《局方》亦何负于人哉，前后活人，不知其几。"③明代医家吕梁称赞："诚保命之丹经，医门之秘笈。"④ 明代刻书家朱葵称赞："此寿人有用之书，可与广陵散并绝哉。"⑤ 清四库馆臣指出，"此书盛行于宋元之间"，"自宋金以来，《太平惠民和剂局方》行于南，河间《原病式》《宣明论方》行于北"。⑥《太平惠民和剂局方》诸刊本传入日本后，日本医官橘亲显给予了高度评价："此书之旨，巨细融通，歧贰毕彻，犹木末叶落，秋毫在目也。夫立方之意，斟酌临时，而施其确乎？对症之方，辟如鉴之照人，可谓医林方药之筌蹄乎？后进英髦，咸资准的，翕然为俗，赫尔哲世矣。"⑦

（三）《太平惠民和剂局方》的版本流变

自宋神宗元丰五年（1082）首次刊行以来，《太平惠民和剂局方》在

---

① （宋）周密撰《癸辛杂识别集》卷上《和剂药局》，吴企明点校，中华书局，1997，第225～226页。
② （元）朱震亨：《局方发挥》，胡国臣总主编，田思胜主编《唐宋金元名医全书大成·朱丹溪医学全书》，中国中医药出版社，2006，第33页。
③ （明）俞弁：《续医说》卷1《和剂局方》，《中国医学珍本丛书》本，上海科学技术出版社，1984，第7页。
④ （明）袁元熙：《重刻宋局方叙》，（宋）陈师文等撰《重刻太平惠民和剂局方》卷首，明崇祯一〇年朱葵、袁元熙刊本，第6页。
⑤ （明）朱葵：《重刻和剂局方序》，（宋）陈师文等撰《重刻太平惠民和剂局方》卷首，明崇祯一〇年朱葵、袁元熙刊本，第2页。
⑥ （清）永瑢、纪昀：《四库全书总目》卷104《子部·医家类二》，中华书局，2003，第874页。
⑦ （宋）陈承、裴宗元、陈师文原撰，（宋）许洪增广《增广太平惠民和剂局方》卷首《〈和剂局方〉序》，〔日〕橘亲显、细川桃庵、望月三英等校正，任廷苏、李云、张镐京等点校，海南出版社，2012，第11页。

北宋、南宋、金朝、元朝、明朝、清朝、民国和新中国时期得到广泛传播,有多种刻本、抄本、节选本、影印本、点校本流传,成为局方医学传播的重要载体,影响相当深远。

宋代《太平惠民和剂局方》的版本包括北宋刊本和南宋刊本。其中北宋刊本包括元丰五年《太医局方》初刻本和大观四年《校正和剂局方》刻本,今已亡佚。南宋刊本包括绍兴年间《增广校正和剂局方》刻本、嘉定元年《增注太平惠民和剂局方》刻本和南宋后期宝庆、淳祐年间《增广太平惠民和剂局方》刻本等。金朝刊本,主要为泰和二年(1202)金章宗下诏太医卢昶"校正《和剂局方》,删补治法"[1]。这是金朝首次刊行《校正和剂局方》,说明此书已流传到金朝地区,受到金朝政府和医家的重视。

元代《太平惠民和剂局方》的版本,有元大德八年建安余氏勤有堂刻本、元大德十年建安高氏日新堂刻本、元大德十一年临江钱氏刻本、元未详年代清江书堂刻本、元至顺元年建安郑氏宗文书堂刻本、元至正十六年庐陵胡氏古林书堂刻本、元未详年代建安双璧陈氏留耕书堂刻本、元壬午年严氏存耕堂刻本、元未详年代刻本等。

明代《太平惠民和剂局方》的版本,有明永乐六年《永乐大典》抄本,明正统九年叶氏广勤堂刻本,明成化二年熊氏种德堂刻本,明正德六年陈氏存德堂刻本,明崇祯十年朱葵、袁元熙刻本,明未详年代刻本等。

清代《太平惠民和剂局方》的版本,有清乾隆年间《钦定四库全书》抄本、清嘉庆十年《学津讨原》刻本、清道光十年《续知不足斋丛书》刻本和清未详年代抄本等。

总之,中国不同时期刊刻的《太平惠民和剂局方》诸版本,先后在平安、镰仓、室町、江户时代传入日本,被医家广泛应用于疾病治疗。[2]

---

[1] (金)元好问著,姚奠中主编《元好问全集》卷24《卢太医墓志铭》,山西人民出版社,1990,第601页。
[2] 韩毅:《宋代医学方书的形成与传播应用研究》,广东人民出版社,2019,第343~358页。

二 《太平惠民和剂局方》传入日本的经过与日本和刻刊本、抄本流传情况

(一)《太平惠民和剂局方》传入日本的经过

1. 南宋初期《增广校正和剂局方》刊本的传入

《太平惠民和剂局方》何时由何人传入日本,中日文献记载不详。据日本正平八年(1353)东福寺第二十八世大道一以据圣一国师带回中国书目编纂而成的《东福寺普门院经论章疏语录儒书等目录》记载,其"玉部"收录《局方》一册,"出部"收录《和剂方》五册,可知南宋理宗淳祐元年(1241)日本僧人圆尔辨圆归国时带去《太平惠民和剂局方》一部或两部。[①] 由于内容简略,无法考证圆尔辨圆带回日本的究竟是宋刊本中的哪一种刻本。

关于南宋本《增广校正和剂局方》传入日本的时间和主要内容,日本文化十三年(1816)涩江全善、森立之等撰《经籍访古志补遗》进行了详细考证,认为南宋绍兴年间刊刻的《增广校正和剂局方》已传入日本。

> 《增广校正和剂局方》五卷。南宋椠本,聿修堂藏。每半板高六寸七分,幅四寸六分,十一行,行廿一字,注字数不定。左右双边,板心间有刻人姓名。按:此本卷第一诸风伤寒,第二一切气至痼冷,第三积热至疮疡伤折,第四妇人,第五小儿。柳沜先生跋曰:宋《太平惠民和剂局方》,近世通行止于宋季增添之本,而不唯大观中陈师文等所重修者。既致遗佚,则并许洪注本,不复可睹也。乙丑孟冬,姬路大夫川合元昇(鼎)购兹本于西京书坊,千里邮致,以赠先君子。盖其书五卷,凡二十一门,录方二百九十七道,乃与《宋史·艺文志》、陈振孙《书录解题》、王应麟《玉海》所载合,而附《绍兴

---

① 〔日〕大道一以编《东福寺普门院经论章疏语录儒书等目录》,《大正新修大藏经别卷》卷2《昭和法宝总目录》,大正一切经刊行会,1934,第971页。

续添》《诸家名方》。则虽非汴都之旧本,其烟楮精洁,实为南宋初所开雕。先君子得之,球璧不啻,以为宝椟之秘矣。按:兹本无序及目录,不知出于何人。考许洪注本序称《诸家名方》者,为吴直阁所附。许作是序在于嘉定改元,则兹本修自吴直阁,而其为高、孝两朝间人可知也。陈氏《书录解题》别载《诸家名方》二卷,称福建提举司所刊,市肆常货,而《局方》所未收者。然则吴直阁所附岂即此欤?牛黄清心丸一方,周公谨《癸辛杂识》尝云"与山芋圆参错"。今征之通行本,自牛黄至蒲黄十九味。兹本则否,前八味为牛黄、金箔、麝香、犀角末、雄黄、龙脑、羚羊角、蒲黄,后廿一味大与山芋圆同,但有黄芩无地黄为异耳。乃的符乎公谨之言。夫古人之制方炮制,增损斟量是慎,况至于方剂差谬,其所系不为细。故是先君子收储医经经方之书,必贵真本者,岂类藏古玩家,仅得柴窑残器奉为至宝耶?今若兹本,又非徒宋雕,可以珍重也。晒曝之余,敬识其由,并述先君子之意,告诸子孙,子孙其永葆。文化十三年岁次丙子七夕。①

从涩江全善、森立之等的记载可知,姬路大夫川合元昇(鼎)从西京书坊采购的《增广校正和剂局方》,正是南宋绍兴年间的刊本。从全书内容来看,此书主要以大观《校正和剂局方》为主,《绍兴续添方》《诸家名方》附于每卷之后,故此书可能为宋高宗绍兴后期直阁吴斑所校本,原旧藏于江户名医丹波(多纪)氏聿修堂、江户医学馆,后藏于宫内厅书陵部。关于其版本形态,《图书寮汉籍善本书目》卷三《子部·医家类》载:"宋刊本,每半页十一行,行二十一字,现存卷二、三、四之三卷耳。每册首有'多纪氏藏书印''江户医学藏书之记'两印记。"② 1929 年,傅增湘《藏园群书经眼录》记载了其在日本帝室图书寮观看南宋本《增广校正

---

① 〔日〕涩江全善、森立之等撰《经籍访古志补遗·医部》,杜泽逊、班龙门点校,上海古籍出版社,2014,第 313 页。
② 〔日〕宫内省图书寮编《图书寮汉籍善本书目》卷 3《子部·医家类》,国家图书馆出版社,2012,第 199 页。

和剂局方》的情况:"《增广校正和剂局方》三卷,缺卷第一,宋刊本,半叶十一行,每行二十一字,细黑口,左右双阑。凡药方名皆以白文别之。日本帝室图书寮藏书,己巳十一月十一日观。"① 傅增湘有关绍兴刊本《太平惠民和剂局方》的描述,与丹波元胤、涩江全善、森立之等记载完全相同,但已不是完整足本,仅存卷二《一切气至瘤冷》、卷三《积热至疮疡伤折》、卷四《妇人》和卷五《小儿》,而缺少了卷一《诸风伤寒》的内容。2015 年,中国学者严绍璗在《日本藏汉籍珍本追踪纪实——严绍璗海外访书志》中调查发现,南宋本《增广校正和剂局方》现存卷二、卷三、卷四,卷一和卷五今已不存。②

2. 元代《太平惠民和剂局方》诸刊本的传入

元代刊刻的十多种《太平惠民和剂局方》先后也传入日本。如元成宗大德八年(1304)建安余氏勤有堂刊本《增注太平惠民和剂局方》10 卷,目录 1 卷,共 6 册,卷首题"增注"字,署"敕授太医助教前差充四川总领所检察惠民局许洪注",卷一〇末题"大德甲辰余志安刊于勤有堂"记,原旧藏于江户名医丹波(多纪)氏聿修堂、江户医学馆等,今藏于宫内厅书陵部。大德十年(1306)建安高氏日新堂刊本《太平惠民和剂局方》10 卷,目录后题"建安丙午年高氏日新堂刊行",原旧藏于江户名医丹波(多纪)氏聿修堂、江户医学馆等,今藏于宫内厅书陵部,缺卷五、卷六、卷七,残存 7 卷;附录有《指南总论》3 卷,《诸品药石炮制总论》1 卷,《图经本草药性总论》1 卷;书中有"如宝庵图书记""多纪氏藏书印""江户医学藏书之记"印记。大德十一年(1307)临江钱氏刊本,第五卷末有"临江新喻吾山钱氏丁未春月校正梓行"③ 木记,旧藏于京都福井氏崇兰馆。

元文宗至顺元年(1330)建安郑氏宗文书堂刊本《太平惠民和剂局

---

① 傅增湘:《藏园群书经眼录》卷 7《子部·医家类》,中华书局,1983,第 589 页。
② 严绍璗:《日本藏汉籍珍本追踪纪实——严绍璗海外访书志》,上海古籍出版社,2005,第 943 页。
③ 〔日〕涩江全善、森立之等撰《经籍访古志补遗·医部》,杜泽逊、班龙门点校,上海古籍出版社,2014,第 315 页。

方》10卷、序目1卷,《指南总论》3卷,目录末题"建安宗文书堂郑天泽新刊"。此本"其行款体式一与日新堂本同",原旧藏于江户名医丹波(多纪)氏聿修堂、江户医学馆等,今藏于宫内厅书陵部。

元惠宗至正十六年(1356)庐陵胡氏古林书堂刊本《增广太平惠民和剂局方》10卷,共12册,原旧藏于江户名医丹波(多纪)氏聿修堂、江户医学馆等,今藏于宫内厅书陵部。此书首页木格内题"庐陵古林书堂"六字,书名题《增广太平惠民和局方》,附录有《图经本草》1卷、《诸品药石炮制总论》1卷、《指南总论》3卷。涩江全善、森立之等撰《经籍访古志补遗》指出:"此本冠'增广'字,盖据宋本者。且每方诸药次第颇与宋本合,体式与元明诸本不同,则注本当以此为最善。享保中典药头橘亲显等奉教校刊是书,其所据野吕元丈藏增广本者,殆似此本。又乾隆中张海鹏汇《学津讨源》中有是书,亦全与此本合,而时有缺脱。"①

3. 明清时期《太平惠民和剂局方》诸刊本的传入

明清时期,《太平惠民和剂局方》仍然受到中、日医学家的重视,坊肆书商刊刻的多种刊本相继传入日本。如明英宗正统九年(1444)叶氏广勤堂刊本《太平惠民和剂局方》10卷、《图经本草药性总论》1卷、《指南总论》3卷,原旧藏于生起馆、聿修堂,今藏于宫内厅书陵部,首页木格内题"清江书堂",第一卷末有"正统甲子良月吉日三峰叶氏广勤堂刊"木记,可知此为翻刻元清江书堂刊本。明宪宗成化二年(1466)熊氏种德堂刊本《太平惠民和剂局方》10卷、《图经本草药性总论》1卷、《指南总论》3卷,原旧藏于聿修堂,今藏于宫内厅书陵部,目录末有"成化二年丙戌孟冬鳌峰熊氏种德堂刊"木记,此亦翻刻元清江书堂刊本者。明思宗崇祯十年(1637)朱葵、袁元熙刊本《重刻太平惠民和剂局方》10卷,题"冶城袁元熙汝和撰",今内阁文库、龙谷大学大宫图书馆有藏本,

---

① 〔日〕涩江全善、森立之等撰《经籍访古志补遗·医部》,杜泽逊、班龙门点校,上海古籍出版社,2014,第315页。

日本也有翻刻本流传。①

清嘉庆十年（1805）张海鹏编《学津讨原》第十集所收宋陈师文等奉敕撰《增广太平惠民和剂局方》10卷、《用药总论》3卷，以及民国11年（1922）商务印书馆出版《丛书集成初编》覆刊学津讨原本，亦传入日本，今东京大学东洋文化研究所有藏本。②

4. 朝鲜《增注太平惠民和剂局方》诸刊本的传入

朝鲜覆元刊本《增注太平惠民和剂局方》10卷活字刻本和铜板刻本等，其原本是大德甲辰余志安勤有堂刻本，也先后传入日本，每卷有"医官冈氏"印，享保中日刻本据此本校正。

这些不同时期传入日本的《太平惠民和剂局方》，原旧藏于江户名医丹波（多纪）氏聿修堂、江户医学馆、京都福井氏崇兰馆等，今藏于东京宫内厅书陵部和日本其他图书馆。

（二）《太平惠民和剂局方》的日本和刻刊本

《太平惠民和剂局方》传入日本后，受到幕府和医学家的重视，不仅有大量的刻本和抄本流传，而且被医学家引入日本方书之中，广泛应用于临床。

1. 日本正保四年村上平乐寺刊本

日本正保四年（1647），江户时期著名的书肆村上平乐寺刊刻出版《太平惠民和剂局方》，内题"重刻太平惠民和剂局方"；全书10卷，11册，每页10行，每行20字。其底本为明崇祯十年（1637）朱葵、袁元熙刊本，卷首有朱葵《重刻和剂局方序》、袁元熙《重刻宋局方叙》。平乐寺刊本，日本目录学著作多有记载。如1914年，内阁书记官室编《内阁文库图书第二部汉书目录》载："《太平惠民和剂局方》十卷，明袁元熙校，

---

① 〔日〕宫内省图书寮编《图书寮汉籍善本书目》卷3《子部·医家类》，国家图书馆出版社，2012，第199~201页。
② 〔日〕东京大学东洋文化研究所编《东京大学东洋文化研究所汉籍分类目录·子部·医家类》，东京大学东洋文化研究所，1973，第498页。

正保四年刊,三册。"① 黑田源次、冈西为人撰《中国医学书目》载:"《惠民和剂局方》十卷,十一册,十行二十字。框横十三·八厘,纵十九·七厘。昆明朱葵向之父阅,冶城袁元熙汝和父校,日本正保四年村上平乐寺刊。《重刻和剂局方序》,朱葵。《重刻宋局方叙》,袁元熙,崇祯丁丑。炮制凡例。目录。"②

2. 日本享保十七年刊本

日本享保庚戌十五年(1730),医官前御药院典药头橘亲显等奉中御门天皇诏敕校正《增广太平惠民和剂局方》一书。其所据版本为医人野吕元丈藏《增广和剂局方》,此本与元至正十六年(1356)江西庐陵胡菖节古林书堂刻印出版《增广太平惠民和剂局方》相合,盖其祖本为元古林书堂刊本。橘亲显等在校正过程中,以中国元朝古林书堂刊本为底本,同时选用 8 种朝鲜刊本《增注和剂局方》(日光山神库 1 部,久能山神库 1 部,官库 1 部,官医曲直濑养安院 1 部,官医冈道溪 1 部,官医村田长庵 1 部,医人多田龟运 1 部,书肆某 1 部)、6 种明初刻本《太平惠民和剂局方》(前典药头橘亲显 1 部,官医林玄伯 1 部,官医望月三英 1 部,官医秦寿命院 1 部,官医冈本玄治 1 部,官医数原清庵 1 部),以及医人野吕元丈藏《增广和剂局方》1 部,即"此书之原本"。橘亲显等参考各家刊本,"考各本异同,更互演绎,九合累世,率由旧章。穷诚究心,用其所信,阙其所疑"③,并创《新校凡例》9 则,凡字异义同、义异理同、两可难载者,附"一本作某某,书作某",因而保存了大量其他版本的内容。经过橘亲显的校勘,"《增广》一书,编次雅古,文字精正,最冠众本,即将为原本"④。尤为珍

---

① 〔日〕内阁书记官室记录课编纂《内阁文库图书第二部汉书目录》第 3 门《子·医家类·方书》,帝国地方行政学会,1914,第 215 页。
② 〔日〕黑田源次、冈西为人编纂《中国医学书目》,"满洲"医科大学中国医学研究室,1931,第 307 页。
③ (宋)陈承、裴宗元、陈师文原撰,(宋)许洪增广《增广太平惠民和剂局方》卷首《〈和剂局方〉序》,〔日〕橘亲显、细川桃庵、望月三英等校正,任廷苏、李云、张镐京等点校,海南出版社,2012,第 1~2 页。
④ 〔日〕橘亲显:《新校凡例》,(宋)陈承、裴宗元、陈师文原撰,(宋)许洪增广《增广太平惠民和剂局方》卷首,〔日〕橘亲显、细川桃庵、望月三英等校正,任廷苏、李云、张镐京等点校,海南出版社,2012,第 5 页。

贵的是，该书所补妇人门《续添诸局经验秘方》之"催生如圣散"，小儿门《续添诸局经验秘方》之"防风导赤散""宁志膏""六神圆""褐圆子""敷涎膏"，"《增广》及重刊固有，而《增注》及初明刻本脱焉"，因而全书达 795 方。

橘亲显等逾二年校正完毕，享保壬子十七年（1732）东都书林西村又右卫门、西村源六、植村藤三郎、前川权兵卫刻本，封面题"官刻增广太平惠民和剂局方"，每卷正文前题"前典药头橘亲显、官医细川桃庵、官医望月三英、官医丹羽正伯校正"，第 12 册卷后题"享保十七壬子年孟春东都书林西村又右卫门、西村源六、植村藤三郎、前川权兵卫"。全书共 12 册，目录 1 卷，正文 10 卷，附录 3 部 6 卷，陈承、裴宗元、陈师文原撰，许洪增广；卷首有橘亲显《和剂局方序》《进表》《新校凡例》《参考〈局方〉并诸家奉进目次》，附录为《增广太平和剂图经本草药性总论》2 卷、《增广太平惠民和剂局方指南总论》3 卷、《增广太平惠民和剂局方诸品药石炮制总论》1 卷。关于此版本，日本国立国会图书馆藏本和中国故宫博物院藏本完全相同，均作享保十七年刊本。这是日本校正《太平惠民和剂局方》所有诸本中内容最为完整的刊本，受到日本和中国学者的高度重视。

3. 日本宽政元年重刊本

日本宽政元年（1789），泉本八兵卫等重刊橘亲显等校正《增广太平惠民和剂局方》10 卷，附《指南总论》3 卷、《和剂图经本草药性总论》2 卷、《诸品药石炮制总论》1 卷，共 12 册。1914 年，内阁书记官室编《内阁文库图书第二部汉书目录》载："《增广太平惠民和剂局方》十卷，《图经本草》二卷，《指南总论》三卷，目一卷，橘亲显等校。宽政元年刊。一二册。"[①] 1936 年，日本杏雨书屋编《杏雨书屋图书假目录》载："《增广太平惠民和剂局方》，序目，一〇卷。附《同（指〈增广太平惠民和剂局方〉）图经本草药性总论》二卷，《同（指《增广太平惠民和剂局方》）

---

① 〔日〕内阁书记官室记录课编纂《内阁文库图书第二部汉书目录》第 3 门《子·医家类·方书》，帝国地方行政学会，1914，第 215 页。

指南总论》三卷（宋许洪撰），《同（指《增广太平惠民和剂局方》）诸品药石炮制总论》。宋陈师文等撰，橘亲显等校。享保十七年（一七三二）刊。一二册";"《增广太平惠民和剂局方》，序、目一〇卷。附《同图经本草药性总论》二卷，《同指南总论》三卷（宋许洪撰），《同诸品药石炮制总论》。宋陈师文等撰，橘亲显等校。宽政元年（一七八九）刊。一二册。"①

（三）《太平惠民和剂局方》的日本抄本

关于《太平惠民和剂局方》的日本抄本，涩江全善、森立之等撰《经籍访古志补遗》载："《太平惠民和剂局方》十卷。旧钞本，聿修堂藏。首载陈师文等序，每叶十行，行十九字。每半叶高七寸，幅四寸九分，十三行，行廿四字。无界行。按：此为三百年前物。《图经本草》等目录有之，而今缺不存。序中'宋勃兴''神圣''神考''主上''孝述''朝廷''命遴''朝将''惠及''熙丰'字，并提头书，盖取原于宋本者，则十卷本宜以此为冠也。"② 1914年，日本内阁书记官室编撰《内阁文库图书第二部汉书目录》载："《太平惠民和剂局方》十卷，明袁元熙校，日本古写本，五册。"③

关于《太平惠民和剂局方指南总论》，日本亦有抄本。《内阁文库图书第二部汉书目录》载："《和剂局方指南总论》，宋许洪，日本写本，三册。"④ 清末杨守敬藏、何澄一编《故宫所藏观海堂书目》卷三《子部·医家类》也载："又《指南总论》三卷，日本钞本，一册。"⑤

---

① 〔日〕杏雨书屋编《杏雨书屋图书假目录》第1编，杏雨书屋，1936，第297~298页。
② 〔日〕涩江全善、森立之等撰《经籍访古志补遗·医部》，杜泽逊、班龙门点校，上海古籍出版社，2014，第314页。
③ 〔日〕内阁书记官室记录课编纂《内阁文库图书第二部汉书目录》第3门《子·医家类·方书》，帝国地方行政学会，1914，第215页。
④ 〔日〕内阁书记官室记录课编纂《内阁文库图书第二部汉书目录》第3门《子·医家类·方书》，帝国地方行政学会，1914，第215页。
⑤ （清）杨守敬藏、何澄一编《故宫所藏观海堂书目》卷3《子部·医家类》，北平故宫博物院图书馆，1932，第15页。

（四）《太平惠民和剂局方》的日本影印本

1988年，日本北里研究所附属东洋医学综合研究所医史文献研究室小曽户洋、真柳诚编《和刻汉籍医书集成》第4辑，收载了宋陈师文等撰、日本橘亲显等校《增广太平惠民和剂局方》10卷，卷首有《目次》《序》《进表》《新校凡例》《参考局方并诸家奉进目次》《和剂局方总目》《和剂局方目录》，卷一〇后附《增广太平和剂图经本草药性总论》2卷、《增广太平惠民和剂局方指南总论》3卷、《增广太平惠民和剂局方诸品药石炮制总论》1卷。其底本为东京北里大学白金图书馆藏享保十七年（1732）刊本，小曽户洋解说，东京エンタプラィズ株式会社影印出版。①

三 《太平惠民和剂局方》在日本的传播、接受与临证应用

（一）《太平惠民和剂局方》在日本的传播与接受情况

《太平惠民和剂局方》的南宋刊本传入日本后，由丹波家聿修堂收藏。据丹波元胤《医籍考》记载，日本文化二年（1805），川合元昇（鼎）购自京都书坊，后转赠丹波氏。当时五卷内容完整，但现已缺卷一和卷五，这是目前尚存的宋版孤本。其版本形态为："每半板高六寸七分，幅四寸六分，十一行，行廿一字，注字数不定。左右双边，板心间有劂人姓名。按：此本卷第一诸风伤寒，第二一切气至痼冷，第三积热至疮疡伤折，第四妇人，第五小儿。"②丹波元胤《医籍考》卷四六《方论》考证甚详。

> 《增广校正和剂局方》五卷。存。按：是书往岁姬路侯大夫川合元昇（鼎）得之西京书估，以赠于先子，盖南宋椠本也。校通行本，

---

① 〔日〕小曽户洋、真柳诚主编《和刻汉籍医书集成》第4辑，エンタプライズ株式会社，1988，第1～281页。
② 〔日〕涩江全善、森立之等撰《经籍访古志补遗·医部》，杜泽逊、班龙门点校，上海古籍出版社，2014，第313页。

无宝庆以下方,虽有绍兴续添,别不标识。至诸家名方,不题"吴直阁增"字,则知绍兴中吴直阁所增广也。然兹本不载其名字,所谓"吴直阁"者,难识为何人。且兹本但题"增广校正",无"太平惠民"字,与《读书志》所载符。弟坚曰:《玉海》《书录解题》并称师文等旧本,凡二百九十七方,二十一门。今通行本大观旧方,与续添虽各为区别,溢出二方,至分类仅十四门,其旧不可复靓。特至兹本,了然可辨,与《幼幼新书》引合,其存旧色者无疑矣。详《玉海》称二十一门,并其目录而言,今兹本"诸风、一切气、痼冷、妇人"篇题下,无附"脚气、脾胃、消渴、产图"字。大小篇目共廿一门,而治伤寒后有脾胃一门,照通行本,知是绍兴所添。①

从丹波元胤描述的版本形态来看,此书当为南宋绍兴年间刊本,书名为《增广校正和剂局方》,无"太平惠民"四字。尤为重要的是,他特别强调"《太医局方》与《和剂局方》,本自不同"②,指出从《熙宁太医局方》到《校正和剂局方》《增广校正和剂局方》,再到《增注太平惠民和剂局方》《增广太平惠民和剂局方》内容的变化情况。

关于《太平惠民和剂局方》在日本的流传情况和版本形态,官私目录学、医学著作记载较多。如文政庚寅十三年(1830),丹波元胤编《聿修堂书目》详细地记载了丹波氏聿修堂所藏《太平惠民和剂局方》的各种版本。

> 《增广校正和剂局方》五卷,五册,南宋镌本,宋陈师文等。《太平惠民和剂局方》十卷,五册,影钞宋板。《太平惠民和剂局方》十卷,缺五、六两卷,建安丙午高氏日新堂梓。《太平惠民和剂局方》十卷,五册,元清江书堂刊本。《太平惠民和剂局方》十卷,六册,建安宗文堂郑天(释)泽梓行。《太平惠民和剂局方》十卷,六册,

---

① 〔日〕丹波元胤:《医籍考》卷46《方论二十四》,郭秀梅、冈田研吉整理,学苑出版社,2007,第344页。
② 〔日〕丹波元胤:《医籍考》卷46《方论二十四》,郭秀梅、冈田研吉整理,学苑出版社,2007,第346页。

熊氏种德堂校，成化丙戌镂。《太平惠民和剂局方》十卷，三册，袁元熙校本，正保丁亥重雕。《增广太平惠民和剂局方》十卷，六册，庐陵古林书堂锓本。《增广太平惠民和剂局方》十卷，序目一卷，九册，享保庚戌橘亲显等校刊。《增注太平惠民和剂局方》十卷，六册，大德甲辰（全）〔余〕志安勤有堂刊。《增注太平惠民和剂局方》十卷，□册，朝鲜国堂刊本。《和剂局方指南总论》三卷，一册，日新堂刻行，局方附，宋许洪。《和剂局方指南总论》三卷，一册，清江书堂，局方附刊。《和剂局方指南总论》三卷，一册，郑天泽编梓，局方附刊。《和剂局方指南总论》三卷，一册，朝鲜梓行，局方附雕。《和剂局方指南总论》三卷，一册，享保庚戌上木，局方附。①

丹波元胤的记载具有十分重要的学术价值，说明《太平惠民和剂局方》及其附录《太平惠民和剂局方指南总论》《太平惠民和剂局方诸品药石炮制总论》《太平和剂图经本草药性总论》的宋刻本、元刻本、明刻本、朝鲜国刻本等先后传入日本，并出现了和刻本与抄本。尤为珍贵的是，日本目录学著作中还记载了中国不同时期刊刻的《太平惠民和剂局方》的版本信息，倍显珍贵。

大正四年（1915），宫内省图书寮编《帝室和汉图书目录》记载了当时日本皇室中收藏《太平惠民和剂局方》的各种版本及其流传情况："《增注太平惠民和剂局方》，宋陈师文等，宋许洪注，朝鲜版，一〇卷，六册。《增注太平惠民和剂局方》，宋陈师文等，宋许洪注，朝鲜版，一〇卷，六册。《增广校正和剂局方》，宋陈师文等，宋版，现存三卷，三册。《太平惠民和剂局方》，附《指南总论》，宋陈师文等，元版，一〇卷，七册。《太平惠民和剂局方》，宋陈师文等，元版，一〇卷（四卷缺），三册。《太平惠民和剂局方》，附《指南总论》《本草药性总论》，宋陈师文等，元版，一〇卷（三卷缺），十册。《太平惠民和剂局方》，附《指南总论》，

---

① 〔日〕丹波元胤编《聿修堂书目·杂病证治方论》，日本国立国会图书馆藏文政庚寅十三年（1830）抄本，第19页。

宋陈师文等，元版，一〇卷（一卷缺），十二册。"① 此外，日本还有《太平惠民和剂局方指南口义》1 册，贞享写本。②

（二）《太平惠民和剂局方》在日本的临证应用情况

日本医学家极为重视《太平惠民和剂局方》，不仅在其方书中大量引用该书的内容，而且将其广泛应用于临证疾病治疗和药物炮制。

镰仓时代医学家梶原性全（1265～1337）编撰的医学名著《顿医钞》50 卷，成书于嘉元元年（1303），书中大量征引了宋代方书《太平圣惠方》《和剂局方》《三因极一病证方论》等内容。在正和四年（1315）完成的另一医著《覆载万安方》62 卷中，梶原性全引用《太平惠民和剂局方》方剂达 150 多首。其中某些方剂的来源清晰地注明"《太医局方》"③或"《和剂局方》""《局方》""《局》"等，主治中风、伤寒、诸疟、虚劳、痰饮、伤折、妇人、小儿、杂病等疾病。如引自《太医局方》的有排风汤、川芎圆、理中圆、紫苏子圆、养脾圆、润肺散、华盖散、人参半夏圆、香连圆等；征引自《和剂局方》的有加减三五七散、香苏散，来源于绍兴续添方；三生饮、五痹汤，来源于淳祐新添方；胡麻散、苦参圆、藿香正气散、白术散，来源于续添诸局经验秘方；辰砂五苓散，来源于宝庆新增方等。同时，书中还引用了《太平惠民和剂局方指南总论》的内容。北野有邻撰《有林福田方》，成书于正平十七年至二十三年（1362～1368），书中征引《太平惠民和剂局方》中内容甚多，如卷三治虚劳诸疾，引局方黄耆建中汤、双和汤、千金大补汤、鹿茸大补汤、十味建中汤、大菟丝子圆、八味圆、无比山药圆等、人参黄耆散等。④

江户时代本草学者稻生宣义撰《炮炙全书》4 卷，成书于元禄二年

---

① 〔日〕宫内省图书寮编《帝室和汉图书目录·医学·和汉古方》，宫内省图书寮，1916，第 845 页。
② 〔日〕杏雨书屋编《杏雨书屋图书假目录》第 2 编，杏雨书屋，1938，第 135 页。
③ 〔日〕梶原性全撰《覆载万安方》卷 46《小儿八》，卞正、高甫校注，陈仁寿、曾莉主编《台北故宫珍藏版中医手抄孤本丛书》第 1 册，上海科学技术出版社，2014，第 1014 页。
④ 〔日〕北野有邻：《有林福田方》卷 3《虚劳》，日本明历丁酉年（1657）中野是谁刻本，第 6～13 页。

(1689)，初刊于元禄五年（1692），书中征引了《太平惠民和剂局方》一书的内容。① 汉医学家丹波元简（1755～1810）撰《校正新增观聚方要补》1卷，刊刻于日本文政二年（1819），收载《太平惠民和剂局方》30余首。如《中风》载"三生饮"，治卒中昏不知人，口眼㖞斜，半身不遂，咽喉作声，痰壅气盛，脉沉伏或浮盛。兼治痰厥、气厥及气虚眩晕。南星，川乌，附子，木香。姜十五片，水煎服。"养正丹"，治中风涎潮，不省人事，阳气欲脱，四肢厥冷。"乌药顺气散"，治风气攻注四肢，骨节疼痛，肢体顽麻，并气滞肩膊麻痹之类。乌药，陈皮，僵蚕，干姜，麻黄，川芎，白芷，桔梗，甘草，枳壳。姜枣水煎。②《伤寒》载"十神汤"，治时令不正，瘟疫妄行，人多疾。"升麻葛根汤"，治大人小儿时气，头痛发热，肢体烦疼，及疮疹已发未发，疑似间宜服之。升麻，葛根，芍药，甘草。水煎服。"人参败毒散"，治伤寒时气，头疼项强，壮热恶寒，体痛等症。③《中暑》载"大顺散"，治冒暑伏热，引饮过多，阴阳气逆，霍乱呕吐。甘草，干姜，杏仁，肉桂。水煎服。"香糯散"，治伏暑引饮，口燥咽干，及霍乱吐泻。香糯（一半），白扁豆，厚朴（各半斤）。水煎。④《脾胃》载"四君子汤"，治脾胃虚弱，心腹胀满，全不思食，肠鸣泄泻，呕吐。⑤《痰饮》载"新法半夏汤"，治脾胃不和，气滞宿寒，留饮停积，心腹刺痛，呕吐痰水，噫气吞酸。⑥《滞下》载"斗门散"，治八种毒痢。"真人养脏汤"，治肠胃虚弱，下痢赤白，或如鱼脑，诸药不效。"椒附

---

① 〔日〕稻生宣义撰《炮炙全书》卷首《参考书目》，刘训红、吴昌国、许虎校注，中国中医药出版社，2016，第1页。
② 〔日〕丹波元简撰《校正新增观聚方要补·中风》，陈守鹏、郝桂荣点校，陈仁寿、曾莉主编《台北故宫珍藏版中医手抄孤本丛书》第8册，上海科学技术出版社，2014，第2～8页。
③ 〔日〕丹波元简撰《校正新增观聚方要补·伤寒》，陈守鹏、郝桂荣点校，陈仁寿、曾莉主编《台北故宫珍藏版中医手抄孤本丛书》第8册，上海科学技术出版社，2014，第15～17页。
④ 〔日〕丹波元简撰《校正新增观聚方要补·中暑》，陈守鹏、郝桂荣点校，陈仁寿、曾莉主编《台北故宫珍藏版中医手抄孤本丛书》第8册，上海科学技术出版社，2014，第41页。
⑤ 〔日〕丹波元简撰《校正新增观聚方要补·脾胃》，陈守鹏、郝桂荣点校，陈仁寿、曾莉主编《台北故宫珍藏版中医手抄孤本丛书》第8册，上海科学技术出版社，2014，第53页。
⑥ 〔日〕丹波元简撰《校正新增观聚方要补·痰饮》，陈守鹏、郝桂荣点校，陈仁寿、曾莉主编《台北故宫珍藏版中医手抄孤本丛书》第8册，上海科学技术出版社，2014，第72页。

圆",治下经不足,内挟积冷,脐腹弦急,泄痢。① 《泄泻》载"四柱散",治肠虚腹痛,小便滑数,泄泻不止。"胃风汤",治风冷乘虚,入客肠胃,水谷不化,泄泻注下,及湿毒下如豆汁,或下瘀血。② 《虚劳》载"双和汤",补血益气,治虚劳少力。"十全大补汤",治男、妇诸虚不足,一切病后气不如旧。"人参养荣汤",治积劳虚损,心虚惊悸,咳嗽。③

丹波元简撰《医方挈领》,以桂枝汤、小半夏汤、理中汤、三黄汤、甘桔汤、四逆汤、麻黄汤、小柴胡汤、葛根汤、半夏厚朴汤和白虎汤分类,引用了大量中国医书中的证治方药及出处,其中征引《太平惠民和剂局方》20余首。如《桂枝汤类》载"十四味建中汤",治积劳虚损,盗汗惊悸,失血,加白术、肉苁蓉、麦冬、熟地黄、黄芪、茯苓、川芎、半夏、当归、附子。④《小半夏汤类》载"人参藿香散",治胃弱呕吐不食,加人参、藿香。"藿香半夏汤",治留饮呕吐,不入饮食,加丁香皮、藿香。⑤《理中汤类》载"和中散",治小儿脾胃不和泄泻,去人参,加厚朴。"消饮圆",上治酒癖,停饮逆满,去人参,加茯苓,蜜丸。"应梦人参散",治伤寒头痛痰嗽,加白芷、青橘皮、桔梗。"人参顺气汤",治风虚气弱,半身不仁,痰涎不利,加桔梗、干葛、白芷、麻黄。"人参散气散",治同前证,更加川芎、陈皮、厚朴。⑥《三黄汤类》载"凉膈散",治表里实热,便秘发热,去黄连,加芒硝、甘草、连翘、薄荷、淡竹叶、

---

① 〔日〕丹波元简撰《校正新增观聚方要补·滞下》,陈守鹏、郝桂荣点校,陈仁寿、曾莉主编《台北故宫珍藏版中医手抄孤本丛书》第8册,上海科学技术出版社,2014,第116~125页。
② 〔日〕丹波元简撰《校正新增观聚方要补·泄泻》,陈守鹏、郝桂荣点校,陈仁寿、曾莉主编《台北故宫珍藏版中医手抄孤本丛书》第8册,上海科学技术出版社,2014,第133页。
③ 〔日〕丹波元简撰《校正新增观聚方要补·虚劳》,陈守鹏、郝桂荣点校,陈仁寿、曾莉主编《台北故宫珍藏版中医手抄孤本丛书》第8册,上海科学技术出版社,2014,第149页。
④ 〔日〕丹波元简撰《医方挈领·桂枝汤类》,陈守鹏、卞正校注,陈仁寿、曾莉主编《台北故宫珍藏版中医手抄孤本丛书》第6册,上海科学技术出版社,2014,第7页。
⑤ 〔日〕丹波元简撰《医方挈领·小半夏汤类》,陈守鹏、卞正校注,陈仁寿、曾莉主编《台北故宫珍藏版中医手抄孤本丛书》第6册,上海科学技术出版社,2014,第11页。
⑥ 〔日〕丹波元简撰《医方挈领·理中汤类》,陈守鹏、卞正校注,陈仁寿、曾莉主编《台北故宫珍藏版中医手抄孤本丛书》第6册,上海科学技术出版社,2014,第28页。

山栀子。① 《甘桔汤类》载"荆芥散",治咽喉肿痛,加荆芥、生姜。② 《四逆汤类》载"朴附汤",治脾虚饮食迟化,呕哕泄泻,加厚朴、神曲。③ 《麻黄汤类》载"麻黄散",治咳嗽喘急,手脚冷痹,心胁疼胀,加诃子、款冬花。"温肺汤",治肺虚寒饮咳嗽,加陈皮、阿胶。"人参定喘汤",治肺感寒邪咳嗽,去细辛、芍药、桂枝,加人参、粟壳、桑白皮、阿胶。④

丹波元坚(1795~1857)编纂《杂病广要》40卷,刊于日本嘉永六年(1853)。在外因类、内因类、气血类、脏腑类、身体类中引用《太平惠民和剂局方》方剂数百首。如在外因类中风中,治中风通窍方法,用局方"苏合香丸"。"乌药顺气散",治风气不顺,手脚偏枯,流注经络,并湿毒进袭,腿膝挛痹,筋骨疼痛。⑤ 在外因类中暑中,"六和汤",治冒暑伏热烦闷,或成痢疾,中酒烦渴畏食。"枇杷叶散",治冒暑伏热,引饮过多,脾胃伤冷,饮食不化。"辰砂五苓散",如中暑发渴,小便赤涩,用新汲水调下。⑥ 在外因类疟病中,"胜金圆",治一切疟病,发作有时。⑦ 在外因类脚气中,"沉香降气汤",患脚气人,毒气上冲,心腹坚满,肢体浮肿者,尤宜服之。"三和散",治脚气上攻,胸腹满闷,大便不通。⑧ 在内因类虚劳中,引《太平惠民和剂局方》十全大补汤。⑨ 在内因类骨蒸中,"人

---

① 〔日〕丹波元简撰《医方挈领·三黄汤类》,陈守鹏、卞正校注,陈仁寿、曾莉主编《台北故宫珍藏版中医手抄孤本丛书》第6册,上海科学技术出版社,2014,第47页。
② 〔日〕丹波元简撰《医方挈领·甘桔汤类》,陈守鹏、卞正校注,陈仁寿、曾莉主编《台北故宫珍藏版中医手抄孤本丛书》第6册,上海科学技术出版社,2014,第50页。
③ 〔日〕丹波元简撰《医方挈领·四逆汤类》,陈守鹏、卞正校注,陈仁寿、曾莉主编《台北故宫珍藏版中医手抄孤本丛书》第6册,上海科学技术出版社,2014,第53页。
④ 〔日〕丹波元简撰《医方挈领·麻黄汤类》,陈守鹏、卞正校注,陈仁寿、曾莉主编《台北故宫珍藏版中医手抄孤本丛书》第6册,上海科学技术出版社,2014,第62页。
⑤ 〔日〕丹波元坚编纂《杂病广要》卷1《外因类·中风》,李洪涛等校注,中医古籍出版社,2002,第21页。
⑥ 〔日〕丹波元坚编纂《杂病广要》卷2《外因类·中暑》,李洪涛等校注,中医古籍出版社,2002,第24页。
⑦ 〔日〕丹波元坚编纂《杂病广要》卷3《外因类·疟》,李洪涛等校注,中医古籍出版社,2002,第76页。
⑧ 〔日〕丹波元坚编纂《杂病广要》卷4《外因类·脚气》,李洪涛等校注,中医古籍出版社,2002,第132页。
⑨ 〔日〕丹波元坚编纂《杂病广要》卷6《内因类·虚劳》,李洪涛等校注,中医古籍出版社,2002,第170页。

参清肺汤",疗肺痿劳嗽,唾血腥臭,干呕烦热,声音不出,肌肉消瘦,倦怠减食。①在内因类水饮中,"二陈汤",治痰饮为患,或呕吐恶心,或头眩心悸,或中脘不快,或发为寒热,或因食生冷,脾胃不和。"桔梗汤",除痰下气,治胸胁胀满,寒热呕哕,心下坚痞,短气烦闷,痰逆恶心,饮食不下。②在内因类水气中,引《太平惠民和剂局方指南总论》:"气虚肿满者,由脾气停滞,脾经受湿,气不流行,致头面虚浮,四肢肿满,腹肚膨胀如鼓,上喘气急者,可与茯苓散、五苓散、三和散、分气紫苏饮、木香分气圆、俞山人降气汤、小降气汤、苏子降气汤、曹脾散、嘉禾散。"③在内因类积聚中,"红圆子",治丈夫脾积气滞,胸膈满闷,面黄腹胀,四肢无力,酒积不食,干呕不止,背胛连心胸及两乳痛。"三棱煎圆",顺气宽中,消积滞,化痰饮。④在内因类寒疝中,"复元通气散",治小肠气,肾痈便毒,腰疼气刺,腿膝生疮。⑤在内因类消渴中,"玄菟丹",治三消渴症神药,常服禁遗精,止白浊,延年驻色。⑥在内因类瘤冷积热中,"大已寒圆",治伤寒积冷,脏腑虚弱,心腹㽲痛,胁肋胀满,泄泻肠鸣,自利自汗,米谷不化,阳气暴衰,阴气独胜,手足厥冷。⑦在内因类汗证中,"牡蛎散",治诸虚不足,及新病暴虚,津液不固,体常自汗,夜卧即甚,久而不止,羸瘠枯瘦,心忪惊惕,短气烦倦。⑧

---

① 〔日〕丹波元坚编纂《杂病广要》卷7《内因类·骨蒸》,李洪涛等校注,中医古籍出版社,2002,第196页。
② 〔日〕丹波元坚编纂《杂病广要》卷8《内因类·水饮》,李洪涛等校注,中医古籍出版社,2002,第215页。
③ 〔日〕丹波元坚编纂《杂病广要》卷9《内因类·水气》,李洪涛等校注,中医古籍出版社,2002,第255页。
④ 〔日〕丹波元坚编纂《杂病广要》卷11《内因类·积聚》,李洪涛等校注,中医古籍出版社,2002,第321~322页。
⑤ 〔日〕丹波元坚编纂《杂病广要》卷12《内因类·寒疝》,李洪涛等校注,中医古籍出版社,2002,第355页。
⑥ 〔日〕丹波元坚编纂《杂病广要》卷13《内因类·消渴》,李洪涛等校注,中医古籍出版社,2002,第409页。
⑦ 〔日〕丹波元坚编纂《杂病广要》卷14《内因类·瘤冷积热》,李洪涛等校注,中医古籍出版社,2002,第424页。
⑧ 〔日〕丹波元坚编纂《杂病广要》卷15《内因类·汗证》,李洪涛等校注,中医古籍出版社,2002,第444页。

四 日本藏《太平惠民和剂局方》诸刊本向中国之回流

日本珍藏的中国善本与和刻本《太平惠民和剂局方》，先后回流至中国，在中日医学文献交流史上发挥了积极作用。

（一）中国南宋刊本《增广校正和剂局方》回归国内

南宋绍兴年间刊刻的《增广校正和剂局方》5卷，在国内已散佚不存。日本宫内厅书陵部收藏有一部南宋刊本，然仅存卷二、卷三、卷四，卷一和卷五已不存。其中卷二为治一切气、治积聚、治痰饮、治咳嗽、补虚损、治骨蒸、治痼冷，卷三为治积热、治泻痢、治秘涩、治杂病、治眼目、治咽喉口齿、治疮肿伤折，卷四为治妇人诸疾、产图、推行年法，是海内外仅存的宋刊孤本残本。2005年，曹洪欣主编《海外回归中医古籍善本集萃》第12册收载了此书，由中医古籍出版社影印出版。2016年，又收入郑金生主编《海外中医珍善本古籍丛刊》第105册，由中华书局出版。宋刊本的回归国内，对于学界了解《太平惠民和剂局方》的形成与方剂学知识的演变提供了相当重要的参考，具有极大的文献价值和学术意义。

（二）日本和刻刊本《太平惠民和剂局方》回归国内

日本正保四年（1647），江户时期书肆村上平乐寺刊刻的《重刻太平惠民和剂局方》10卷，今四川省图书馆有藏本。享保十五年（1730）橘亲显等奉敕校正《增广太平惠民和剂局方》10卷，附《增广太平和剂图经本草药性总论》2卷，《增广太平惠民和剂局方指南总论》3卷，《增广太平惠民和剂局方诸品药石炮制总论》1卷，今北京故宫博物院、广西桂林图书馆、北京大学图书馆有藏本。日本宽政元年（1789）泉本八兵卫重刊橘亲显等校正《增广太平惠民和剂局方》10卷，附《指南总论》3卷、《和剂图经本草药性总论》2卷、《诸品药石炮制总论》1卷，今中国科学院文献情报中心、上海辞书出版社图书馆有藏本。①

在回归国内的《太平惠民和剂局方》诸本中，尤以日本享保庚戌十五年（1730）医官前御药院典药头橘亲显等奉敕校正《增广太平惠民和剂局方》一书最为有名。这是日本校正并刊行《太平惠民和剂局方》诸本中内容最为完整的版本，征引文献广泛，校雠细密，考证翔实，尤其是三个附录中之《增广太平和剂图经本草药性总论》和《增广太平惠民和剂局方诸品药石炮制总论》在国内刊本中很少见到，弥足珍贵，因而受到日本和中国学者的高度重视。清光绪六年（1880），著名学者杨守敬出任驻日使馆随员时收购了大量珍本医籍，其中就包括橘亲显等校正《增广太平惠民和剂局方》刊本，藏于杨氏"邻苏园"书楼，后转入北京故宫博物院收藏。② 2000 年，海南出版社影印出版了故宫博物院藏《增广太平惠民和剂局方》，收入《故宫珍本丛刊》第 364 册。2002 年，海南出版社出版了任廷苏、李云、张镐京等点校本，收入《〈故宫珍本丛刊〉精选整理本丛书》之中。

总之，在宋朝政府的重视下，《太平惠民和剂局方》在不同时期形成过程中增补、续添的诸家名方和诸局经验秘方，使它在传播过程中获得了较强的临床医学实践，受到宋以后历代政府、医学家、儒家士人和普通民众的接受与应用。相较而言，宋金时期医学家对《太平惠民和剂局方》的应用极为普遍，广泛应用于临证疾病治疗。元朝政府和医学家也很重视《太平惠民和剂局方》的传播与应用，但出现了朱震亨《局方发挥》的反思与批评。明代，《太平惠民和剂局方》仍是民间医学家临床疾病诊疗的参考书籍。清代医学界虽出现了批评唐、宋、元、明医方的倾向，但民间医学家仍将《太平惠民和剂局方》应用于疾病诊疗。

---

① 王宝平主编《中国馆藏和刻本汉籍书目·子部·医家类》，杭州大学出版社，1995，第 254~255 页。
② （清）杨守敬藏，何澄一编《故宫所藏观海堂书目》卷 3《子部·医家类》，北平故宫博物院图书馆，1932，第 15 页。

五　结语

　　《太平惠民和剂局方》是宋代官修医学方书中的杰出代表，反映了两宋时期"局方医学"发展的最新水平。在宋代和后世得到广泛的传播与应用，"宋制最重医学局方，自北宋元丰中诏天下名医以秘方下太医试验，至大观、绍兴，代有增益，故南、北宋间，皆奉此本为圭臬"①。医学史家范行准（1906~1998）在《两宋官药局》一文中指出："宋因创置药局，遂有局方一书行世，而世界之有药局方，盖起十八世纪初叶之英伦，晚于吾国，盖四五百年也。今日本药局方，其名盖取于此。凡此在世界医学史中，胥当秉笔大书者。"②该书在宋代首次传入日本后，元明清时期又有新的版本传入，受到日本医学界的重视，不仅出现了日本刊本、抄本、影印本等，而且书中的方剂学知识受到日本医家的高度重视，广泛应用于临证疾病治疗和药物炮制，对日本汉方医学的发展产生了积极的影响。同时，日本刊刻的各种《太平惠民和剂局方》和刻本也先后回流传播至中国，在中日医学文献交流史上发挥了重要作用。

---

① （清）杨守敬撰《日本访书志补》，王重民辑，张雷校点，辽宁教育出版社，2003，第20页。
② 范行准：《两宋官药局》，《医文》第1卷第4期，1943年，第27页。

"李朱医学"名义考论

郑　洪　丁代苗　李筱蓉

【摘要】 日本汉方医学史上有"李朱医学"的说法。这是对中国金元医家李东垣、朱丹溪两派学术的合称。中国医界注重两派的学术差异，一般分而论之；而日本的传承出现合称，说明对二者理论区别有所淡化。随着汉方医学古方派、折衷派的出现，二氏之学作为中国近世医学的代表被合称为"李朱医学"，并被界定为以"温补"和"阴阳五行"为特色。从中可见学派命名不完全取决于医家自身的理论学说，还经常受到不同医学文化背景的影响。李东垣、朱丹溪的学派命名反映了两国传统医学发展的不同路向。

【关键词】 李朱医学　后世派　汉方医学　李东垣　朱丹溪

日本汉方医学史中有"李朱医学"的提法[①]。这一名词不仅见于专业文献，还进入了公共知识领域。日本辞书《广辞苑》"曲直濑"条中附"曲直濑道三"条目有这样的说明："从田代三喜学习中国的李朱医学。"[②]对其具体所指，日本讲谈社《世界科学大事典》解释说："李朱医学是李

---

* 本文为浙江省哲学社会科学规划项目"元明时期浙江医派学术海外传播及影响的文献研究"（项目编号：18NDJC290YB）的阶段成果。

** 郑洪，浙江中医药大学基础医学院教授；丁代苗、李筱蓉，浙江中医药大学基础医学院硕士研究生。

① 也叫"李朱学派"或"李朱医方派（后世派）"。见矢数道明「本邦李朱学派の開祖田代三喜」和「日本医学中興の祖曲直瀬道三」，均见『漢方の临床』1962 年第 11、12 期合刊，第 2~39 页。

② 〔日〕新村出编《广辞苑》第 6 版，岩波书店，2008，第 2657 页。

东垣和朱丹溪所提倡的,以补强体力为要旨,致力于温补治疗的医学。"①

但中国的各类辞书中从没有"李朱医学"的说法。我国向来是将刘完素、张从正、李东垣和朱丹溪以"金元四大家"并称,并无单提"李朱"之例。在学术上,一般称李东垣学术为"补土派",其传承则归属于易水学派;称朱丹溪学术为"滋阴派",其传承则归属于河间学派,或独立地称为丹溪学派。李东垣与朱丹溪在学术思想上虽有一定关联,但互相不能统属。将二人的特点概括为"温补",在中国的中医学者看来也颇觉突兀。李东垣提倡"甘温"无误,但朱丹溪主张的是"滋阴降火",还成为后世温补学派的抨击对象。

日本"李朱医学"之名因何而起,其内涵又是怎样界定的,本文试作考察。

一 中国医书中的东垣与丹溪关系

李东垣与朱丹溪在学术上有一定承继关系。朱丹溪受学于罗知悌,罗知悌"即授以刘、张、李诸书,为之敷扬三家之旨"。不过罗知悌主要宗于刘完素,"得金刘完素之再传,而旁通张从正、李杲二家之说"②。由于对李杲的学术只是旁涉,所以后人将罗知悌和朱丹溪都归入刘完素的河间学派。而李东垣则属于张洁古所创的易水学派,传承明显不同。

由于李东垣与朱丹溪影响甚大,传统上有将二人单独并论的情况,但无"李朱"这样紧密的称谓。

(一) 中国医书中的东垣与丹溪并称情况

中国金元时期医家争鸣,名家辈出。明人王祎称:"金氏之有中原也,张洁古、刘守真、张子和、李明之四人者作,医道于是乎中兴。"③ 此说限定于金代,故有张元素而无朱丹溪。而明初宋濂为《格致余论》作序说:

---

① 讲谈社出版研究所编《世界科学大事典》第3册,讲谈社,1979,第462页。
② (元) 朱震亨:《丹溪心法》,中国医药科技出版社,2012,第345页。
③ 陈梦雷等编《古今图书集成·医部全录》第12册,人民卫生出版社,1962,第35页。

"金以善医名凡三家,曰刘守真、曰张子和、李明之……(《格致余论》)有功于生民者甚大,宜与三家所著并传于世。"① 由此初具后世所说的"金元四大家"格局。

但明代流行另一种"四大家"之说。李中梓从更久远的历史中提出"四大家论"。他说:"仲景张机、守真刘完素、东垣李杲、丹溪朱震亨,其所立言,医林最重,名曰四大家。以其各自成一家言。"② 但到清代时,由于张仲景的"医圣"地位形成,人们开始认为其他医家不宜与仲景并列。③ 徐大椿作"四大家论"称:"河间、东垣,乃一偏之学;丹溪不过斟酌诸家之言,而调停去取,以开学者便易之门。此乃世俗之所谓名医也。三子之于仲景,未能望见万一。"④ 从此后"四大家"基本指金元四家,如费伯雄《医醇賸义》说:"所谓四大家者,乃张子和、刘河间、李东垣、朱丹溪也。"⑤

在不强调"四家"的时候,也有不少单独列举东垣和丹溪的例子。仅列明代之例如下。

明代张内蕴、周大韶《三吴水考》卷十六载:"昔有东垣丹溪二氏,以善医鸣。"

明代王鏊《震泽集》卷十一《赠陈希承序》载:"今世之所谓医者,率祖李明之氏、朱彦修氏,其处剂率不出参术之类,所谓医之王道者,信知本者也。"

徐有贞《武功集》卷三《赠医士盛文继序》载:"吴中之医……其术多出东垣、丹溪之传,或得之师,或得之家。"

明代程敏政《篁墩文集》卷四十四《复斋钱君墓志铭》载:"(钱宾)

---

① (元)朱震亨:《格致余论》,(元)李杲等《东垣十书》本,明代学古堂书林杨懋卿刊本,第1~5页。
② (明)李中梓:《医宗必读》,中国医药科技出版社,2018,第2页。
③ 朱绍祖:《明清时期医学"四大家"的建构历程及其演变》,《安徽史学》2009年第1期,第28~35页。
④ (清)徐大椿:《徐大椿洄溪医案(附医学源流论)》,人民军医出版社,2011,第132页。
⑤ (清)费伯雄:《医醇賸义》,中国医药科技出版社,2011,第7页。

医虽得之家传，然上溯东垣丹溪，思扩所未发。"

嘉靖《天长县志》卷四记载名医唐介学医，"读《难经》、《脉诀》、东垣、丹溪诸书"。

《明文海》卷四百三十三载蒋冕《太学生丘君行状》称："京师诸医，大率多泥东垣、丹溪之说。"

明代文徵明《贞素先生垣溪葛公行状》说："（葛滂）究心于东垣、丹溪之术……人称之为垣溪先生。"

《诸暨县志》卷五十四载明代医人杨可庵"生平善医，能通贯东垣、丹溪之旨"。

从以上诸例来看，东垣与丹溪在明代中前期影响尤大，已成为临床医学的代称。不过这些对称只是并举，未见有视二人为一个派别的含义。

偶亦有从传承角度将东垣、丹溪看作一派的，例如《东垣十书》中就收有朱丹溪的著作。此丛书由明宗室辽藩编集和刊行，影响较大。丛书有光泽王的序言说，"东垣李先生崛起金元之际"，著《脾胃论》等书，而"崔紫虚之《脉诀》，王好古之《汤液本草》，王履之《溯洄集》，朱彦修之《格致余论》《局方发挥》，王好古之《此事难知》，齐德之之《外科精义》，咸后先继述。凡为书十种，以其皆出于东垣，通谓之《东垣十书》"①。但后人多不赞同此说。《四库全书总目提要》批评说，朱震亨、王履、齐德之的著作"皆与李氏之学渊源各别，概名为东垣之书，殊无所取。盖书肆刊本，取盈卷帙，不计其名实乖舛耳"②。晚清的岭南陈璞刊行此丛书，就认为这些书"非东垣家数也"③，不宜再称为《东垣十书》，改名为《医学十书》。

（二）对东垣、丹溪学术差异的讨论

中国医家在讨论东垣、丹溪时，更多关注其学术特点的差别和互补性。

---

① （元）李杲等：《东垣十书》第1册，明代学古堂书林杨懋卿刊本，第1~3页。
② （清）永瑢、纪昀：《四库全书总目提要》，海南出版社，1999，第538页。
③ 高日阳、刘小斌主编《岭南医籍考》，广东科技出版社，2011，第533页。

朱丹溪本人对李东垣的学术有过评论，强调了彼此的不同之处。如说："谓李之论饮食劳倦，内伤脾胃，则胃脘之阳不能以升举，并及心肺之气，陷入中焦，而用补中益气之剂治之，此亦前人之所无也。然而……西北之人阳气易于降，东南之人阴火易于升。苟不知此，而徒守其法，则气之降者固可愈，而于其升者亦从而用之，吾恐反增其病矣。"① 又对李东垣"相火为元气之贼"之说提出批评，他本人所倡的"相火论"在"相火"内涵上另有新论。

其他医家将二人进行对比的言论也很多。《四库全书》本《石山医案》附录《先考府君古朴先生行状》提到明代医家汪渭的观点说："东垣丹溪诸书，诵读不释手。尝曰：东垣主于升阳补气，丹溪主于滋阴降火。东垣、丹溪易地则皆然。"

明代王纶《明医杂著》记载"近见东垣丹溪之书大行"，其卷三作"或问东垣丹溪治病之法"一节，从地域角度讨论了二人学术不同，但强调应用不应囿于地域，指出："东垣，北医也，罗谦甫传其法，以闻于江浙；丹溪南医也，刘宗厚世其学，以鸣于陕西。"

民国《荣河县志》卷二十四收清代郭嶷然《河洛经世书》称："医书东垣重温补，以中五为五行之母也；丹溪重滋补，以一六为五行之先也。可谓各知其要，然不可不互权之矣。"

清代费伯雄更指出东垣与丹溪两派学术存在争论，《医醇剩义》卷一"四家异同"说："后之学者，宗东垣则诋诃丹溪，宗丹溪则诋诃东垣，入主出奴，胶执成见，为可叹也。……内伤之症，东垣则以甘温治阳虚之发热；丹溪则以苦寒治阴虚之发热，各出手眼，补前人所未备。"

易水学派的张元素、李东垣对后世影响较大的还有"药物法象"论。丹溪学派著作也有本草著作，在源自朱震亨并经后人增补的《本草衍义补遗》中，较少着眼于药物气味厚薄阴阳、升降浮沉归经的说法。② 可见二家学术取向有明显差别。今人李聪甫甚至认为，即使考虑刘、张等人，也

---

① （元）朱震亨：《丹溪心法》，中国医药科技出版社，2012，第346页。
② 严余明、竹剑平：《〈本草衍义补遗〉小考》，《浙江中医杂志》2017年第7期，第511~513页。

只有李、朱算得上学派，他说："我长期地、反复地研读各有关论著，穷源索本，实际上只能是两家，李东垣一家，朱丹溪一家。也就是说，只有两个学派。"① 这正是从二人学术的明显差别来立论的。

（三）丹溪学派对东垣学说的吸收

正如席璨文（Fabien Simonis）所指出的，"金元四大家""医学门户"等概念在明末以后方成形，不能以"门户""学派"作为考察金元医学时理所当然的分析框架。② 作为后出者的朱丹溪，其学术体系实际上并无门户界限，其中采纳李东垣的言论也不少。

在《格致余论》序中，朱震亨说："夫假说问答，仲景之书也，而详于外感；明著性味，东垣之书也，而详于内伤。医之为书，至是始备，医之为道，至是始明。"又说"湿热相火……至张、李诸老始有发明"③，对李东垣学术成就加以肯定。

丹溪学派吸收李东垣学术最直接的地方，是李氏的内伤论。被认为由朱震亨手订的《金匮钩玄》，以及号称"先生所秘惜，左右行游，常挟与俱，不轻以示人"的《丹溪手镜》，二书虽未设立"内伤"一节，但已有提到东垣所论的"内伤"证，并收录有补中益气汤。其后的丹溪学派传人著作如《丹溪心法》《丹溪心法附余》《明医杂著》《医学正传》《医学纲目》《玉机微义》等，均设立了"内伤"门，基本上以李东垣的观点为主。

当然，丹溪学派广泛取法众家，李东垣仅是其一。如虞抟在谈《医学正传》编集要旨时说："其伤寒一宗张仲景，内伤一宗李东垣，小儿科多本于钱仲阳。其余诸病悉以丹溪要语及所着诸方冠于其首，次以刘、张、李三家之方。"④ 王纶在《明医杂著》中提出"外感法仲景，内伤法东

---

① 李聪甫：《李聪甫医论》，湖南科学技术出版社，1980，第164页。
② Simonis, Fabien, "Illness, Texts, and 'Schools' in Danxi Medicine: A New Look at Chinese Medical History from 1320 to 1800," in Elman and Benjamin, eds., *Antiquarianism, Language, and Medical Philology: From Early Modern to Modern Sino-Japanese Medical Discourses* (Leiden & Boston: Brill, 2015), pp. 52–80.
③ （元）朱震亨：《格致余论》，天津科学技术出版社，2000，第4页。
④ （明）虞抟：《医学正传》，中医古籍出版社，2002，第5页。

垣，热病用河间，杂病用丹溪"，说"四子之书，初无优劣，但各发明一义"。当然，他们最主要仍是宗奉丹溪，强调"丹溪出，而又集诸儒之大成"①。从这个角度来看，学术上的兼采不能说是构成"李朱医学"的基础。

二　日本医家传习金元医学的路径

日本"李朱医学"又被称为"后世派"。"后世派"源自明代初期来华学医的日僧月湖，后来田代三喜继之前来，师从月湖及中国医家，因而将李、朱之医学带回日本，经其弟子曲直濑道三发扬，逐渐发展成"后世派"。他们主要从中国学习哪些医学知识，也是讨论何为"李朱医学"的要点。

（一）月湖所传中国医学情况

日本医家月湖，据传大约于明朝前期来到中国，长期居住杭州。著有《类证辨异全九集》和《大德济阴方》。《类证辨异全九集》有陈叔舒序称"钱塘月湖，为当时之良医，其声闻海内"②，并未提及其日本身份。小曾户洋认为月湖或许就是钱塘（今浙江杭州）人。③ 但日本多种资料都持月湖为日本人之说。近年日本学者远藤次郎又提出新的观点，认为月湖是日本人，实际与田代三喜是同一人。④

月湖的《类证辨异全九集》据陈叔舒序说曾于1452年刊行。但目前只存日本文政元年戊寅（1818）中文活字本。此外，有一种日本宽永十年癸酉（1633）片假名本。奈须恒德称是曲直濑道三"故译以国字者。刊本

---

① （明）王纶：《明医杂著》，人民卫生出版社，1995，第2~3页。
② 〔日〕月湖：《类证辨异全九集》"陈叔舒序"，日本文政元年戊寅（1818）活字本。
③ 〔日〕小曾户洋：《日本汉医的历史》，李廷举、吉田忠主编《中日文化交流史大系（科技卷）》，浙江人民出版社，1996，第112页。
④ 〔日〕远藤次郎、郭秀梅：《〈启迪集〉与日本医学之自立》，《中国科技史杂志》2012年第1期，第86~95页。

既行，虽有改窜，要衍本书耳"①。从内容来看，今本《类证辨异全九集》确实有许多存疑之处。如说该书成书于1452年，但却大量引用了首刊于1470年的《奇效良方》的内容，又出现了成书于1502年的《明医杂著》中的一些内容。日本学者认为该书现存版本的编者可能是曲直濑道三，原本《全九集》是否存在尚不可知。② 本文对此不做深究，仅就公认《类证辨异全九集》属于"后世派"的主要著作这一点，试探其中所采录的中国医学内容。

由于此书没有列出引用书目，只能就内文进行分析。初步考察，其中出现过13位中国医家的名字。其频次如表1。

表1 《类证辨异全九集》引文中出现的医家名号与频次统计

医家	文中称谓	频次
朱震亨	丹溪	25
李杲	东垣	20
雷敩	雷公	9
张元素	洁古	8
张机	仲景	6
日华子	日华子	4
王好古	海藏	2
李子健	李子健	1
杨大受	杨大受	1
严用和	严用和	1
萧炳	萧炳	1
刘纯	刘纯	1
刘开	复真	1

就表1可见，确实引用以丹溪和东垣的言论最多。不过具体分析所引用的地方，"丹溪"的言论主要分布在两个地方，一是卷一有关病证诊治的论述中，共13次；二是卷二关于药物论述的部分，共12次。而出现

---

① 〔日〕月湖：《类证辨异全九集》，田泽仲舒刊本，日本文政元年戊寅（1818），第1页。
② 远藤次郎、中村辉子「『全九集』の編纂者とその意図」『日本医学史雑誌』1998年第4期、230~231。

"东垣"的地方则全部在卷二"日用药味三十七种"部分,大部分是《汤液本草》的内容。此外,在卷一的病证论治中,有的虽然没有标出"丹溪"一名,但经分析,卷一 55 种病证中,至少有 32 种病证的文字与丹溪医学有关。总共引用《丹溪心法》102 次、《玉机微义》100 次之多。而卷一中出自东垣医学著作的很少。因此,可以认为月湖所传的主要是丹溪之学。奈须恒德序言中也说:"世之讲丹溪学者,知《心法》《纂要》已,孰知固别有斯书也?"①

(二)田代三喜所传之医学

田代三喜,又名导道。②《道三家系图》称其"中年即渡海于大明,而留居十有二年,而后归朝,学得李东垣、朱丹溪之正统"③。《本朝医谈》中《三喜直指篇》中原昌克所撰"题言",则提到田代三喜为月湖弟子,又称田代三喜人明后"禅余学医于恒德老人之儿孙"。④ 在有的文献中更明确说是"师从释月湖、虞华溪之孙某等"⑤。

"恒德"和"虞华溪"即中国明朝医家"花溪恒德老人"虞抟。按田代三喜年谱所载,他在华时间为 1487～1498 年⑥,而虞抟的生活年代则为 1438～1517 年,亦即三喜在华时虞抟 50～60 岁。虞抟著作《医学正传》完成于 1515 年,田代三喜当时应未得见。至于虞抟的后人,查《花溪虞氏宗谱》中,确实记载他有一个孙子虞守典曾出任"医学正科"⑦,绍承家传医学。但虞守典是虞抟第五子虞尚纲之第三子,就算古人生育较早,在

---

① 〔日〕月湖:《类证辨异全九集》,田泽仲舒刊本,日本文政元年戊寅(1818),第 2 页。
② 日本医史学家倾向于认为三喜与导道并非同一人。参见远藤次郎、中村辉子「"導道・三喜別人说"の検討」『日本医学史雑誌』1998 年第 4 期,第 481～497 页。本文则暂按传统说法。
③ 〔日〕橘氏:《道三家系图》,富士川文库藏抄本,第 1 页。
④ 〔日〕田代三喜、原昌克:《三喜直指篇》,日本天明乙巳(1785)青藜书房藏版,直接篇题言。
⑤ 〔日〕筱宇生:《田代三喜先生(1465～1537)》,《中外医事新报》第 322 号,明治 26 年(1893),第 982～985 页。
⑥ 〔日〕大塚敬节、矢数道明:《近世汉方医学书集成》第 1 册《田代三喜》,名著出版,1979,第 16 页。
⑦ 《花溪虞氏宗谱》卷四,清嘉庆癸酉(1813)重修本,第 10 页。

虞抟60岁时他应该还年少，恐怕不足以教授田代三喜。也有可能虞抟的其他子孙亦知医术。值得一提的是，据载虞抟曾著有一种《域外奇观》①，现已佚，不知内容是否与东瀛有关。

有关田代三喜学得"李东垣、朱丹溪之正统"的说法，似是后人的想象之辞。田代三喜的著作有《三归回翁医书》，还有原昌克编的《三喜直指篇》，其内容均较精简，很少提及医学知识来源。有学者据内容分析，认为他更加推崇李东垣。②但在据说由道三所记的《老师杂话记》中，有一则可能是田代三喜所传的"当流补虚口诀"，内云："当流补虚之药剂，全异于局方补药之类。"把脾虚"即用补中进食之温补"者称为"庸医"③，似亦不重视补脾。因此矢数道明说："由于李朱学派主要倡用补土、养阴，后世派被认为滥用补剂，但三喜的著作中看不到这种倾向。"④

（三）曲直濑道三著作与中国医书

曲直濑道三最重要的医学著作是《启迪集》，被富士川游称为"我邦李朱医学之金科玉条"⑤。《启迪集》书后有"所从证经籍"，记录了所征引的64部文献名称。经考察，有些文献其实是间接引用，还有一些引用文献书中未列出。初步判断《启迪集》直接引用的文献有44种，共引用1858次。参照《丹溪学研究》的界定，将《医学正传》《玉机微义》《丹溪心法》《明医杂著》《本草集要》《丹溪纂要》《医经小学》《格致余论》《丹溪秘传方诀》视为丹溪医派著作，⑥这9种文献合计被引用1106次，占全部征引频数的60%，单书征引次数最多者为虞抟的《医学正传》，共453次，占全部征引频数的24%。尤其是最能体现《启迪集》思想的"辨

---

① 《花溪虞氏宗谱》卷二十八，清嘉庆癸酉（1813）重修本，第8页。
② 远藤次郎「新発見の医書、田代三喜『本方加減秘集』に見られ医説——基本方と加減方」『日本医学史雑誌』2001年第4期、816。
③ 〔日〕奈须信德：《辨致秘书》，文昌院，天保甲午年（1834），第8~9页。
④ 〔日〕大塚敬节、矢数道明：《近世汉方医学书集成》第1卷《田代三喜》，名著出版，1979，第38页。
⑤ 〔日〕富士川游：《日本医学史》，裳华房，明治37年（1904），第269页。
⑥ 刘时觉等：《丹溪学研究》，中医古籍出版社，2004，第82~103页。

引"部分，其中直接征引文献 83 次，引用频次最高为《医学正传》（25次，30%），其次为《丹溪心法》（15 次，18%），《玉机微义》（13 次，15%），《明医杂著》（6 次，7%）。由以上可见，道三医学很明显地以丹溪学派为宗。与东垣有关的医学著作引录不多，有《卫生宝鉴》8 次、《东垣十书》4 次、《兰室秘藏》1 次、《脾胃论》1 次、《医学发明》1 次等。① 从这些数字来看，道三以丹溪之学为主是很明显的。道三本人曾说："阅朱氏《发挥》，检刘氏《微义》，而知医法有圣俗；察彦修《纂要》，审天民《正传》，而识药方有精粗。"② 所列举的都是丹溪医学派的著作。

当然道三对李东垣也持尊敬态度，在内阁文库本《诊脉口传集》曾称："当流所用四先生中，以东垣、丹溪为本。东垣乃洁古之弟子也，丹溪为东垣弟子也。又其中以丹溪为本，日本道三，丹溪之流也。"③ 他这种视丹溪为东垣弟子的说法，很可能受到《东垣十书》的影响。真柳诚指出，《东垣十书》最早传入日本的确实证据，就是现存的曲直濑道三自笔写的《东垣十书》的卷首和《脉诀》。④ 在《切纸》第 22 节"建中"门中，道三对李东垣《脾胃论》的主要学说进行了介绍，称"医中之王道，可仰可信者也"；第 29 节"男女胃辨诊"，内容主要引自朱丹溪《格致余论》"人迎气口论"一节，但道三加上评论说："《格致》朱氏所著，是即李氏奥旨矣。"⑤

道三对李东垣及其他医家内容的吸收，其实与前述丹溪后学对待前人的态度是一样的，并无门户疆界。曲直濑玄朔的《医学指南篇》描述该门的知识体系来源如下。

---

① 李筱蓣：《〈启迪集〉对丹溪医学的继承及其影响》，硕士学位论文，浙江中医药大学，2020，第 9~19 页。
② 〔日〕曲直濑道三：《启迪集》，大塚敬节、矢数道明编《近世汉方医学书集成》第 2 册，名著出版，1979，第 17~18 页。
③ 〔日〕曲直濑道三：《诊脉口传集》，内阁文库抄本。这一段话仅见于此版本。富士川文库另有《诊脉口传集》刊本，无此段文字。
④ 〔日〕真柳诚：《关于幻云引用的〈东垣十书〉》，钱超尘主编《中医药文献研究论丛》，中医古籍出版社，1996，第 47 页。
⑤ 〔日〕曲直濑道三：《切纸》，大塚敬节、矢数道明编《近世汉方医学书集成》第 4 册，名著出版，1979，第 115、131 页。

"一，广阅《内经》，普窥《本草》；二，诊切主王氏《脉经》；三，处方宗张仲景；四，用药专东垣，尚从洁古；五，诸证辨治师丹溪，尚从天民；六，外感则仲景；七，内伤宗东垣；八，热病法河间；九，杂病法丹溪。"①

可见，日本"后世派"医家学习中国医学，其骨干是以丹溪医派为主，但补充性地兼采东垣等医家学说。从这个角度而言，称后世派为"李朱医学"也不完全合理，不如称为"丹溪之流"更恰当。不过，正如有学者所指出的，日本汉医中之"后世派"，其实是"古方派"出现之后相对而言的。他们在当时并没有墨守一家之见，② 所以本身并没有这种称谓意识。时人只是沿用中国习惯，用东垣、丹溪来概括当时的主流医学知识。像《本朝医考》称三喜"入于大明，留居十有二年，学东垣、丹溪之术"③；《三喜直指篇》引《医学源委》说三喜"在明而慕学东垣、丹溪之正业"④。出于尊称，一般情况下他们都是称二人的号的。仅在少数情况下简称"李朱"的，如三柳法眼称曾受业于曲直濑正绍的土佐道寿，"祖述《素》《难》，折衷李朱，可谓专门者也"⑤。这里"李朱"是因为与"《素》《难》"对仗而缩写的，并非专有名词。

三 汉方医古方派与折衷派论"李朱"

日本医学在江户时期出现了"古方派"和"折衷派"。既然"后世派"是相对于"古方派"而得名的，则"李朱医学"一名是否与学派争鸣有关？

---

① 〔日〕曲直濑玄朔：《医学指南篇》，大塚敬节、矢数道明编《近世汉方医学书集成》第 6 册，名著出版，1979，第 217~218 页。
② 廖育群：《扶桑汉方的春晖秋色：日本传统医学与文化》，上海交通大学出版社，2013，第 113 页。
③ 〔日〕黑川道佑：《本朝医考》，大塚敬节、矢数道明编《近世汉方医学书集成》第 40 册，名著出版，1979，第 117 页。
④ 〔日〕原昌克补订《三喜直指篇·直指篇题言》，东都书铺，天明乙巳（1785），第 5 页。
⑤ 〔日〕土佐道寿：《新增愚按口诀集》，曹炳章：《中国医学大成终集》"方剂"第 6 册，上海科学技术出版社，2013，第 307 页。

（一）古方派的观点与言论

相对来说，"古方派"是一个有明确倾向性观点的学派，"后世派"的医学是他们所针对的对象。但他们所针对的，其实不是道三等具体医家，也不仅是东垣和丹溪的学术。该派的共同特点是推崇《伤寒论》，反对偏离《伤寒论》方法的医学观点。被认为是古方派开山祖的名古屋玄医曾说："南阳之歧，后之塞路者，刘朱之徒，言阴虚之说者是也。"这里列举的是刘（完素）朱（丹溪），而不是李、朱，显然是因为二人更偏于应用寒凉，与《伤寒论》治法差别明显。玄医本人则"从张仲景、巢元方二子，论百病皆因伤寒，用温热剂为本"①。

稍后的古方派医家，所批评的也是伤寒以后的众多医家。如后藤艮山（1659～1733）说："凡宋明诸家之所论，亦皆有不可晓者矣。若以宋明诸说而断浅见，则仆之所不知也。"主张"不惑宋明诸家之阴阳旺相府脏分配区区之辨，识百病生于一气"②，时人称他"阴阳五行府脏经络高妙深邃，不切济世者，却而不取焉"③。

而山胁东洋（1705～1762）不仅批评后学，还将矛头指向了《黄帝内经》。其《养寿院医则》说："今之阴阳非古之所谓阴阳也。今之五行非古之所谓五行也。府脏分配、经络荣卫、长生补益、运气祈禳，古之所无也……故吾党无习也。"④山胁东洋认为《素问》《灵枢》均非医方著作。他说：

> 医之称古者，有《素问》《灵枢》，魏晋以降，推戴为经，无复异论矣。尚德髫年读之，亡一当于吾业者，此何异也？其为书也，重以岐黄，饰以阴阳，混以神仙养生，诱以脏腑经络。以此数者，沾沾乎

---

① 〔日〕名古屋玄医：《丹水子》上卷，吉村吉左卫门，贞享五年（1688），第5、16页。
② 〔日〕后藤艮山：《艮山后藤先生往复书简》，大塚敬节、矢数道明编《近世汉方医学书集成》第13册，名著出版，1979，第214、245页。
③ 〔日〕山胁东洋：《东洋洛语》，大塚敬节、矢数道明编《近世汉方医学书集成》第13册，名著出版，1979，第417页。
④ 〔日〕山胁东洋：《养寿院医则》，大塚敬节、矢数道明编《近世汉方医学书集成》第13册，名著出版，1979，第324～325页。

说针灸之方已,是何足为吾道之宗源邪?①

香川修庵(1683~1755)在《行医余言》自序中也表现出对中医经典的蔑视,称曾"取《素问》《灵枢》《八十一难》,始终纵横诵读数遍,乃掷书愤起,曰邪说哉!奚用是为?……次取张机伤寒杂病论反复熟读四三年,以为古今医人之翘楚,无复出其右者",因而疾呼"勿读宋以下书"②。

他们的这些观点,到了吉益东洞(1702~1773)做了更进一步的集成和发挥。东洞提出将医生分为疾医、阴阳医和仙家医,认为扁鹊、仲景之类"疾医"才是治病医。"夫秦张之道不行也二千余年,阴阳之医行也日盛。万民婴其祸,而时势甚难变",并直指《黄帝内经》可废说:"夫《素》《灵》之所论,皆阴阳家之理而已,非疾医之事,舍之可也。"又说:"宋元之世,一不师古,古方罕庸,诊候未传,医风颓败,行之则泥参,畏附子大黄,论之则刘、张、李、朱,错乱古方,方证不对,毒药失能,父兄不起,幼孤归泉,涕泣长潜,悲不能止。"呼吁"黜刘、张、李、朱"。③

由此可见,古方派诸家针对的是不循仲景之法的后世医家,而不只是对某一二家的学说提出异议。其中各人的观点亦小有差别。如名古屋玄医强调补阳,对东垣和丹溪的长处也有取法,"本李明之者,立补脾说,贵平和;是朱彦修者,以治痰,主顺气"④。后藤艮山倡"一气",注重气的虚与郁,于传统思想有所相承。内藤希哲(1701~1735)在《医经解惑论》中也有肯定李东垣之论,指出"若夫东垣《内外伤辨》《脾胃论》,此得《内经》、仲景之旨,而发明其言外之意者也。然究其所发明而较之于仲景所述,则不过十得其一二",相对而言则批评"世多有惑于丹溪之说,以外感内伤为相反者"。⑤

---

① 〔日〕山胁东洋:《藏志》,大塚敬节、矢数道明编《近世汉方医学书集成》第13册,名著出版,1979,第500页。
② 〔日〕香川修庵:《一本堂行医余言》,大塚敬节、矢数道明编《近世汉方医学书集成》第65册,名著出版,1979,第22、47页。
③ 黄小龙编《吉益东洞古方医学全集》,中国中医药出版社,2018,第401、408页。
④ 〔日〕名古屋玄医:《丹水子》下卷,吉村吉左卫门,贞享五年(1688),第37页。
⑤ 〔日〕内藤希哲:《医经解惑论》,大塚敬节、矢数道明编《近世汉方医学书集成》第70册,名著出版,1979,第136~137页。

但持"万病一毒"论的吉益东洞,则对一切补益之法加以痛斥。他在《药征》中说:"《素问》曰:天之大气举之。言系地于中而不坠也。……然论说之言也,于疾医何益之有?夫医术,人事也;元气,天事也。故仲景不言矣。养精以谷肉果菜。而人参养元气,未尝有言之。由此观之,其言养元气者,后世之说也,不可从矣。"尤其抨击李东垣用人参补气之说不符仲景用法,"李氏之说妄哉"。①

以上古方派的主张,可以说对除仲景之外的各家医论都进行了批评。吉益东洞的门人村井琴山所编的《医道二千年眼目编》一书,将医脉自扁鹊、仲景以下,直接跳跃传到吉益东洞,对其间千年来的"滋肾补脾"医者包括刘、张、李、朱、龚、薛等时行之书一概进行批评。可以说他们并没有专门针对李东垣与朱丹溪,也没有创造"李朱医学"一词。

(二)折衷派对"李朱"的归类

从文献上看,折衷派医家开始较多使用"李朱"合称并指代后世派。属于该派的和田东郭(1743~1803)在《蕉窗杂话》序中说:"我邦医政,上古邈矣不可得而详焉。中叶以来,专宗李朱之言阴阳旺相、司天在泉,只管推求,不敢违其范,其弊多骋空理而失实际。"② 中神琴溪(1743~1833)也使用了"朱李之党"的说法,并说"后世方专学东垣、丹溪,以阴阳五行之理立论,畏瞑眩而好温补"③。这也许只是为了行文方便的简称,但可注意的是对二人共性的概括。所谓"畏瞑眩而好温补"和空言"阴阳五行",实际上沿用了古方派的批评意见。中神琴溪还将东垣、丹溪的方法视为一类,将仲景、子和的方法视为一类,主张"良医之要务在于远离规则"④,即不为规则所限。其前二人与后二人的对举,看得出就是从"瞑眩"的角度来划分的。

---

① 〔日〕吉益为则:《药征》,中国中医药出版社,2016,第19页。
② 〔日〕和田东郭:《蕉窗杂话》,大塚敬节、矢数道明编《近世汉方医学书集成》第15册,名著出版,1979,第5页。
③ 〔日〕中神琴溪:《生生堂医谭》,和汉医学社,昭和10年(1935),第28页。
④ 〔日〕中神琴溪:《生生堂杂记》,大塚敬节、矢数道明编《近世汉方医学书集成》第17册,名著出版,1979,第139页。

正如永田广志所说，"李、朱医学同古医法的对立，在根本上，一个是以治疗上的'养气'为主要着眼点，一个是以'以毒攻毒'为主要着眼点，是以两种倾向或者方法为依据的"①。李东垣的益气与朱丹溪之养阴，从中医看来有明显分别，但从"万病一毒"观看来，则都是"补"法。从这个角度来看作同一派别，亦有其理由。这虽然是古方派的观点，但如学者所言，"'折衷派'并非可以顾名思义地将其理解为在治疗中既用古方、亦用后世之方"②，该派可说基本继承了古方派尊崇《伤寒论》的做法，只是反对他们过于拘泥仲景。

折衷派与古方派还有一个不同之处是不反对古代医经。望月鹿门（1680～1769）说："唐宋者古雅诚醇，要言妙道，是农皇、轩岐、和缓、扁鹊、长沙、华佗所传，而古先之遗也。金元者，曲说穿凿，僻论附会，……明受其弊，遗祸至今。"可见其对唐宋以前的医籍仍持尊重态度，他强调"经则溯秦汉，方则迄唐宋"，这样就将批评的焦点集中到了金元时期。望月鹿门说："金元之间，诸杰辈出，医风大变，别树旗鼓，邪说云兴，古道废弃，其弊及明。是洁古、河涧（间）实为首恶，如张从正、罗知悌、朱彦修等，皆能为雷同。"③ 有意思的是其中唯独没有列举李东垣的名字，可能因为他肯定"独李杲所长者，饮食劳倦、内伤脾胃"，但也批评"其所短者言火"，"其误自五运六气、君相二火来"，与批评朱丹溪"二火龙雷、湿热相火"等"僻见凿说"④ 相似。

四 "李朱医学"的得名和内涵之变

真正使用"李朱医学"这一名词并产生广泛影响的契机，来自日本医史学界。由于与日本儒学的争鸣相联系，这一名词受到社会关注，跨出医

---

① 〔日〕永田广志：《日本哲学思想史》，商务印书馆，1983，第193页。
② 廖育群：《扶桑汉方的春晖秋色：日本传统医学与文化》，上海交通大学出版社，2013，第255页。
③ 〔日〕望月鹿门：《医官玄稿》卷一"自序"，平安书铺，宝历三年（1753），第1～3页。
④ 〔日〕望月鹿门：《医官玄稿》卷三，平安书铺，宝历三年（1753），第25～26、36页。

学领域，形成了特定的内涵。

（一）医学史领域的"李朱医学"

日本医学研究创始人富士川游在担任《中外医事新报》编辑主任期间，该报发表的《田代三喜先生》一文已经使用了"李朱医学"一词，提到田代三喜携方书数册回国，"李朱医学开始传入我邦"①。富士川游的名著《日本医学史》中更多次直接使用，如在介绍月湖和田代三喜时的小标题为"李朱医学的勃兴"，对曲直濑道三的影响称"宋代医方衰微，李朱医学的时代到来"②等。

从富士川游的角度，其所说的"李朱医学"似没有特别的含意。他是在"金元医学的输入"这一节中开始使用这一词的。在该节里他介绍了金元四大家的学术。但其时还没有提到古方派，自然不宜用"后方派"称谓田代三喜和道三；而写日本医学史，显然又不宜用"金元医学"为名。既然他们所学的主要是融汇了东垣学术的丹溪之学，又为了与后来一个重视刘完素和张从正的派别即"刘张医学"相区别，所以称为"李朱医学"也很自然。其实富士川游使用名词相当审慎，在介绍田代三喜时说他传入"李、朱之术"，传到日本之后才称为"李朱医学"，又在介绍曲直濑道三重要影响后才使用"道三流学派"一词；在提到古方派出现之后，才指出"李朱医学"也称为"后世家"。

但是富士川游著医学史较多注意与社会文化相联系，提出了"李朱医学"与理学相关联的说法。他认为，李朱医学兴盛是受到宋儒性理之学的影响，又在书中专节介绍宋理太极阴阳学说，并认为在日本儒学家伊藤仁斋倡导古学之后，李朱医学的势头才减弱，于是古方医学开始兴起。③这种说法也强化了李朱医学与理学的关系。

---

① 〔日〕筱宇生：《田代三喜先生（1465~1537）》，《中外医事新报》第322号，明治26年（1893），第982~985页。
② 〔日〕富士川游：《日本医学史》，裳华房，明治37年（1904），第199~205页。
③ 〔日〕富士川游：《日本医学史》，裳华房，明治37年（1904），第584~585页。

(二) 日本儒学争鸣对医学的影响

日本江户时代，朱子学曾大为兴盛，出现多个朱子学派。在宏观上可分为主气派（包括安东省庵、贝原益轩）和主理派（包括林罗山、藤原惺窝等）①。但在江户中期，出现了反朱子学说，又称古学派。代表人物有山鹿素行、伊藤仁斋和荻生徂徕。古学派的主要观点认为宋儒的说法并非先王之法。其中以荻生徂徕（1666~1728）的影响最大，他反对朱熹的理气二元论、天理人欲说等，批评说："宋儒之学，理气耳。贵理而贱气，气有生灭而理无生灭，是其道体之说，岂不佛老之遗乎？""宋儒之学，如操利刃，此理彼气，此天理彼人欲，此体彼用，此工夫彼效验，物一向此折为两片，此可以了圣人之道乎！""后世儒者不识先王之道，乃逞共私智，以谓为善而去恶，扩天理而遏人欲也。"他从古文辞的角度指出朱熹之非，说"朱熹昧乎古文辞，故其解古书，不能顺其辞以究作者之心，妄以其所自创性理之说，强为之辞"②等。他还就医学进行过讨论，称："如医书五运六气，借干支以明天地之气感人生疾耳。声色臭味，亦借五行以为藏府之纪耳。故医之拘五行者不能疗病。"③荻生徂徕的思想推动了日本儒学的变革，对变革幕藩体制运动也产生不少的影响。④

荻生徂徕的思想被认为与汉方医学古方派有密切的关系。实际上从时间来说，古方派的创始人名古屋玄医倡导古方比古学派还要早。但真正全面反对古代医学理论的吉益东洞则明显受到徂徕的影响。他曾自称："吾医视之今之儒流，东洋其伊藤仁斋乎？先众着鞭，吾业不敢让物徂徕焉。"⑤永田广志认为，古法医学的流行和儒教中的古学派的兴盛大体上相一致，而且两者之间有一定的思想关联，吉益东洞的"万病一毒"是依据

---

① 武夷学院朱子学研究中心：《朱子百题》，厦门大学出版社，2019，第281页。
② 朱谦之：《日本的古学及阳明学》，上海人民出版社，1962，第146~148页。
③ 杭州大学日本文化研究中心、（日本）神奈川大学人文学研究所编《中日文化论丛（1995）》，杭州大学出版社，1996，第201页。
④ 东北师大学报编辑部编《日本研究论丛》，东北师大学报编辑部，1983，第149页
⑤ 〔日〕浅田惟常：《杏林杂话》，载《皇国名医传》前编下卷，丁字屋平兵卫，明治6年（1873），第37页。

徂徕的经验论的命题提出的思想。① 大塚敬节认为古方派医家解读《伤寒论》时，将其中与《伤寒论》的世界观相矛盾的条文或词句作为后人的掺入文而舍去，就是受荻生徂徕等古文辞学派思想的影响。②

而折衷派同样也受到一定的影响。该派医家山胁东洋就抨击了理学对医学的影响："读至论朱张二子，击节三大叹……宋德渐衰，理学日炽，聪明自用，余风延及我道。"③ 不过这里提的是朱（丹溪）、张（景岳）。

（三）日本思想史研究中的"李朱医学"

日本思想史的近代化转向，一直是学界关注的问题。思想界对朱子学的批判，医学领域向西洋医学的转折，都是重要事件。这两者之间，确实也存在关联。所以"李朱医学"的说法为思想界提供了素材。日本科学史、哲学史等领域都借用了这一事例来说明近世思想变迁。

永田广志说："道三所移入的李朱医学，是作为元朝时代对宋朝医学的批判而兴起的，它的病理理论在很大程度上依据了宋儒的性理学。因此，这个李朱医学的流行，在日本是同宋学的繁荣同时发生的，这决非偶然。"④ 他们强调"中国的李朱医学"，而不是抨击"后世派"，还在于"后世派"理论色彩不浓，有学者指出尽管日本的后世派中当然含有日本化的特征，但不得不承认其资格是薄弱的。⑤

在医学家眼中，李、朱本非一体，也不见得都以理学为本。我国学者李聪甫就认为："东垣受元素思想的影响，能突破古人的藩篱，革旧创新，推明事物的本质，重视疾病的内因，来探索病理变化的客观规律。丹溪显然不同，诸所论列，颇受宋儒理学的束缚……金元四家中东垣与丹溪的学派分歧更觉明显。"⑥ 不过跨学科的学者对医学流派名词的理解和应用并不

---

① 〔日〕永田广志：《日本哲学思想史》，商务印书馆，1983，第193页。
② 〔日〕大塚敬节：《临床应用伤寒论解说》，王宁元译，中国中医药出版社，2018，第37页。
③ 〔日〕山胁东洋：《养寿院医则》，大塚敬节、矢数道明编《近世汉方医学书集成》第13册，名著出版，1979，第351~353页。
④ 〔日〕永田广志：《日本哲学思想史》，商务印书馆，1983，第192页。
⑤ 〔日〕安西安周：《日本儒医研究》，龙吟社，1943，第27页。
⑥ 李聪甫：《李聪甫医论》，湖南科学技术出版社，1980，第170页。

那么细致，所以就形成这样的一种观点："李朱医学是元明两代流行于中国的一种观念医学，以李东垣、朱丹溪为代表。它以宋儒性理学为基础，以阴阳五行和烦琐的五运六气说来论述疾病。"① 甚至还有一些较牵强的说法。例如有学者认为："李朱医学融合了理学和中医，日本人对此的兴趣，部分源自日本禅僧对中国理学的关注，比如'气'和'理'，这是李朱医学的理论基础。"② 李东垣主"气"，朱丹溪重"理"，这似乎与朱子的"理气"观正好有某种对应。但从医学观点来看，东垣之"气"与理学家的"气"其实大相径庭。

五　结语

一个简明易上口的名词，有助于人们较快地了解相应的事物。但是不同文化环境下的词语流动，往往容易产生不同的理解。从中国医学的角度，有李（东垣）亦有朱（丹溪），但无"李朱医学"；言其好"温补"，则适于李而不尽适于朱；言其谈"性理"，则适于朱而不尽适于李；言其以"阴阳五行"作基础，则又岂止李朱二人？但在特定的跨文化环境中，这三者渐渐结合在一起了。

一来，日本所言的"李朱医学"，可以理解为对主要学习对象李东垣和朱丹溪的简称。二人的学说原不相同，但有一定的交叉与融合。日本后世派医家传承我国医学时，对其进行改造成为能被日本医家理解与接受的新知识，③ 本来就对理论有所弱化，对二氏的差异不太注重，合而称之亦可理解。

二来，在日本的医学争鸣中，批评中国医学理论的观点占了上风。山本岩说，后世派是金元的李朱医学在日本的简略化，但其主要思想仍然以内经的阴阳五行、脏腑经络为基础；④ 对于当时的新发流行疾病，因其为

---

① 吴廷璆主编《日本近代化研究》，商务印书馆，1997，第507页。
② 〔美〕迪尔：《探寻中世和近世日本文明》，刘曙野译，商务印书馆，2010，第338页。
③ 〔日〕安西安周：《日本儒医研究》，龙吟社，1943，第27页。
④ 〔日〕山本岩：《东医杂录》第3册，燎原书店，1983，第112页。

"主要受阴阳五行相生相克、运气论所影响的思辨学说,无法应对新兴的梅毒",而吉益东洞的"排毒疗法"则显示一定价值。① 在中国学者看来,这根本是两个问题,理论发展并不能代替具体疾病的实践探索,反过来也一样。但日本医学已经走上了另一条道路,"李朱医学"成了被他们废弃的学术思想的代称。在吉益东洞观点的对照中,形成了"李朱医学"尚温补的说法。

三来,后世研究者将日本医学变革与儒学变革相联系,"李朱医学"中与儒学相关的部分内容被扩大为整体特征,对它的形容往往使用"观念""思辨""烦琐"等字眼。

可以说,"李朱医学"的内涵更多是由批判者树立起来的,并非像中国人所以为的是日本医家对二氏学术的"尊称"②。

吴以义指出:"以为学派划分的标准,当可使两军壁垒分明,其实不然。试诸河间易水,已见未妥,至于两派传人,则更觉牵强。细究以往医史分派原则,往往是约定俗成。如果说一定有原则的话,则是以师承线索为主,间以自身著作中的声明或同时代人的归判为辅佐参证,大略勾画范围的。"③ 而"李朱医学"的命名,其实脱离了二人本身的学术特点,明显地受到特定环境下医学文化的影响。李东垣、朱丹溪在中日不同的学派命名反映了两国传统医学的不同发展路向。

即使从日本医学史来说,把"李朱医学"作为"后世派"的别称也不理想。因为这一名词附着了许多非医学因素。对"后世派",小曾户洋曾给出一个较为中肯的定义:

> 后世方是日本对中国金元以降(12世纪以降)的医学的叫法,这一医学以刘完素、张子和、李东垣、朱丹溪的金元医学为基础,在室町时代传入我国。安土桃山时代,曲直濑道三以朱丹溪的学说为中心将其导入,其后继者在日本扎下根基。实际上,采纳自刘纯、熊宗

---

① 〔日〕山本岩:《东医杂录》第3册,燎原书店,1983,第23~25页。
② 杨志超、廖育群:《中华骄子·医圣药王》,龙门书局,1995,第99页。
③ 吴以义:《溪河溯源:吴以义科学史论集》,新星出版社,2008,第2页。

立、虞抟、薛己、李梴、龚廷贤等明代医书的阴阳五行说、五运六气说、脏腑经络说的地方很多，思辨观念的色彩很浓。信奉这一学说的学派被称为后世派或后世方派。①

这个定义已比较准确和纯粹。但"李朱医学"作为一个已经流行的名词，仍不时出现。中国学者受日本医史界的影响，也有"李朱医学传日"②等说法，亦易生歧义。这些都应当更好地斟酌考量。

---

① 小曽戸洋「Question 漢方の流派である後世方、古方、折衷派について教えてください」『治療』2009 年第 6 期、1780。
② 如靳士英《李朱医学的传日及其影响》，《中华医史杂志》1983 年第 2 期，第 100~104 页。

苏联睡眠疗法在中国的传播：医学、技术与社会*

莫小聪　苏静静**

【摘要】 在20世纪50年代，以生理学家巴甫洛夫保护性抑制学说为基础的苏联睡眠疗法，曾被作为苏联"先进医学"经验的重要内容之一，在中国被自上而下地推广和广泛应用，并在实践中与中医理论相结合，取得了本土化的发展。本文将结合当时特殊的社会文化和国际政治语境，透析苏联睡眠疗法的起源和发展、在中国传播的历程，分析其背后的话语和动力，从而理解技术被塑造的原因和规律。

【关键词】 睡眠疗法　苏联医学　巴甫洛夫　保护性抑制学说

自20世纪末，随着对睡眠生理和病理的认识不断深入，睡眠医学已逐渐从一个跨学科领域发展为一门独立的学科，不论是睡眠相关疾病的治疗，还是将睡眠（包括催眠、睡眠剥夺）应用于精神病治疗都取得了重要的临床进展。而追溯中国的现代睡眠医学史，可以发现20世纪50~60年代曾有一波苏联"睡眠疗法"的热潮（见图1）。[①] 当时，在一系列行政政策和专家的指导下，以巴甫洛夫[②]学说为基础的苏联睡眠疗法因其特殊的政治和科学含义而在中国被自上而下地推广，广泛地

---

* 本文为国家社会科学基金青年项目"新中国参与全球健康治理的历史经验研究"（项目编号：18CZS042）的阶段成果。

** 莫小聪，北京大学医学人文学院硕士研究生；苏静静，本文通讯作者，北京大学医学人文学院副教授。

① 现今学界所用的"睡眠疗法"多指针对器质性睡眠障碍或更强调改善睡眠质量的疗法，其意义与适用范围已与苏联睡眠疗法有所不同。

② 全名为伊万·彼德罗维奇·巴甫洛夫（Ivan Petrovich Pavlov，曾译为巴夫洛夫）。

应用于精神科、内科、外科、神经科和皮肤科疾病的治疗,并在实践中与中医理论相结合,取得了本土化的发展。但随着中苏关系的转变、苏联医学先进性的式微,睡眠疗法也在争议中衰落了。20世纪80年代后,睡眠疗法又开始逐渐被应用于某些疾病的治疗,走过了一段特征鲜明的历史轨迹。

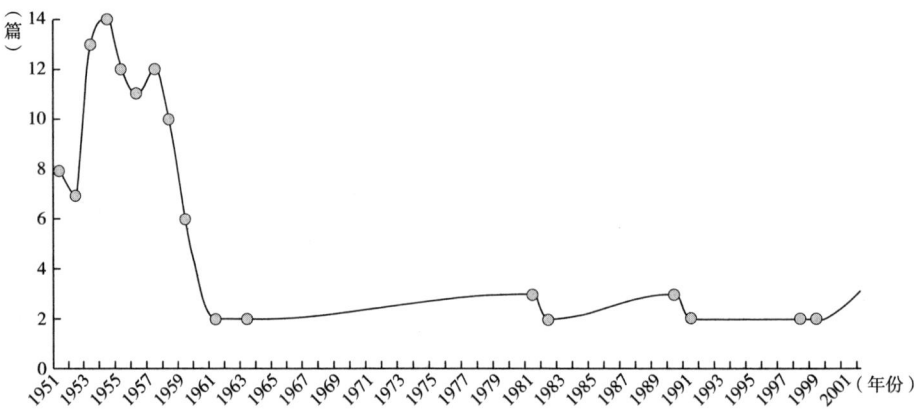

图1 以"睡眠疗法"为主题词检索CNKI所得文献数量变化曲线(1951~2002)

20世纪50年代,中国医学界曾经有过一段学习苏联先进医学的历史,学习苏联先进医学主要包括五个方面的内容:苏联先进医学技术、医学理论、医疗卫生体制、医学教育体制和医疗作风等。① 一系列"方法简便、所费不大、对某些疾病确有很高的治疗效果"的疗法在苏联广泛流行,也在中国被广泛地推广,其中包括费拉托夫的组织疗法、涅戈夫斯基的动脉内输血法、睡眠疗法、理学疗法(如电疗、水疗、泥疗、蜡敷、拔罐子、按摩等)、无痛分娩法和体育疗法等。②

近年来,随着医学社会史在中国的发展,苏联医学在中国传入的不同面向逐渐受到关注,尤其是将其放在特殊的社会语境中予以检视,包括巴

---

① 张程:《20世纪50年代学习苏联先进医学研究》,《南京医科大学学报》(社会科学版)2019年第4期。
② 中国经济论文选编辑委员会编《向苏联专家学习》,生活·读书·新知三联书店,1953,第223页。

甫洛夫学说①、苏联保护性医疗制度②、组织疗法③和苏联医学教育④等。李巧宁通过挖掘非传统史料（包括讲座、报告、座谈、晚会、电影和书刊等），从传播学的范畴分析了1949~1960年中苏友好话语构建的不同阶段及其原因和影响。⑤ 岳巍在《中俄文化交流史·中华人民共和国卷》专辟一节，以编年史的方式梳理了"苏（俄）医学在中国"与"中医在苏（俄）"的概貌。⑥

睡眠学说是巴甫洛夫高级神经活动学说的一个重要组成部分，是"学习苏联先进经验"的重要组成部分之一。韩国学者俞莲实（Yu Yon Sil）认为"不科学的睡眠疗法"被推广是苏联巩固政治教育的手段，是将病人的身体视为社会主义试验田。⑦ Maria Cristina Galmarini – Kabala 在关于苏联精神病学史的研究中，注意到苏联的医学专家致力于通过医学改变苏联社会，医学实践无法摆脱苏联的意识形态，其研究兴趣会受到国家需求变化的影响。⑧ Kristina Popova 则观照了巴甫洛夫的生理学理论与新的医院制度 - 保护性医疗制度实施的关联性。⑨

有关20世纪50年代睡眠疗法在中国的热潮尚未见到专门的研究。本

---

① 韩惠黎：《巴甫洛夫高级神经活动学说在中国的传播和影响》，硕士学位论文，安徽医科大学马克思主义学院，2019；李艳丽、阎书昌：《周先庚与巴甫洛夫学说1950年代的引介》，《中国科技史杂志》2014年第3期。
② Yu Yon Sil, "The Introduction of Pavlovian Theory and the Change of the Medical System in China in the 1950s: Focusing on the Construction of the Protective Medical System," *Korean Journal of Medical History* 29 (2020): 613 – 672.
③ 张会丽：《建国初期组织疗法推广运动研究》，《广西民族大学学报》（自然科学版）2018年第1期。
④ 黄永秋、李剑：《新中国成立初期苏联对我国高等医学教育的影响》，《中国高等医学教育》2007年第9期。
⑤ 李巧宁：《新中国的中苏友好话语构建（1949~1960年）》，中国社会科学出版社，2007。
⑥ 岳巍：《中俄文化交流史·中华人民共和国卷》，天津人民出版社，2016，第378~391页。
⑦ Yu Yon Sil, "The Introduction of Pavlovian Theory and the Change of the Medical System in China in the 1950s: Focusing on the Construction of the Protective Medical System," *Korean Journal of Medical History* 29 (2020): 613 – 672.
⑧ Maria Cristina Galmarini – Kabala, *The Right to Be Helped: Deviance, Entitlement, and the Soviet Moral Order*, DeKalb, IL: Northern Illinois University Press, 2017.
⑨ Popova, Kristina, "In the Utopia of the Protective Inhibition: The Initiative of Makarovo Hospital of Introducing the 'Curative – Protective Regime' Concept Based on the Pavlov's Theory (1950 – 1955)," *Balkanistic Forum* (2018).

文将追溯苏联睡眠疗法的起源及其在中国的传播，分析睡眠疗法热潮出现的原因和影响因素，以及热潮中的话语和修辞，在中苏关系变迁的语境中，探讨科学与政治的关系，并从全球史的视角审视科学知识的流动。

一　睡眠作为治疗手段：从理论到实践

20世纪20年代，巴甫洛夫在多年实验研究基础上提出了高级神经活动学说，主要记述在《动物高级神经活动（行为）客观研究20年研究，条件反射》（1923）和《大脑两半球机能讲义》（1927）中，在后文中总结了其有关睡眠机制的研究，认为睡眠的本质是大脑皮层起源的广泛扩散的抑制，当抑制在大脑皮层和皮层下脑结构中占据优势时，身体会进入睡眠，并进一步提出了睡眠的"保护性抑制"学说。① 抑制过程并不发生皮质细胞的损坏，而是具有皮质细胞保护者的作用，以预防它们进一步的过度危险的消耗。在抑制状态下，皮质细胞不做任何工作，因此可恢复它们的正常机能。② 1927年左右，伊凡诺夫-斯莫林斯基（Anatoly Grigorievitch Ivanov‐Smolenskii，曾译作"斯莫棱斯基"）指出，面对外来病因，身体会进入生理性的保护性抑制状态。中枢神经在保护、恢复和代偿的过程中起着重大作用，作为生理保护性手段的抑制过程，不仅能保证神经细胞暂时的宁静，并且主动地促使机体机能恢复正常，这种有目的的保护性作用的概念是睡眠疗法的基础。③ 随后，巴甫洛夫与其学生陆续在狗和人的身上证明了睡眠的治疗意义。④

1935年，在巴甫洛夫的指导下，斯莫林斯基正式在临床上使用了睡眠疗法，在列宁格勒创办了拥有14张床位的睡眠疗法治疗科，用来治疗精神或神经疾病。所有的病人都在特别的房间里睡觉，不能受任何光线、任何

---

① 〔苏〕巴甫洛夫：《大脑两半球机能讲义》，戈绍龙译，北京大学出版社，2013。
② 赵以炳：《高级神经活动生理学基础（九）巴甫洛夫的睡眠学说》，《生物学通报》1956年第2期。
③ 舒昌达编著《临床电疗学》，人民卫生出版社，1965，第41页。
④ 〔苏〕卡先科、列米卓娃：《大脑的故事》，万文鹏等译，中国青年出版社，1957，第191页。

声音的影响，其间人工给予其营养。熟睡至第 6 天，病人将被医生唤醒以作为"休息"，一个疗程为期 10～12 日。① 睡眠疗法至此初步成形。此时的睡眠疗法为药物睡眠疗法，用于精神科和精神病院，适用于神经精神科疾病，如神经衰弱症、精神分裂症和顽固性头痛等，按照不同的治疗对象给予不同种类及剂量的催眠药，并建立在保护性医疗制度的基础上施行。小剂量的催眠药亦有镇静作用②，但与药物诱导睡眠有所不同，后者对中枢神经影响程度较重。

1943 年，安德烈夫（Андреев，曾译作"安得来夫"）首次将睡眠疗法应用于高血压治疗，开启了睡眠疗法在内科的应用。③ 之后，随着临床实践的发展，睡眠疗法的适应证范围不断扩大，被广泛用于治疗神经精神科、内科、外科和眼科等疾病。

药物睡眠疗法在临床应用中日臻完善，减少了如安密妥、巴比妥类等镇静催眠药物使用剂量，同时出现；减少睡眠时长的间歇性睡眠疗法。但药物睡眠疗法时常因药物而产生副作用或并发症，其临床效果较生理睡眠为差。④ 随后，条件反射性睡眠疗法运用于临床之中，此方法配合催眠药物使用，利用声、光等刺激因素诱导睡眠，以减少药物剂量，并形成条件反射。条件反射性睡眠疗法对环境要求较高，但被认为能减少副作用及并发症、扩大适应证范围，且具有成本低、减轻病人经济负担的优点。⑤

然而，不管是药物睡眠疗法还是条件反射性睡眠疗法，它们都由于长期使用催眠药物或安眠药物，不可避免地产生了副作用，加深了病人的痛苦，降低了治疗作用，这一现状促使大家积极研究不用药物也能引起睡眠的各种方法。⑥ 以巴甫洛夫及维金斯基的学说为理论基础的电睡眠疗法在此背景下得到了重视与发展。早在 20 世纪初，尼古拉·叶甫盖涅维奇·维

---

① 叶维法、吴振庚编《睡眠疗法》，人民卫生出版社，1956，第 13 页。
② 吴季俭等编《临床用药》，科学技术文献出版社重庆分社，1984，第 43 页。
③ 高速编著《睡眠疗法》，上海新亚书店，1952，第 11 页。
④ 张逢春、胡浴桓编著《实用精神病治疗学》，广协书局，1955，第 18 页。
⑤ 叶维法、吴振庚：《条件反射性睡眠疗法》，《人民军医》1954 年第 3 期。
⑥ 李振三：《电睡眠与电睡眠针刺并用对神经衰弱的疗效观察》，《郑州大学学报》（医学版）1958 年第 2 期。

金斯基（Николай Евгеньевич Введенский，1852~1922）提出唯物辩证生理学理论，认为兴奋和抑制的本质是一致的，电流的兴奋作用可以产生间生态，这是一种由物理刺激所引起的特殊的组织兴奋状态，是一种局限、稳定而不动摇的兴奋状态，按其表现，其具有抑制的特征。① 1947 年，在吉里亚罗夫斯基领导下，苏联保健部精神病研究所的同事共同创制了电睡眠机，进行电睡眠的研究。②"这是利用非常弱的直流电或搏动性直流电合并微量的安眠药物去引起睡眠……所引起的睡眠在质的方面比较其他睡眠更接近于生理性睡眠。"③

二 苏联睡眠疗法的推广：从科学偶像到行政干预

成本较低的睡眠疗法在苏联大规模兴起和推广，与巴甫洛夫唯物主义的神经学理论地位的提高是紧密相关的。1904 年，巴甫洛夫因其在消化系统研究的贡献获得了诺贝尔生理学或医学奖，其在国内的地位得到进一步提高。十月革命后，列宁在 1921 年 1 月 24 日签署的政府特别法令《人民委员会议决议》指出，"巴甫洛夫院士的杰出科学服务，对全世界的工人阶级都具有重大意义"④，进一步确立了巴甫洛夫在俄国的地位。

斯大林称巴甫洛夫为"伟大的研究家与世界的学者"，在苏联卫国战争期间，又称他为俄罗斯民族的优秀儿女之一。⑤ 20 世纪 30 年代，斯大林把巴甫洛夫学说确立为社会主义医学理论，批判资产阶级的科学思想，成为巩固社会主义制度改革政治和社会合法性的理论依据。斯大林用巴甫洛

---

① 舒昌达编著《临床电疗学》，人民卫生出版社，1965，第 40~41 页。
② 李振三：《电睡眠与电睡眠针刺并用对神经衰弱的疗效观察》，《郑州大学学报》（医学版）1958 年第 2 期。
③ 杨简：《关于电睡眠疗法的实验方法及其催眠作用的机制：民主德国第二届巴甫洛夫学说讨论会收获的介绍》，《中华医学杂志》1955 年第 1 期。
④ 戈绍龙：《巴夫洛夫百年诞辰》，时代出版社，1949，第 9 页。
⑤ 赵璧如：《向巴甫洛夫学习——纪念巴甫洛夫诞生一百零三周年》，《人民日报》1952 年 9 月 26 日，第 3 版。

夫的理论来强调人与环境之间的相互作用以及后天性的继承，试图确保社会主义制度改革在政治上和社会上的合法性。① 1950年6月28日至7月4日，苏联科学院与医药科学院学会在莫斯科召开了"关于发展巴夫洛夫（即巴甫洛夫）学说"的会议，指出"巴夫洛夫在高级神经活动领域内的发现是现代科学在研究脑部上所获得的最伟大的成就，这些发现构成唯物世界观的强有力的自然科学基础，是对唯心论及愚昧主义的任何表现进行思想斗争的有力武器"，并表示为"巴夫洛夫的科学遗产的顺利发扬，创造了特别有利的条件"。②

作为巴甫洛夫学说的重要遗产之一的睡眠疗法也得到了苏联政府自上而下的重视。1951年6月，苏联保健部学术会议制定、中央政府保健部核准颁布施行了《关于药物睡眠疗法实施的暂行指示》，③ 对睡眠疗法主要的适应证、禁忌证和规范化的实施过程提供了较为完整的指南（见表1），按照指示，睡眠疗法在苏联被广泛地推广。

1952年6月，苏联保健部医学学术委员会核准，电睡眠疗法应用于一切适应于巴甫洛夫睡眠疗法的疾病。④

表1 药物睡眠疗法实施暂行条例（节选）⑤

适应证： 内科疾病患者 1. 胃溃疡或十二指肠溃疡患者——适于施行姑息疗法的病例。 不适于施行睡眠疗法的患者： 1）胼胝性溃疡患者 2）有深层浸润性溃疡患者 3）处于穿孔期的溃疡患者

---

① Yu Yon Sil, "The Introduction of Pavlovian Theory and the Change of the Medical System in China in the 1950s: Focusing on the Construction of the Protective Medical System," *Korean Journal of Medical History* 29（2020）：613-672.
② 佚名：《苏联科学院与医药科学院学会关于发展巴甫洛夫学说的决定（摘要）》，《人民日报》1950年7月25日，第3版。
③ 朱滨生：《关于药物睡眠疗法实施的暂行指示》，《苏联医学》1951年第10~11期。
④ 叶维法、吴振庚编《睡眠疗法》，人民卫生出版社，1956，第31页。
⑤ 周景春：《药物睡眠疗法暂行条例》，《人民军医》1951年第7期。

续表

4）有可疑为癌性变的溃疡患者
5）有大量出血的溃疡患者
6）长期出血性溃疡患者
7）合并有幽门狭窄者
8）合并有胃周围炎或十二指肠周围炎以及顽固性胃炎或十二指肠变型得极其明显的症状者。
2. 慢性胃炎并合并有疼痛及胃分泌增高的患者。
3. 处于机能（植物神经的）期或硬化期的高血压病患者而没有极其显著的脑、眼底、心脏及肾脏等机能障碍者。
合并有极其显著的中枢神经系统、眼底、心脏血管系统、肾脏等机能障碍的高血压病患者，以及所有恶性高血压病患者均不适于施行睡眠疗法。
4. 轻型甲状腺肿大患者。
外科疾病患者
1. 下肢有营养性溃疡者，但由周围神经损伤或静脉扩张而引起的营养性溃疡除外。在施行睡眠疗法以前必须以各种方法清净溃疡面。
2. 第1度或第2度烫伤患者。施行睡眠疗法同时局部亦必须施用油性——树脂防腐绷带和其他方法协同进行治疗。
3. 处于不能施行手术期的急性炎症（乳腺炎、蜂窝织炎、各种重型炭疽）患者。施行睡眠疗法同时局部亦须施用局部香胶制腐法、青霉素疗法以及协同其他方法进行治疗。
4. 在施行胸腔或腹腔脏器手术后的患者。
5. 下肢有初期闭塞性动脉内膜炎并合并有间歇性跛行症患者。
外科疾病患者可施行间歇药物睡眠疗法，并持续期应为1～2日至1～2周。
中枢神经系或外周神经系疾病患者
1. 各种神精病患者并合并有中枢或外周神经性疼痛症状者：由于视丘血管损伤或视丘外伤而引起的疼痛，顽固性神经痛，合并有疼痛的神经炎、灼性神经痛、幻痛。
2. 顽固性偏头痛患者。
3. 散发性硬化患者，假性硬化（pseudosklerose）患者以及调节机能障碍患者。
4. 小脑路血管损伤或外伤并合并有调节机能障碍者。
皮肤病患者
1. 各种限局性及广泛性神经性皮肤炎。
2. 扁平红苔藓患者（各种类型）。
3. 瘙痒性湿疹。
在给患者施行睡眠疗法的整个期间内，亦应施行一般的局部疗法。让患者每隔4～5日淋浴1次。

　　1953年2月，苏联科学院主席团通过了《关于睡眠疗法的若干决议》，将"伟大的生理学家巴甫洛夫的天才学说"作为改善疾病治疗方法的纲领，与斯大林的著作《苏联社会主义经济问题》之于苏联共产主义建设的

意义摆在了相当的地位,进而高度评价睡眠疗法,称其为"苏联医学根据巴甫洛夫学说在进行研究的最有科学价值"的研究,"对于各种疾病的临床和预防具有广泛意义"。① 这一决议针对睡眠疗法在实验和临床中的问题、缺点提出了具体的要求。

如此,在苏联政府关于使用睡眠疗法的指示和苏联医学界的背书下,睡眠疗法被推广到全国每个诊所,用于神经衰弱、高血压和胃溃疡等各种疾病的治疗。②

三 "中学苏":学习苏联先进医学的指导纲领

郭沫若在第一届全国卫生会议上指出,"因为苏联已进入公医制,我们目前还不能达到这种地步。但这是我们努力的方向"③。"苏联医学不仅在指导思想、组织制度等方面是先进的,即在很多学术、技术问题上也为英美所不及。如卫生保健学、神经系统的生理病理学、原子医学等。"④ 通过苏联"先进医学"的形象塑造和话语构建以及自上而下的群众运动,睡眠医学在中国推广开来,并实现了本土化的发展。当然,苏联医学风靡中国的背后既有中苏友好的政治干预,也有解决实际问题的切实需求,在医疗卫生方面尤为突出,尤其鉴于苏联医学以较低的成本解决广大人民群众的健康问题,以巴甫洛夫学说为基础的无痛分娩、组织疗法、睡眠疗法和保护性医疗制度无不彰显了这一特点。

在中国实施第一个五年计划的关键时期,面对各行各业的具体建设目标和任务,中国不仅需要最大限度地调动各阶层人民的建设热情和积极性,还需要丰富的建设经验,苏联经验受到极大重视。各行各业都以苏联先进经验为学习榜样。据俄罗斯档案记载,1950~1956年,来华的苏联专

---

① 〔苏〕A. И. 涅斯切洛夫、〔苏〕A. Л. 米雅斯尼可夫、李维清:《关于睡眠疗法的若干决议》,《人民军医》1954年第8期。
② 佚名:《苏联大力推广睡眠疗法》,《人民军医》1953年第5期。
③ 武衡主编《东北区科学技术发展史资料(解放战争时期和建国初期)·医药卫生卷》,中国学术出版社,1988,第13~18页。
④ 傅连暲:《坚定不移地学习苏联先进医学》,《人民日报》1957年10月19日,第7版。

家先后有 5092 名。①

1949 年 10 月 3 日，中苏建交。两天后，中苏友好协会总会成立，并陆续在全国设立支会，至 1952 年，会员数量已达三千多万，成为当时国内最大的群众团体。②围绕着"宣传中苏友好、介绍苏联经验"，中苏友好协会在全国不同行业掀起了大规模、长时间的"对苏友好""以苏为师"的群众运动。1950 年 2 月，中国和苏联签订《中苏友好同盟互助条约》，标志着中苏关系进一步加深。

中共中央不时地就学习苏联经验问题下发通知、指示，各系统、各部门经常在上级的监督下检查本系统具体学习苏联经验和执行苏联专家建议的情况，不断地深挖自己在学习经验中的不足之处，并在党内宣布了必须与苏联专家搞好关系的政策和行政命令。③"学习苏联先进经验"涵盖诸多行业，医药业占据重要部分。郭沫若曾指出，"我国目前最主要的任务是恢复与发展生产，但只有把全国的卫生工作搞好，劳动人民有了充分健康，恢复与发展生产的工作才能获得保障"④，强调了卫生健康的重要性。苏联先进医学成为中学苏的重要方面，包括苏联医生高尚的品德、先进的医疗技术和药品等。中苏友好协会总会 1952 年 10 月公布了 24 条"中苏友好月"宣传口号，其第 17 条即针对医药卫生工作者这一阶层。⑤

苏联医学与意识形态和革命思想的宣传达到了高度的一致，被构建为辩证唯物主义神经生理学的巴甫洛夫学说及其精神也得到了广泛的推广。1949 年 9 月 26 日，北京中苏友好协会总会筹备委员会和"中华全国自然科学工作者代表会议"筹备委员会召开了巴甫洛夫百年诞辰纪念会活动，宋庆龄、董必武和郭沫若等 106 人出席活动。会议主席郭沫若发言称，巴

---

① 沈志华、李丹慧主编《战后中苏关系若干问题研究——来自中俄双方的档案文献》，人民出版社，2006，第 57~58 页。
② 佚名：《中苏友协三年来成就巨大 会员已达三千多万 成为全国最大群众团体 通过各种活动大大推进了中苏友好与合作》，《人民日报》1952 年 11 月 5 日，第 1 版。
③ 李巧宁：《新中国的中苏友好话语构建（1949~1960 年）》，中国社会科学出版社，2007，第 91 页。
④ 佚名：《传达去秋全国卫生行政会议决议 华北卫生干部会议开幕 郭沫若号召团结学习苏联的经验》，《人民日报》1950 年 1 月 16 日，第 1 版。
⑤ 佚名：《中苏友好协会总会关于"中苏友好月"的口号》，《人民空军》1952 年第 54 期。

甫洛夫在科学上的成就标志着科学战胜了形而上学，唯物论战胜了唯心论，并号召学习巴甫洛夫的工作精神和爱国精神。①

在中国，巴甫洛夫学说也被认为是"与唯心主义、僧侣主义以及一切黑暗势力斗争的锐利武器，是我们中国人民应当努力学习的科学宝藏"②。"学习苏联先进医学，首先须要学习马克思列宁主义与巴甫洛夫学说，以改造我们的思想。"③ 1953 年，中央人民政府卫生部在中国科学院及中华全国自然科学专门学会联合会的协助下，于当年 8 月 21 日起在北京举办了为期 5 周的"巴甫洛夫学说学习会"，集合全国高校及科学研究机构的生理学和有关学科以及心理学的学者 80 余人系统学习苏联生理学家巴甫洛夫的高级神经活动学说，掀起了学习巴甫洛夫学说的热潮。④

1952 年，时任卫生部副部长的傅连暲在《人民日报》撰文《学习苏联的先进医学》，"苏联医学是和人民需要紧密结合的，它就能从人民最迫切的需要出发，造福人民"，强调"苏联的医学是世界上最先进的医学。它是运用辩证唯物主义的科学方法并和人民需要相结合而发展起来的。因为掌握了辩证唯物主义的科学方法，就有可能最真实最正确地认识人体的生理现象，来探索疾病的根源，从而获致防治疾病的有效方法"⑤。1953 年，为庆祝北京苏联红十字医院成立一周年，傅连暲撰文称"苏联专家、苏联医务工作者值得我们学习的地方是很多的。我们要向他们学习苏联的先进医学，学习巴甫洛夫学说，学习苏联医务工作者的一切为了病人的思想和工作态度，学习苏联医务工作者的伟大爱国主义和国际主义精神"。⑥ 1955 年十月革命 38 周年纪念时，时任卫生部部长的李德全发文号召学习

---

① 佚名：《中苏友好协会总会筹备委员会自然科学工作者代表会筹委会 纪念巴夫洛夫诞生百周年 郭沫若、吴玉章等号召科学工作者学习巴夫洛夫把科学贡献给新国家》，《人民日报》1949 年 9 月 27 日，第 1 版。
② 赵璧如：《向巴甫洛夫学习——纪念巴甫洛夫诞生一百零三周年》，《人民日报》1952 年 9 月 26 日，第 3 版。
③ 中国卫生工作者首届赴苏参观团编《中国卫生工作者首届赴苏参观团参观报告》，人民卫生出版社，1954，第 4 页。
④ 张应吾主编《中华人民共和国科学技术大事记（1949~1988）》，科学技术文献出版社，1989，第 37 页。
⑤ 傅连暲：《学习苏联的先进医学》，《人民日报》1952 年 11 月 5 日，第 3 版。
⑥ 傅连暲：《北京苏联红十字医院成立一周年》，《人民日报》1953 年 6 月 19 日，第 3 版。

苏联医药卫生工作人员的高尚的道德品质和建设社会主义共产主义的艰苦奋斗的精神,"为实现我国社会主义建设的第一个五年计划而努力"①。1956年,著名外科医生吴英恺也号召向苏联医学科学工作者学习,使学习苏联医学成为"中国医学科学工作者的一种学术风气"②。1957年,傅连暲再次在《人民日报》撰文,倡导"坚定不移地学习苏联先进经验",认为苏联先进医学经验之所以先进,是因为它是真正服务于人民的,同时对比西方医疗制度,强调社会主义国家的医疗制度具有无比的优越性,并具体指出应学习苏联先进的医学思想与睡眠疗法等医学经验、医疗制度与医疗作风,以及医务工作者全心全意为伤病员服务的精神等。③这篇文章被广泛刊登于《中华内科杂志》《中华神经精神科杂志》《中华护理杂志》等学术杂志和各大主流媒体。主流刊物的不断宣传、领导干部的动员与号召使得睡眠疗法在全国各地传播开来。

除了来自专家和官员的意见和号召,关于学习苏联医学经验的读者来信、心得交流也在此期间频频见诸报端,如山东医学院师生积极学习苏联先进医学经验,"由于初步学习了苏联的先进医学,已体验到学习苏联先进医学的重要性……学生们都决心以苏联的先进医务工作者为榜样,加紧进行学习"④。

四 中国睡眠疗法的热潮

在苏联医学热潮尤其是"巴甫洛夫热"的影响下,睡眠疗法的推广便顺理成章了。此外,睡眠疗法对设备、设施和专业技术的要求不高,成本较低,也比较适合当时我国缺医少药、医院不足的客观状况。睡眠疗法所需要的物质条件相对简单,只需要选择离普通病房较远的单栋房屋作为睡

---

① 李德全:《学习苏联,建设我国卫生事业》,《人民日报》1955年11月7日,第3版。
② 吴英恺:《向苏联医学科学工作者学习》,《人民日报》1956年1月7日,第4版。
③ 傅连暲:《坚定不移地学习苏联先进医学》,《人民日报》1957年10月19日,第7版。
④ 佚名:《山东省医学院全体师生积极学习苏联先进医学经验》,《新华社新闻稿》1953年第1028~1043期。

眠疗法室即可。"每个病室床位不超过两个。光线的控制采用黑布窗帘和浅蓝色灯光,通风和室温全由人力做定时调节。隔音方面,取用毛毯悬闭门窗,并用地毯铺放在行路通道上。室内尽量减低声音,防止门户开闭和谈话、呼唤的喧扰。"① 治疗过程中,医生只需要填写各项睡眠疗法特殊记录,"记录投予催眠药之剂量、次数、时间、睡眠时数及沉熟程度,醒觉时间及醒觉时状态,进食时间、输入、排出、体温、脉搏、呼吸、血压等项,对各种病类,另列治疗前后病情变化的定时观察记录"②,并不涉及复杂和昂贵的医疗设备,是适合国情和基层卫生设施的"适宜技术"。

中国最早关于睡眠的研究主要集中在睡眠疗法的临床应用上,包括药物睡眠疗法③和电睡眠疗法、持续性和延长生理性睡眠疗法等。④

睡眠疗法最初被应用于精神病临床的初期,各医院主要用药物催眠达到睡眠。早在1950年7月,哈尔滨医科大学就对某些内科疾患如消化性溃疡和神经衰弱,广泛地展开了睡眠疗法的实验,收到了显著的成效并将成果发表在第一届哈医年会上。⑤ 白求恩国际和平医院于1951年6月相继推行无痛分娩疗法和睡眠疗法等。⑥ 1952年8月,广州第六十三陆军医院展开了睡眠疗法的初步试验,用于治疗胃溃疡和神经官能症等病症,认为"疗效是十分良好的,有大力推广的必要"。⑦ 据记载,1952年10月17日下午,时任人民革命军事委员会副总参谋长粟裕突然血压升高,医生即开出了睡眠疗法的处方。⑧

---

① 郑兆炽、鲍钟城:《睡眠疗法试行中的初步体验》,《人民军医》1953年第4期。
② 郑兆炽、鲍钟城:《睡眠疗法试行中的初步体验》,《人民军医》1953年第4期。
③ 钟友彬:《药物性睡眠疗法对神经衰弱兴奋衰弱型病人的疗效观察》,《中华神经精神科杂志》1957年第1期。
④ 周树舜、边祥麟、刘昌永:《持续性和延长生理性睡眠疗法治疗神经衰弱的比较:120例临床观察报告》,《中华神经精神科杂志》1957年第1期。
⑤ 东北医学图书出版社编辑部编译《苏联睡眠疗法》,东北医学图书出版社,1952,第135页。
⑥ 佚名:《白求恩国际和平医院六十年大事记(1937~1997)》,白求恩国际和平医院,1997,第40页。
⑦ 刘明铎、高柏良:《第六十三陆军医院在研究巴甫洛夫学说中的几点体会》,《人民军医》1953年第5期。
⑧ 中共中央文献研究室编《毛泽东年谱(1949~1976)》第1卷,中央文献出版社,2013,第615页。

1953～1954年是学习和试行睡眠疗法的高峰期，涌现了诸多书籍、应用论文（见表2）和报刊报道，睡眠疗法在国内得到了大范围的试行。1953年8月12日，《人民日报》刊登了天津第一军医大学临床学院试行睡眠疗法的结果，用于治疗神经衰弱、胃及十二指肠溃疡等病症，收效显著。[①] 1953，第六十一陆军医院（当时设于广东梅州兴宁县城）的郑兆炽和鲍钟城在《人民军医》上详细汇报了睡眠疗法试行的病例总结，包括神经衰弱、神经性呕吐、歇斯底里、神经性呃逆和慢性肠炎等共9例。[②]

各出版社亦陆续介绍、翻译和刊登了有关睡眠疗法理论和实践的著作（见表3）。《大公报》《光明日报》《解放日报》《新闻报》等报纸也报道了专家推行睡眠疗法的经验以及病人对睡眠疗法效果的体验（见表4）。

表2　部分关于睡眠疗法的期刊论文

名称	作者/译者	期刊	时间
用于睡眠疗法的制剂克氏酒精注射液	成利钧	药学通报	1954.11
在地区医院条件中用睡眠疗法治疗胃溃疡性疾病	札烈斯卡亚/朱滨生	苏联医学	1952.01
高血压治疗上的条件反射性睡眠	李树诺娃/赵师震	苏联医学	1952.01
药物睡眠疗法	古色娃/赵师震	苏联医学	1952.02
高血压病和其他内科疾病和非药物的睡眠疗法	节尔列次卡牙/赵师震	苏联医学	1952.03
关于睡眠疗法问题的报告	巴甫洛夫/张定一	苏联医学	1953.05
胃及十二指肠溃疡性疾病长期睡眠疗法的远期效果	此留柯娃/朱滨生	苏联医学	1954.01
不用药品的睡眠疗法	波波斯夫基/楼穆	大众医学	1952.09
应用延长生理的睡眠治疗心脏及血管系统障碍患者时的护理	路滨可娃/孙时和	中级医刊	1953.11
保护性医疗制度及条件反射性睡眠疗法的实施方法	秋何连克/李维凌	中华医学杂志	1953.03
溃疡病患者睡眠疗法的经验	张璋	中华医学杂志	1954.07

---

① 佚名：《天津第一军医大学临床学院试行睡眠疗法收效显著》，《人民日报》1953年8月12日，第3版。

② 郑兆炽、鲍钟城：《睡眠疗法试行中的初步体验》，《人民军医》1953年第4期。

续表

名称	作者/译者	期刊	时间
胃及十二指肠溃疡睡眠疗法二十二例的探讨	叶维法	中华医学杂志	1954.07
溃疡病的长时间断续性睡眠疗法	林传骧等	中华医学杂志	1954.08
女性生殖器败血性炎症的睡眠疗法	张崇德	中华妇产科杂志	1954.03
用睡眠治疗溃疡病人的经验	施锐	中华内科杂志	1954.03
急性颚扁桃体周围炎的睡眠疗法	阎忠	中华耳鼻喉科杂志	1954.11
关于电睡眠疗法的实验方法及其催眠作用的机制	杨简	中华医学杂志	1955.01
电睡眠初步在临床之应用	潘孝淳	中华医学杂志	1955.09
电睡眠	徐德隆、秦家楠、王晋源	中华神经精神科杂志	1956.04
二〇〇例门诊电睡眠治疗总结报告	夏毓芬	中华神经精神科杂志	1956.04
电睡眠治疗精神病的临床观察	张逢春	中华神经精神科杂志	1958.01

表3 部分睡眠疗法的相关论著

书名	作者	出版社	出版年份
巴甫洛夫睡眠疗法原理浅说	阿斯拉强、朱滨生	上海：时代出版社	1951
苏联睡眠疗法	东北医学图书出版社编辑部	沈阳：东北医学图书出版社	1952
睡眠疗法	高速	上海：新亚书店	1952
睡眠疗法之理论与实际	刘雄华	杭州：新医书局	1953
苏联睡眠疗法（第二版）	东北医学图书出版社编辑部	沈阳：东北医学图书出版社	1953
神经精神病学及护理	谭铭勋	北京：人民卫生出版社	1953
巴甫洛夫的睡眠学说与睡眠疗法	侯宗濂	北京：中华全国科学技术普及协会	1954
巴甫洛夫高级神经活动学说基本教程（第二版）	张琼	北京：人民卫生出版社	1954

续表

书名	作者	出版社	出版年份
内科临床诊疗技术	王胜淼	北京：人民卫生出版社	1954
各科诊疗之实际第三篇：基本治疗技术	黄裕光等	上海：新医书局	1955
睡眠疗法	叶维法、吴振庚	北京：人民卫生出版社	1956
内科手册	应元岳	北京：人民卫生出版社	1957
医疗催眠技术	〔苏〕布尔著，王新德译	北京：人民卫生出版社	1958
神经精神病学	王芷沅、曹天祥	北京：人民卫生出版社	1958
实用神经外科学基础	А. Л. Поленов、И. С. Бабчин编著，张同和等译	北京：人民卫生出版社	1959
内科护理技术	童雅培	北京：人民卫生出版社	1959
内科临床手册	武汉医学院内科、传染病科、神经科教研组，武汉医学院第二附属医院物理治疗科编	上海：上海科学技术出版社	1960

表4　部分关于睡眠疗法的报纸报道

名称	作者	报纸	时间
介绍苏联的睡眠疗法	刘民英	新闻报	1952.11.05
苏联米亚斯尼科夫教授谈睡眠疗法的意义	刘星群	光明日报	1953.04.18
睡眠疗法	斯别兰斯基、赵伯仁	光明日报	1953.04.18
我亲身体验了睡眠疗法的效果	刘星群	光明日报	1953.05.25
推行睡眠疗法的经验	吴振庚	光明日报	1953.12.15
苏联医疗界推广睡眠疗法	斯别兰斯基、赵伯仁	大公报	1953.04.18
我们应用苏联的睡眠疗法获得成就	吴传恩	大公报	1952.07.23
南京精神病防治院是怎样推行睡眠疗法的	刘民英	大公报	1952.08.16
睡眠疗法	吴振庚、叶维法	大公报	1953.09.05
进行睡眠疗法的病人应注意哪些事情	吴振庚	大公报	1953.09.07

此外，睡眠疗法也被写进了这一时期出版的《最新诊疗处方手册》①《内科临床诊疗技术》② 等权威论著或教科书中。睡眠疗法在国内得到了进一步试行与认可。

随着药物睡眠疗法不良反应的出现，人们把目光投向了能够模拟生理睡眠的电睡眠疗法。当时苏联已经研制出了电睡眠机，电睡眠疗法较为成熟并被广泛用于临床实践中。③

1955年2月，苏联保健部部长科里夫金娜（M. Коривкина，1910~1995）应邀访华。访华期间，科里夫金娜介绍了苏联的保健经验并向中国赠送了1台睡眠治疗机及其相关附件，为两国在医疗卫生领域的进一步合作和发展奠定了良好的基础。④

通过对吉里亚罗夫斯基《电睡眠》一书的学习，上海第二医学院神经精神病学教研组仿制了第一台电睡眠机，于1955年4月在上海第二医学院附属医院与市立精神病院正式应用。⑤ 上海两个医院施行电睡眠疗法的消息也得到广泛的报道，⑥ 并于1955年6月15日在上海神经精神病学会上发表了关于200例门诊电睡眠治疗的试用小结报告，⑦ 指出电睡眠是比较安全的，可以在门诊条件下进行。如此，电睡眠在我国开始大范围使用。

如上海第一医学院附属第一医院神经精神科自1955年9月开始应用电睡眠治疗90例精神病人，发现电睡眠治疗是治疗精神病的有效方法之一，对于神经症及反应性精神病有良好的效果。⑧

随后，电睡眠机在上海得到了大量制造，同年10月以后陆续在全国各

---

① 杨拱薇编《最新诊疗处方手册》，西南医学书社，1954，第345页。
② 王胜淼编著《内科临床诊疗技术》，人民卫生出版社，1954，第58~82页。
③ 佚名：《全世界最先进的苏维埃科学》，《人民日报》1954年4月10日，第4版。
④ 肖玉秋主编，岳巍著《中俄文化交流史·中华人民共和国卷》，天津人民出版社，2016，第393页。
⑤ 徐德隆、秦家楠、王晋源：《电睡眠》，《中华神经科杂志》1956年第4期。
⑥ 佚名：《上海两个医院施行电睡眠疗法》，《新华社新闻稿》1955年第1854期。
⑦ 夏毓芬：《二〇〇例门诊电睡眠治疗总结报告》，《中华神经科杂志》1956年第4期。
⑧ 张逢春：《电睡眠治疗精神病的临床观察》，《上医学报》1958年第4期。

大城市精神病治疗机构应用。① 电睡眠机主要有三人用、九人用两种类型（见图2），到1957年已有上海宇宙、沈阳医疗器械厂生产的电睡眠机可供出口。② 但由于价格昂贵和供不应求等，为了开展治疗，不少医院、精神病治疗机构纷纷自行研制电睡眠机并取得成功，如北京安定医院。③

电睡眠疗法较为安全、操作简便，因而很快在各专科门诊中得到广泛应用，被认为是对神经症治疗的主要方法之一，并成为神经衰弱快速综合治疗中的一个主要医疗措施。④

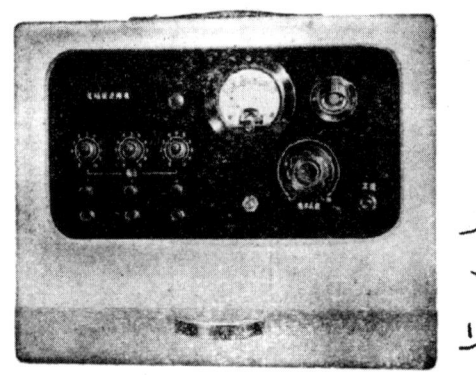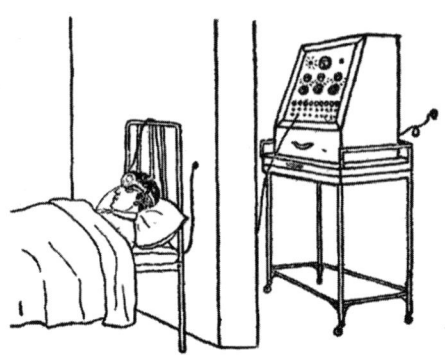

图2　电睡眠机（左为三人用，右为九人用）④

此外，中国学者亦积极将睡眠疗法与传统中医诊疗技术相结合，从而实现了苏联医学的本土化。如张永福等人使用针刺"三阴交""神门"代替安眠药物实行口腔科手术前睡眠疗法，效果卓著。⑥ 李振三联合使用电睡眠针刺治疗神经衰弱、神经衰弱状态/神经衰弱两种病症，在使用电睡眠治疗之前加用针刺泻法半小时，并与单独使用电睡眠疗法的疗效进行对

---

① 李心天：《十年来我国关于睡眠疗法的临床应用》，《中华神经科杂志》1959年第6期。
② 中华人民共和国第一机械工业部编《1959产品目录》第2册，中华人民共和国第一机械工业部，1959，第536页。
③ 全国医药卫生技术革命展览会编《飞跃前进的医疗预防工作》，人民卫生出版社，1958，第104页。
④ 李心天：《十年来我国关于睡眠疗法的临床应用》，《中华神经科杂志》1959年第6期。
⑤ 童雅培编著《内科护理技术》，人民卫生出版社，1959，第201页。
⑥ 张永福、杨涤明、谢宝贞、蒋良娥、钟羡贞：《针灸疗法在手术前晚睡眠疗法中之应用总结》，《江西医学院学报》1959年第3期。

比，发现联合使用"不仅提高疗效，并可提前出现治疗效果，以加强病人的信心与合作，有助于恢复，缩短治疗时间"。①

1951年，时任中央人民政府卫生部妇幼卫生局副局长的朱琏倡导运用新的理论（神经病理学）解释针灸治病的原理和作用。② 以李振三为代表的学者尝试将保护性抑制学说与针灸相联系，主张用"'泻'的手法，强的刺激，即是为达到促使其保护性抑制的出现或加强保护性抑制的程度，这样就使电睡眠以极其有利的条件以发挥其最大的治疗效果"，将针灸应用于电睡眠疗法。③

五 睡眠疗法的衰退

睡眠疗法风靡中国的原因亦不乏当时公众对新疗法的盲目推崇和从众心理。对于睡眠疗法效果不好的案例，当时不少研究者认为，是病例挑选不当④或只因决定使用睡眠疗法的时间太迟的缘故，⑤ 而较少对睡眠疗法提出真正的质疑。然而，随着睡眠疗法在许多医院、机构的推行，睡眠疗法实践中的问题和一些并发症也逐渐被报道。如1955年，杨和庭等人在对112例睡眠疗法总结时报道了头晕、呃逆、视力障碍和尿失禁等不同药物反应，出现率达98%。⑥ 同年，李问诗在对43例患者采用睡眠疗法后，报道了发热、呕吐和腹泻等不良反应和并发症。⑦

睡眠疗法在中国的衰退亦不可避免地受到了当时政治局势变化的影响。1956年，在苏共二十大的思想冲击下，尤其是波匈事件之后，中国开

---

① 李振三：《电睡眠与电睡眠针刺并用对神经衰弱的疗效观察》，《郑州大学学报》（医学版）1958年第2期。
② 朱琏：《针灸疗法的重要性及其原理》，《人民日报》1951年2月17日，第3版。
③ 李振三：《电睡眠与电睡眠针刺并用对神经衰弱的疗效观察》，《郑州大学学报》（医学版）1958年第2期。
④ 中国医科大学内科学院神经系：《睡眠疗法的初步总结》，《良师益友》1951年第9期。
⑤ 王廷瑞：《早期妊娠中毒的睡眠疗法》，《中华妇产科杂志》1953年第2期。
⑥ 杨和庭、景万源、陈世荧：《112例睡眠疗法实施过程的初步总结》，《中国医刊》1955年第11期。
⑦ 李问诗：《睡眠疗法治疗精神病的初步观察》，《中国医刊》1955年第11期。

始反思 1949 年以来对苏联的全面学习，探索自主发展的道路，外交上对苏联完全"一边倒"的态势也发生了变化，"以苏为师"转向"以苏为鉴"，"在科学技术方面"有关苏联方面的经验介绍开始变少。1956 年的 4 月，中央召开多次政治局学术会议，生理学、心理学界的一些专家，以及重要领导人都主动进行反思，认为不该将自然科学贴上"阶级"的标签，应当遵循自然科学本身的发展规律，不要过分干预学术探讨。①

1956 年 4 月 25 日，毛泽东在有各省、市、自治区党委书记参加的中共中央政治局扩大会议上做了《论十大关系》的讲话。讲话以苏联经验为鉴戒，初步总结了我国社会主义建设的经验，提出了探索适合我国情况的社会主义建设道路的任务。在中国和外国的关系问题上，指出"每一个民族、国家都有它的长处，要学习它的长处……要有分析有批判地学，不能盲目地学，不能一切照抄，机械搬用。对于苏联和其他社会主义国家的经验，也应当采取这样的态度"②。

1956 年 4 月 28 日，毛泽东在中共中央政治局扩大会议上提出"艺术问题上百花齐放，学术问题上百家争鸣"。③ 5 月 26 日，时任宣传部部长陆定一在怀仁堂发表题为《百花齐放，百家争鸣》的讲话，指出："在某一种医学学说上，生物学或其他自然科学的学说上，贴上什么'封建''资本主义''社会主义''无产阶级''资产阶级'之类的阶级标签，例如说什么'中医是封建医，西医是资本主义医'，'巴甫洛夫的学说是社会主义的'，'米丘林的学说是社会主义的'，'孟德尔－莫尔根的遗传学是资本主义的'之类，就是错误的。"并强调"在学习苏联的时候，我们的学习方法必须不是教条主义的机械搬运，而是要结合我国的实际情况"④。不难看出，当时中国已经开始反思学习苏联医学过程中的不足之处。

在毛泽东提出"以苏为鉴"思想和繁荣科学文艺的"双百"方针后，

---

① 韩惠黎：《巴甫洛夫高级神经活动学说在中国的传播和影响》，硕士学位论文，安徽医科大学马克思主义学院，2019。
② 廖盖隆、庄浦明主编《中华人民共和国编年史》，河南人民出版社，2000，第 126~127 页。
③ 李捷、于俊道主编《实录毛泽东》第 3 卷，长征出版社，2013，第 564 页。
④ 陆定一：《百花齐放，百家争鸣——一九五六年五月二十六日在怀仁堂的讲话》，《人民日报》1956 年 6 月 13 日，第 2 版。

在学习苏联先进医学过程中出现的这些偏差得到了部分纠正。① 在领导干部反复宣传、推广学习苏联先进经验的情况下，苏联先进经验在中国被"神化"。在这种情况下，"以苏为鉴"的号召也就不可能从根本上扭转"以苏为师"的全面实践了。② 1957 年，李德全发表名为《卫生工作离不开党的领导》讲话，对学习苏联问题进行了反思，指出"在学习苏联问题上，几年来取得很大的成绩，也存在着一些缺点。但有的人却只看到缺点，而怀疑学习苏联的正确性。这显然是错误的。学习苏联中的缺点，主要表现在吸取苏联某些先进经验时，没有很好结合我国的实际情况，这主要是我们工作中的缺点，而不能怪苏联经验，今后学习苏联仍是我们的方向"③。可见此时的反思仍具有一定局限性。

对于睡眠疗法的临床应用问题，苏联方面业已做出反思。1952 年 6 月，全苏内科学会理事会在对睡眠疗法工作的总结中，提出"有些内科学家愿意将药物睡眠疗法的范围扩大，但是我们以为必须十分小心。无论如何，我们不应将巴甫洛夫保护性抑制疗法的学说庸俗化了，甚至于贻害病人"，强调了睡眠疗法在内科疾病方面的谨慎使用。④

国内亦发出同样的声音，叶维法等人呼吁，"我们坚决反对没有充分根据而滥施睡眠疗法，将它认为一种万能药"⑤。1952 年，郑兆炽等人在试行睡眠疗法时总结初步体验，认为"苏联医学的经验曾告诉我们，不要把睡眠疗法简单化和庸俗化，更不要滥用睡眠疗法。我们从失败的病例里深深地体会到分析病的发病学的特点和考虑神经活动的类型，乃是使睡眠疗法成功的关键"⑥。由此可见睡眠疗法传入中国虽引起了应用和学习该疗法的热潮，但盲目地认为睡眠疗法"是一种万能药"是不符合事实的。

---

① 张程：《20 世纪 50 年代学习苏联先进医学研究》，《南京医科大学学报》（社会科学版）2019 年第 4 期。
② 孔寒冰：《新中国与苏联关系的特殊载体——中苏友好协会》，《郑州大学学报》（哲学社会科学版）2008 年第 1 期。
③ 李德全：《卫生工作离不开党的领导》，《人民日报》1957 年 7 月 12 日，第 4 版。
④ 顾卡斯扬、金汝煌：《全苏内科学会理事会（1952 年 6 月）对睡眠疗法工作的总结》，《中华内科杂志》1953 年第 1 期。
⑤ 叶维法、吴振庚编《睡眠疗法》，人民卫生出版社，1956，第 185 页。
⑥ 郑兆炽、鲍钟城：《眠疗法试行中的初步体验》，《人民军医》1953 年第 4 期。

随着医学技术的不断发展以及对睡眠机制认识的不断加深，设备要求条件过高①、疗程的长久性、疗效的不确定性②以及诸多不良反应等，睡眠疗法在临床上的应用已逐渐减少。③

进入 20 世纪 60 年代，睡眠疗法的使用情况发生了变化。具体表现为药物睡眠疗法逐渐减少、电睡眠疗法进入康复疗养之中，并经过研究，其目的已有所改变与发展，④"为此，电睡眠疗法的治疗作用，就绝不仅限于疗法名称的含意，而日渐广泛地应用于临床各科，以治疗各种各样的疾病"⑤。进入 80 年代后，睡眠疗法又重新被短暂应用于临床之中。据称，1980 年，哈尔滨市第一专科医院张士杰等恢复使用在我国停用多年的睡眠疗法治疗精神分裂症 240 例，经观察收到满意效果，认为"开展抗精神病药物与安眠药物相结合的延长生理睡眠疗法在临床上是可行的"⑥。20 世纪 80 年代末期，中国陆续出现了新形式的睡眠疗法。刘刚发明了"新睡眠疗法"，其主要原理是通过患者的深度睡眠，使中枢神经系统产生保护性抑制作用，阻断皮层及皮层下中枢的恶性刺激，恢复神经末梢纤维的营养性功能，使皮肤的异常代谢恢复正常，改善血液循环，增强抗过敏能力。谢风英等人据此使用睡眠 1 号促使病人进行 6~8 小时的睡眠来治疗银屑病，有效率、治愈率均较高。⑦ 孙长柱等根据临床实践，总结了一套有显著疗效的"新睡眠疗法"，口服使用特制睡眠胶囊（主要成分：乌梅、犀角、羚羊角粉、洋金花、丹参、黄芪和党参等）并配合安定药物静注，催眠 6~8 小时，用于治疗牛皮癣、白癜风和银屑病等皮肤病，其作用机理主要是进行神经调节，扩张皮肤毛细血管，改善微循环，使表皮得到充分营养，使大脑得到充分休息，阻断病损皮肤的恶性刺激向大脑传递，使大

---

① 杨任民、徐嗣荪编《睡眠的卫生》，安徽科学技术出版社，1979，第 97 页。
② 甘肃省人民医院编《胃及十二指肠疾病》，甘肃人民出版社，1975，第 245 页。
③ 夏征农主编《辞海·医药卫生分册》，上海辞书出版社，1989，第 596 页。
④ 朱霖青主编《中国医学百科全书·理疗学》，上海科学技术出版社，1986，第 16 页。
⑤ 〔俄〕КулещобаЭС、ШеметилоИГидр、王冈：《电睡眠疗法在临床各科的应用》，《国外医学·物理医学与康复学分册》1982 年第 3 期。
⑥ 张士杰、高华山、李金芳：《睡眠疗法治疗精神分裂症 240 例》，《黑龙江医药杂志》1981 年第 11 期。
⑦ 谢风英、南建军：《新睡眠疗法的护理要点》，《山西职工医学院学报》1995 年第 1 期。

脑的神经体液调节恢复正常。① 然而研究发现新睡眠疗法（用中药洋金花治疗银屑病）会引起神经萎缩等严重不良反应。② 1998 年，郑芝田在有关消化性溃疡的论著中，对曾经广泛用于治疗消化性溃疡的睡眠疗法进行了回顾，认为"睡眠疗法至少在治疗消化性溃疡方面带有时代色彩"，强调"人体正常生理状态下的睡眠是有一定规律的，用人为方法长时间使病人睡眠，应该讲是对生理规律的变更，因而就会发生新的问题，从临床实际观察中也是这样，睡眠疗法的并发症较多，如引起呕吐、头痛、发热、尿潴留、尿失禁、便秘、血压降低、出大汗、昏睡以及在睡眠过程中发生创伤等副作用"。③

如今，作为康复理疗的一部分，电睡眠疗法陆续被收入《理疗手册》（1980）④、《中国医学百科全书·理疗学》（1986）⑤、《神经系统疾病物理康复治疗学》（1994）⑥、《实用理疗技术手册》（2000）⑦ 以及《现代物理治疗学》（2001）⑧ 等专业著作中，适用于神经衰弱⑨、高血压、溃疡⑩、银屑病⑪等疾病的治疗。现今学界所用的"睡眠疗法"多指针对器质性睡眠障碍或更强调改善睡眠质量的疗法，与 20 世纪 50 年代的苏联睡眠疗法已不同。

结　论

苏联睡眠疗法在新中国引发热潮是中苏关系在特定背景的历史产物，同时也是中国广泛学习苏联先进经验的一个具体案例。由此亦可发现，20

---

① 张翔等主编《医院管理与改革文选》，中国医药科技出版社，1994，第 417~420 页。
② 银屑病防治研究基金会编著《银屑病患者必读》，人民卫生出版社，1998，第 52 页。
③ 郑芝田主编《消化性溃疡病》，人民卫生出版社，1998，第 581 页。
④ 郭万学主编《理疗手册》，辽宁人民出版社，1980，第 105 页。
⑤ 朱霖青主编《中国医学百科全书·理疗学》，上海科学技术出版社，1986，第 16~17 页。
⑥ 袁三衡等编著《神经系统疾病物理康复治疗学》，人民军医出版社，1994，第 23~24 页。
⑦ 郭新娜、赵彼得编著《实用理疗技术手册》，人民军医出版社，2000，第 79~81 页。
⑧ 陈景藻主编《现代物理治疗学》，人民军医出版社，2001，第 127 页。
⑨ 郭新娜、汪玉萍编著《实用理疗技术手册》第 5 版，河南科学技术出版社，2017，第 336 页。
⑩ 朱霖青主编《中国医学百科全书·理疗学》，上海科学技术出版社，1986，第 17 页。
⑪ 李春阳、杨秀莉主编《银屑病防治指南》，人民卫生出版社，1999，第 123 页。

世纪 50 年代，中国医学学习不仅仅是一个单向、被动的过程。

新中国成立初期，苏联在经济和专家人才等方面给予了诸多帮助。"学习苏联先进经验"是新中国成立初期中苏友好的重要内容，其中涉及诸多因素。首先，学习苏联先进经验是与国家发展密切相关的。当时，中国正值"一五"计划建设时期，学习苏联先进经验在各行业生产上发挥了重要的作用。其次，新中国成立初期，"学习苏联先进经验"由政府主导、依托于中苏友好协会，不可避免地具有浓厚的意识形态色彩，如巴甫洛夫学说与辩证唯物主义紧密联系、苏联先进医学经验体现了社会主义制度的优越性等。睡眠疗法在中国的传播离不开政治因素。在"学习苏联先进医学经验"的话语之下，中苏友好协会的全力推进，《人民日报》、《人民军医》和《良师益友》等官方媒体的多次报道，以及傅连暲等人的大力倡导，都推动了睡眠疗法在中国的热潮。

《魏氏家藏方》日本流布考

海 霞 陈红梅*

【摘要】 魏岘的《魏氏家藏方》宋刻本，于淳祐元年（1241）由旅宋日本僧人圆尔辨圆赍携而去并藏在东福寺的普门院中。从那以后，该书在日本的流传从未间断。我们依据前人记载，对《魏氏家藏方》在日本的具体流布做历时探讨，以期为当下发掘、整理海外中医善本古籍，进而深入进行中日甚至东亚传统医药知识的交流研究提供助益。

【关键词】《魏氏家藏方》 圆尔辨圆 中医文化

《魏氏家藏方》于南宋宝庆丁亥年（1227）在浙江鄞州碧溪，由作者魏岘主持第一次刊刻，之前是否有抄本流传不得而知。该刻本于南宋淳祐元年（1241）流入日本后，便开启了这部宋版方书在日本的收藏、影刻、抄写、校注与研究的流传史，成为中日医籍交流史上的典型代表。

一 《魏氏家藏方》在室町时期的流布

（一）1241年圆尔辨圆携归日本

圆尔辨圆（1202～1280），临济宗著名禅僧，京都东福寺开山祖师。他于嘉祯元年，即宋理宗端平二年（1235）从日本乘船到南宋明州（今宁波），并在净慈寺和灵隐寺求法，遍参知识，拜于无准师范门下。淳祐元

---

* 海霞，兰州大学敦煌学研究所和敦煌研究院人文研究部联合培养博士后研究人员；陈红梅，本文通讯作者，天津中医药大学文化与健康传播学院副教授。

年（1241）他与师傅无准辞别，赍携近千卷的中国书籍回到日本，并将这批书籍入藏于京都普门院中。

据载，"又辨圆携回者，多为佛教经论章疏、僧传、禅籍、儒书、诗文集、医书、字书等。辨圆自作三教典籍目录，惜未传至今。幸东福寺第二十八世大道一以（辨圆法孙），调查普门院藏书之残书，《普门院经论章疏语录儒书等目录》，藏于东福寺塔头常乐寺。此目录见于木宫泰彦氏著《日本古印刷文化史》中，择略于次：经论章疏百七十余部三百七十余卷册，僧传、禅籍、儒书、诗文集、医书、字书等二百三十余部九百六十余卷册，以上《普门院经论章疏语录儒书目录》当中，有台宗十类因革论四册、四明十义书科一册、四明十义书二册、山家义苑一册、圆悟录二册、佛祖宗流总图一帖六书，今藏于东福寺。大正七年十一月第四回大藏会所陈列，寺传为辨圆请来，宋版有普门院藏书印，表纸等也有圆尔墨书。在其目录所见有魏氏家藏，现为宫内厅图书寮所藏。该书为宋宝庆三年（一二二七）椠本，有普门院藏书印"①。由此可知，《魏氏家藏方》宋刻本由圆尔辨圆于淳祐元年（1241）从中国赍归日本。

（二）《魏氏家藏方》藏于普门院

据《经籍访古志》所载，"叹龄既至六旬余歌一首。屋代轮池弘贤尝鉴定为圣一国师书"②，即知圆尔辨圆60岁时正值日本弘长二年（1262）。这时《魏氏家藏方》宋刻本入藏普门院已经21年，且藏地并未发生变化，卷册是否残缺尚不得而知。前文已经交代，大道一以于南朝正平八年（1353）在调查普门寺残存藏书后所撰《普门院经论章疏语录儒书等目录》中有见《魏氏家藏方》一书。这是《魏氏家藏方》宋刻本流入普门院112年后再次编撰的书目。由此可知该书的藏地仍未发生变化，但是未著录册数。该书在此时是完本还是残本仍不得而知。

此外，日本僧医梶原性全约于1331年编撰了《覆载万安方》62卷，

---

① 〔日〕木宫泰彦：《日中文化交流史》，胡锡年译，商务印书馆，1980，第445页。
② 〔日〕冈西为人：《宋以前医籍考》，人民卫生出版社，1958，第1198页。

该书是"镰仓时代最具代表性的汉方医籍之一,也被誉为日本医学界之集大成者"①,梶原性全在编撰这部方书时就曾参阅《魏氏家藏方》并征引其中的方剂方论,如"枣肉圆、黄耆散、补髓青娥圆、神仙青娥圆、独活散、石斛浸酒、秋实丸、补心血固精、胜灸丹、风痹方诀"② 等共计 11首。《覆载万安方》原稿已失传,但是该书的流传并未终止,至今该书仍有抄本和影印本流传。因此,《魏氏家藏方》中征引的方剂也随《覆载万安方》的散布而流传。同时,《魏氏家藏方》也为《覆载万安方》的编撰提供了方剂文献来源。

二 《魏氏家藏方》在江户明治时期的流布

据目前所能查询到的文献资料来看,《魏氏家藏方》在江户明治时期的流传途径有民间收藏与官府收藏两种。该书除了最初普门院所藏的刻本外,还有不同的抄本。这些不同版本的《魏氏家藏方》又有各自不同的流传轨迹。

(一) 普门院藏本在日本的流传

第一,普门院所藏宋刻本《魏氏家藏方》流入多纪氏手中。今日本宫内厅书陵部所藏宋刻本《魏氏家藏方》③ 中可见普门院印记、广寿院架藏的藏书印。"广寿院架藏"为二代多纪元德(1732~1801)的藏书印。

明和二年(1765),"多纪元孝在神田佐久间街的天文台遗址上设立医学馆,名为跻寿馆"④。其与子元德"专奉汉唐疏传,首倡考证学,近世称宋版、明版等,尊旧椠古钞之事由其而起"⑤。因此,医学馆中的医家们不

---

① 赵秋萍:《〈覆载万安方〉研究》,硕士学位论文,中国中医研究院中国医史文献研究所,2004。
② 赵秋萍:《〈覆载万安方〉研究》,硕士学位论文,中国中医研究院中国医史文献研究所,2004。
③ (宋)魏岘:《魏氏家藏方》,宫内厅书陵部所藏宋刻本,1332。
④ 廖育群:《扶桑汉方的春晖秋色:日本传统医学与文化》,上海交通大学出版社,2013,第124~299页。
⑤ 廖育群:《扶桑汉方的春晖秋色:日本传统医学与文化》,上海交通大学出版社,2013,第124~299页。

仅插架藏书，书种类丰富，数量庞大，他们还精于鉴别书籍版本，其中不乏大量从民间收购而来的宋版医书。此外，医学馆的创始人多纪氏父子非常重视古医书的收集、研究，又因其世代在宫廷为医，能够有更多机会接触到幕府所藏的医书。同时，他们在官医系统中居于要职，又可借工作之便，"能够自由借抄乃至出版幕府、京都明刹、各藩府、医官名家的医书"①，或是借抄，或是收购。因此，在这样的背景下，普门院所藏刻本《魏氏家藏方》便从京都东福寺普门院中流入多纪氏手中。

"《经籍访古志》中著录《魏氏家藏方》，该书存有10卷，卷三缺，聿修堂藏。"② 那么，江户时期流入多纪氏手中的宋刻本便是残本。多纪元胤在文政九年（1826）编撰的"《聿修堂藏书目录》中著录《魏氏家藏方》宝庆开影10卷，11册，宝庆丁亥开影，原本缺第三卷，宋魏岘撰"③。同一时期医学馆内的小岛宝素（1797～1848）在"《宝素堂藏书目录》中著录《魏氏家藏方》10卷，3册，景宋本第三卷缺"④。由此可知，江户时期《魏氏家藏方》宋刻本有了10卷3册的影本。

第二，多纪氏转藏普门院藏宋刻本《魏氏家藏方》流入江户医学馆。明和二年（1765），丹波元孝便在从幕府租用的土地上创立了从事医学教育的跻寿馆，后于宽政三年（1791）改为官营模式，并且更名为医学馆。

医学馆除了招生培训医学生，还从事医书的校订与刊印。馆内的众多医家藏书颇丰且长于医书考证，医学馆又能借助馆主多纪氏的力量而访求日本多个医家、古寺及各藩府所藏的医书，并能够抄写、校正或再次出版医书。因此这一时期医学馆为了自身发展，需要源源不断地收集古医书。天保二年（1831）多纪元坚开始在医学馆内担任医师，除了看病诊疗外，还负责教授医学生。四年之后，他又入幕府，御侍将军左右并为其诊疗。

---

① 廖育群：《扶桑汉方的春晖秋色：日本传统医学与文化》，上海交通大学出版社，2013，第124～299页。
② 〔日〕冈西为人：《宋以前医籍考》，人民卫生出版社，1958，第1198页。
③ 〔日〕冈西为人：《宋以前医籍考》，人民卫生出版社，1958，第1198页。
④ 〔日〕冈西为人：《宋以前医籍考》，人民卫生出版社，1958，第1198页。

因其医术精湛，晋升官医之僧阶，受最高位法印并获号乐真院。多纪元坚于"天保十四年（1843），献百部医书于医学馆"①。今存宋椠本《魏氏家藏方》中有江户医学藏书印。至此，多纪氏所藏普门院宋刻本《魏氏家藏方》流入江户医学馆。

第三，江户医学馆转藏普门院藏宋刻本《魏氏家藏方》流入日本宫内厅。江户医学馆的藏书有天保十四年（1843）多纪元坚捐献的百部医书中，还有红叶山文库所赐的医书，也有借其馆主职务之便影印或抄写所得的医书。因此，江户医学馆中的藏书主要是多纪氏所藏的手跋本或江户时期医馆刻印的医书。

明和二年（1765），多纪氏初建跻寿馆，江户医学馆的藏书移交幕府，归幕府所有。明治17年（1884），幕府将红叶山文库的藏书及之前所收江户医学馆的藏书移交给图书寮。明治29年（1896）又经过筛选，将之前图书寮中的善本献纳于宫内省。据今日本宫内厅书陵部所藏宋刻本，《魏氏家藏方》中钤印日本政府的藏书印。至此，江户医学馆所藏普门院《魏氏家藏方》，宋刻本流入日本宫内厅书陵部，至今且存。

大正12年（1923），神田喜一郎（1897~1984）负责整理日本宫内省图书寮中的汉籍藏书，于昭和4年（1929）编撰目录书，"《帝室和汉图书目录》中著录《魏氏家藏方》，宋魏岘撰，宝庆三年，10卷11册。《帝室和汉图书目录》中著录《魏氏家藏方》10卷，首1卷，11册，宋刊本"②。但是《帝室和汉图书目录》和《宋以前医籍考》两部目录书均未对《魏氏家藏方》残缺情况作以著录。

（二）普门院藏本的抄本流传

第一，丰后佐伯藩主毛利高标所藏江户抄本流入红叶山文库。今日本公文书馆藏《魏氏家藏方》一部，该书系丰后佐伯藩主毛利高标所藏，后归于内阁文库，江户时期的3册写本，第三卷缺，其他信息暂无。

---

① 廖育群：《扶桑汉方的春晖秋色：日本传统医学与文化》，上海交通大学出版社，2013，第124~299页。

② 〔日〕冈西为人：《宋以前医籍考》，人民卫生出版社，1958，第1198页。

江户时期，属于幕府的红叶山文库实为国家图书馆，其中藏有幕府统治以来所收集的大量古籍。此外，"将军家有许多来自诸大名等奉献的贵重书，当时献上国内新刊的书被视为一种义务"①。九州大分佐伯藩主毛利高标（1755～1801）是德川幕府统治时期的大名之一。"毛利高标藏书丰富，又擅长古籍版本的品鉴。文政十一年（1828）他的孙子高翰，将其祖父所珍藏的汉籍一万七千余种共两万七百余册献纳于江户幕府"②，这些藏书中，不乏宋元刊本、江户时期的写本等，江户幕府将毛利高标本藏于红叶山文库中。明治18年（1885）创建内阁，红叶山文库便改为内阁文库。至此，毛利藩主毛利高标本所藏书籍流入红叶山文库中，后改为内阁文库，现今存于日本公文书馆之中。

毛利高标喜爱收藏图书，尤其是珍善本古籍。由于年代久远，资料缺乏，江户时期《魏氏家藏方》抄本流入毛利高标手中的具体时间、方式等已不得而知，但是据其生卒年来看，大致推得该书在江户中期流入佐伯藩主毛利高标手中，或是由他人进献，或是由购买得到。另2010年曹洪欣主编的《海外回归中医善本古籍丛书》及郑金生主编的《海外中医珍善本古籍丛刊》中均收录内阁文库本日人抄本，即毛利高标所藏的日人写本。至此，该本又一次流入中国并有了2010年人民卫生出版社出版的点校本，及2016年中华书局出版的影印本。

第二，鹗轩文库抄本重抄本流入三井文库。今日本三井文库中藏《魏氏家藏方》一部，该书是鹗轩文库抄本重抄本，10卷，5册，第一、三、八卷缺。宝历十二年（1762）磐城绪方修据望月乘藏抄本重抄。其他信息暂无。东京帝国大学的医科学教授土肥庆藏（1866～1931）号"鹗轩"，鹗轩文库为其所有。土肥庆藏收藏江户时代到明治初年的日本著作，共收藏书籍7898本。在他的藏书之中也有一定数量的古医书，如医学、本草类书籍。鹗轩文库中的古医书在土肥庆藏教授去世后分别流入三井文库与东

---

① 〔日〕町泉寿郎文著，王铁策译《江户医学馆的教育——考证医学的奠基》，《医古文知识》2005年第3期。
② 〔日〕町泉寿郎文著，王铁策译《江户医学馆的教育——考证医学的奠基》，《医古文知识》2005年第3期。

京大学。而他所收藏的《魏氏家藏方》抄本重抄本于昭和25年（1950）被三井文库收购，至今且存。

清代考证学发达，江户时期日本学术也受其影响。由此，日本医学流派中有了所谓的"医学考证派"①。医学考证派并不局限于医学著作本身的考证研究，对医书内容或涉及的问题也予以研究。最具代表性的则是多纪氏父子，他们对多部中国药典方书进行辑义、汇考或述义。

多纪元坚于嘉永元年（1848）编写的《杂病广要》② 一书中对不同疾病进行医学论证，在相应的疾病治疗中对诸多方书中的方剂予以汇考，其中在治则治法中所用《魏氏家藏方》的方剂有9首，其中7首概貌如下。

利气镇逆诸方：对众多方书中治疗鼻衄的方剂进行筛选，征引《魏氏家藏方》中的黑锡丹，足以看出他对黑锡丹临床实效的认可。

利气诸方：认为姜香散在止血方面效果好，对肠脏虚弱或脾胃虚弱的病患又分别进行论治寻觅。

温中补虚诸方：收录《魏氏家藏方》中的方剂3首，可见他充分认同这3首方剂的临床效果。

补心调肝诸方：收录《魏氏家藏方》中的辰砂秘真丹，认为在补心气调肝肾方面，该方效果良好。

润补诸方：收录《魏氏家藏方》中的清膈散，认为该方剂在治疗脾气虚弱、疸热方面临床效果好。

解毒方：收录《魏氏家藏方》中的千蛊酒，多纪元坚对该方的来源进行考证，最终认为该方出自《苏沈良方》。

咳疾方：收录《魏氏家藏方》中的八宝散，除了对此方剂临床效果大加认可外，也对该方剂的源流演变进行考证，并在按语中列出。

多纪元坚对《魏氏家藏方》所载录的方剂进行考证，同时也对该书中载录的医学知识、理论及医学思想进行研究与应用。《魏氏家藏方》为多纪元坚编撰《杂病广要》提供可参考选用的良方。《杂病广要》出版后便

---

① 廖育群：《扶桑汉方的春晖秋色：日本传统医学与文化》，上海交通大学出版社，2013，第124~299页。
② 张文平、王静主编《杂病广要精要》，中医古籍出版社，2008，第4~518页。

由日本流向中国,至今仍有众多学者将其作为参考或是进行研究。《魏氏家藏方》中被摘录的9首方剂,也因《杂病广要》的征引而得以在中日之间广泛流传。

三 《魏氏家藏方》的现存藏本情况

现有全国汉籍数据库——日本所藏中文古籍数据库在线阅览系统正在运行,该数据库涵括全日本的高校图书馆,国立性、地方性图书馆以及财团法人的私立图书馆等共计55个,录入数据748586个。数据库中古籍已著录书目信息,没有收录文本,但为了能够让相关读者在文献资料查找中区分不同版本,相应的书目信息栏中附有卷头的影印件。目前,数据库中已影印卷头的中文古籍文献几近万部,部分书籍在数字化处理后可在线阅读。笔者在全国汉籍数据库——日本所藏中文古籍数据库中检索发现,日本多个图书馆收藏有《魏氏家藏方》的不同抄本,具体如下。

东北大学图书馆:《魏氏家藏方》写本,3册,江户时期,第三卷缺;国立国会图书馆:《魏氏家藏方》写本,9册,江户时期,第三卷缺;公文书馆:《魏氏家藏方》写本,丰后佐伯藩主毛利高标本,内阁文库,3册,江户时期,第三卷缺;立命馆大学图书馆:《魏氏家藏方》写本,3册,江户时期,第三卷缺;三井高坚三井文库、鹗轩文库(土肥庆藏氏)本《魏氏家藏方》10卷,缺卷第一、第三、第八,5册,宝历十二年磐城绪方修据望月乘藏抄本重抄;杏雨书屋:《魏氏家藏方》写本,5册,享和二年(1802),第三卷缺;杏雨书屋:《魏氏家藏方》手写本,4册,宽政元年(1789),修元亮与住草屋校,第三卷缺;东京大学人文研究中心:《魏氏家藏方》,顾延龙等辑,1995~2002年上海古籍出版社《续修四库全书》,江户时代抄本,第三卷缺;宫内厅书陵部四〇三函一〇一号《魏氏家藏方》宋刊本,11册,首1卷,第三卷缺。

目前,日本各大图书馆阁所藏的《魏氏家藏方》一书情况如下。(1)《魏氏家藏方》抄本均写于江户时期,册数不一,均缺卷三,有3册本、4册本、5册本;(2)《魏氏家藏方》有宋刊本、宋刊本影本,又有写本、抄本重抄本，也有抄本校注本。东京大学人文研究中心所藏的影本，被收录在上海古籍出版社 2002 年出版的《续修四库全书》中。目前，通过日本所藏中文古籍数据库可以查找《魏氏家藏方》这部方书在日本的馆藏情况。但是这些善本还未实现数字化，不能在线阅览，对于书中是否有抄者信息、跋语等尚不可知。因此，海外中医善本古籍回归的意义及重要性尤为突出，并且任重道远。

四 《魏氏家藏方》日本流布脉络图

笔者梳理《魏氏家藏方》在日本的流布，现制作流布脉络图如下。

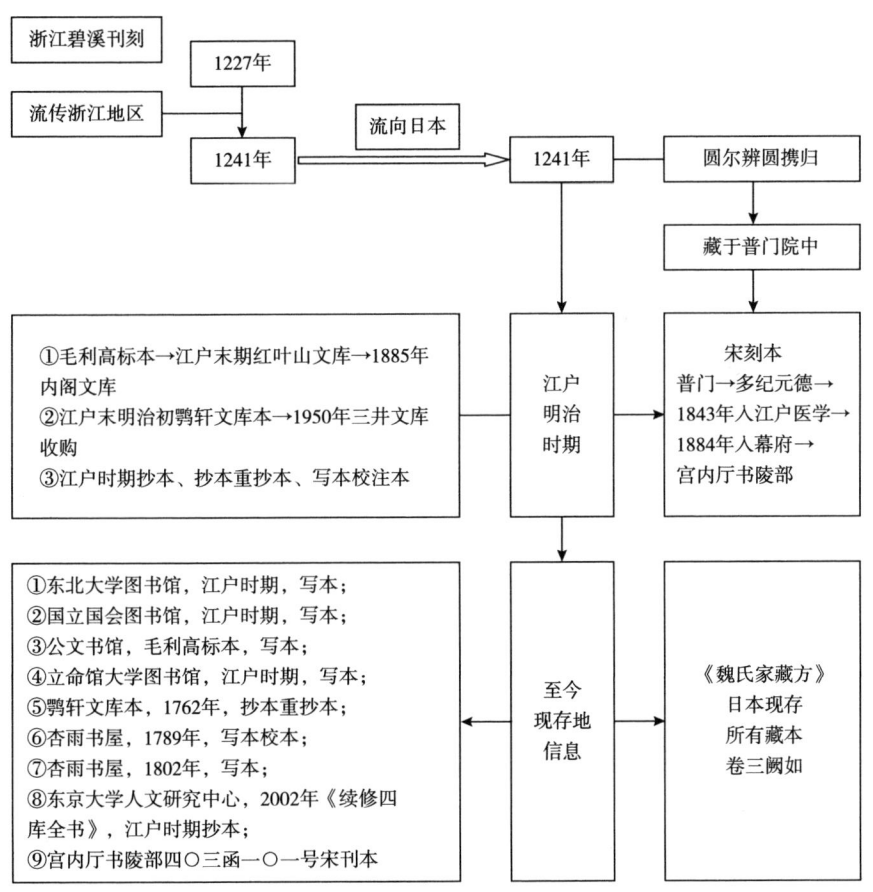

《魏氏家藏方》日本流布脉络图

五 《魏氏家藏方》东传对日本医学的影响

《魏氏家藏方》在中日医药文化交流中扮演着重要角色。葛兆光先生曾提出"从周边看中国"的理念，即超越传统中国疆域，涉及周边。因此，我们在这种理念的指导下，将该书置于日本传统医学发展之中来探讨其对日本传统医学的影响，分为三个方面。

第一，为日本汉方医书的编撰提供方剂方论的来源。日本僧医梶原性全约于1331年编撰了《覆载万安方》62卷，该书是"镰仓时代最具代表性的汉方医籍之一，被日本医学界推崇为本邦方书之大典"，又"镰仓……编集医方，既有临证实用性，又不需专门教授。总之，就当时的日本医学水平而言，它无论如何也不能超越宋代的医学范畴，只能是摘抄编集，取其所长，录其所需"。① 而梶原性全在编撰这部方书时就曾参阅《魏氏家藏方》并征引其中的方剂方论，如枣肉圆、黄耆散、补髓青娥圆、神仙青娥圆、独活散、石斛浸酒、秋实丸、补心血固精、胜灸丹、风痹方诀等共计11首。因《魏氏家藏方》流传日本，成为日本早期方书编撰的资料来源。另有多纪元坚约于1848年编写了《杂病广要》40卷，将各家论说汇纂其中。鉴于"杂病之疗过于伤寒，而杂病诸方之芜杂更甚于伤寒"②，故在编撰《杂病广要》这部医书时，摘辑了我国古代医籍中有关内科杂病论述的专著，分为外因、内因、气血、脏腑、身体五类，列中风、虚劳等病症73门，包括附病在内共85种。书中对不同疾病进行医学论证，在相应的疾病治疗中对诸多方书中的方剂予以汇考，其中在治则治法中摘用《魏氏家藏方》的方剂9首。综上，《魏氏家藏方》这部宋代较有影响的私家方书流入日本后，因其载录的中医学知识及其所具有的临床价值而被日本不同时期的医家参阅。医家们在编撰医书时也征引该书中的部分方剂方论。该书为日本汉方医书的编撰提供了方剂方论的来源。

---

① 赵秋萍：《〈覆载万安方〉研究》，硕士学位论文，中国中医研究院中国医史文献研究所，2004。
② 张文平、王静主编《杂病广要精要》，中医古籍出版社，2008，第2页。

第二，为日本传统医学考证派的汉方研究提供研究素材。江户时期日本医学考证派的医家都具有双重身份，他们既是江户医学馆中的医家，又是医学馆中的教师，在医学馆内的实际教学中，就需要对所教授的医学经典进行详细而精当的解释。医家们对多部中医书籍进行校勘学等书志学层面的考证。其中多纪氏、小岛氏、涩江抽斋、森立之等从目录学角度对《魏氏家藏方》加以探究，包括其撰者、卷册数、版本、收藏及流传情况等。这就为医学考证派对宋刻本《魏氏家藏方》所载录医学内容方面的考证研究打下基础，并为日本传统医学考证派的汉方研究提供了研究素材。

第三，在一定程度上丰富了日本汉方医学的内容。《魏氏家藏方》中载录方剂、记录宋及宋以前的中医学知识，并且具有丰富的临床价值。该书流入日本，不同医家参阅并征引该书。他们在肯定该书医学价值的同时，也结合自身的医学理论将其进行"再整合、再创造"，从而具有日本汉方医学色彩。《魏氏家藏方》在一定程度上丰富了日本汉方医学的内容。

六 《魏氏家藏方》在日本流布带来的启示

《魏氏家藏方》经由圆尔辨圆自宋带回并入藏普门寺，后流入多纪元德手中，后辗转入藏江户医学馆，今藏于宫内厅书陵部，流布长达七八百年仍保存较为完好，同时，江户时代还掀起了《魏氏家藏方》写本传抄的繁盛，直到今天仍能在日本所藏中文古籍数据库中查见8部这一时期的写本。对此，我们从该书在中日间的流布得到如下启示。

第一，书籍的流布命运与其刊刻、保管及研究紧密相关。医书作为中医知识、理论、文化的物质载体，其自身就是独特的生命体，在实际流传中繁衍。流传过程中，该书散布于不同地方。书籍的刊刻则是该书流传的具体表现之一。同时，刊刻、保管又促使该书的进一步流传。此外，流传过程中对该书本体、内容及所载医学思想的研究，又助推了《魏氏家藏方》的流传。因此，书籍的流布命运与其刊刻、保管及研究密切相关，不可分割。

第二，重视中医书籍，继承中医知识，发扬中医文化。中医药在我国传统文化与传统科技中是历史相对悠久、体系相对完整、应用相对普及的，同时中医是我国优秀文化遗产的重要组成部分，是具有世界影响力的符号[1]。《魏氏家藏方》作为独特的载体在中国与日本间流传，正是因为其自身载录的中医学知识、中医文化以及丰富的临床价值。中医是中华民族宝贵的精神财富，因此，中医书籍得到妥善保管以流传，才能更好地继承中医知识，发扬中医文化。

第三，海外中医珍善本古籍的回归，任重道远。回顾历史，中医在古代世界医林中一度处于前列，大量医籍被刊行，它们不仅在国内流传，而且"走出国门，不断流向海外"[2]。当前大量中医古籍散布海外，其中有不少在国内已经散佚。对于这些具有极高医学价值的医籍，需要我们总结前辈抢救回归佚散海外中医古籍工作的经验，继续调查与整理医籍。从郑金生先生主编的《海外中医珍善本古籍丛刊》来看，当前回归的医籍多为亚洲地区所藏，尤以日本为主。西方国家的博物馆、大型图书馆等也有一定数量的医籍存放。目前我们已在欧洲的十几个国家进行初步调研、编目，但是欧美地区仍有部分图书馆未能进行调查。这就需要今后我们能够继续推进海外中医珍善本古籍的回归工作。

第四，保护中医古籍，加快全球中医古籍数字化建设。在调查《魏氏家藏方》流布时发现，目前该书仅有影印出版，尚未录入电子书库之中。尤其是在日本所藏中文古籍数据库中，只能见到该书的基础信息，却不能看到该书的原貌，对不同版本之间进行比较就很难实现。此外，保护中医古籍，除了大规模开展古籍影印出版和缩微之外，还要加快中医古籍数字化。数字化是从知识层面保护古籍最快、最经济的方法。同时，也便于在电子书库中检索、研究，加速书籍的传播速度。

第五，以个案研究的形式，进一步推进海外中医善本古籍的发掘、整理与研究。同时，对于藏日宋本中医药典籍的关注及研究，有利于我们从

---

[1] 郑金生主编《海外中医珍善本古籍丛刊》，中华书局，2016，第1页。
[2] 郑金生主编《海外中医珍善本古籍丛刊》，中华书局，2016，第1页。

源头上更好地挖掘中医文献，以从文献角度深入进行中日甚至东亚传统医药知识的交融研究。

结　语

《魏氏家藏方》宋刻本在流入日本的近800年间衍生出不同的手抄本、抄本重抄本、抄本校注本、宋刻本影本等。不同的日本书馆文库又收藏了不同版本的《魏氏家藏方》。《魏氏家藏方》通过宋本的传藏、抄本的传抄，在日本得到较为广泛的流传与保护，并得到相关医学派的重视及深入研究。日本的医学家对该书所载的医学内容进行了研究并摘用。《魏氏家藏方》的收藏、传抄、影印、研究等，都充分说明日本医家对《魏氏家藏方》这部宋代私家方书所蕴含的医学价值的认可。这部宋代私家方书作为中医学知识与中医药文化的物质载体，它在再写、传抄、影印、校注的过程中得以流传，其本质便是中医知识和中医文化的传播与普及。

会通与转型

用科学重建中医*

——以"中西医药研究社"为例

张大庆**

【摘要】 中西医药研究社（The Medical Research Society of China，MRSC）成立于1935年，是一个以科学研究改变传统医学为宗旨的学术组织。然而，在研究中医的过程中，他们探究中医能否以科学医学的模式展开研究，对中医理论及其哲学假设的批评引发了一场大论战。中西医药研究社及其成员不仅希望从中草药中找到有用的药物，而且希望建立新的医学体系。本文回顾了中西医药研究社的历史及其对西医在中国发展的贡献，并指出自西医传入中国以来，中国医生就有将传统医学与现代医学相结合的想法。这种单向的意图正是造成"如何在复杂的文化背景下处理两种不同的医学体系"争论的根源之一。

【关键词】 中西医药研究社　近代中国　医学

20世纪20年代末30年代初，南京国民政府已经控制了中国大部分地区，开始谋划和平建国。① 这一时期的经济不仅受到了全球经济大萧条的影响，还遭受了国内旱涝灾害等一系列自然灾害的打击，但国民政府还是把文化建设提上了日程，建立了国家教育体系（后改为"教育部"）、国家最高科学研究机构中央研究院和国立北平研究院。文化建设

---

* 本文为2019年国家社会科学基金重大项目"中国近代科学社团资料的整理、研究及数据库建设"子课题（项目编号：19ZDA214）的阶段成果。
** 张大庆，北京大学医学人文学院教授。
① 〔美〕费正清、费维恺编《剑桥中华民国史（1912～1949年）》下卷，刘敬坤等译，中国社会科学出版社，1994，第142、173、412、449～450页。

上的各项努力,为科学文化教育的普及奠定了基础。一方面,国民政府在进行社会经济建设的同时,开展了一系列的科学运动,鼓励民间工业企业和高校成立学术研究机构,为中国现代化的发展提供了广阔的前景。另一方面,科学文化领域,特别是接受现代科学训练的学者,希望通过"科学救国"、"教育救国"和"实业救国"的战略来推动中国社会的革命。

一 科学治理与医学生态的重建

(一) 中西医药研究社的成立:医学科学化的探索

"科学"作为近代中国最重要的概念,在20世纪30年代成为社会普遍信仰。知识分子坚定地相信科学将在社会、政治、经济、文化等方面发挥至关重要的作用,尤其对改变中国贫穷落后的局面将产生重大影响,是建设现代化国家的利器。他们希望"以科学的方法,对一切进行科学和理性的改革与创造"。

1932年初,宋大仁、徐元甫、钟之英、褚民谊、沈乾一、万有竹、梁心、丁福保等8位医师发起成立了"中西医药研究社"。"我国医药现状,甚为复杂;因有中西之分,各成门户之见,彼此倾轧,互相攻讦,而各忘其更有重大之研究进取之责任,使中国医学,永无进步,宁非可以悲痛之事!"[①] 因此,中西医药研究社的发起者们聚在一起,努力改变中国医学界的现状。经过两年的筹备,1934年9月,筹备委员会向上海市人民政府提出注册申请,11月获得批准(图1)。

1935年1月26日,中西医药研究社在上海新亚酒店举行成立大会,数百名学者及社会各界人士出席(图2)。会上,宋大仁、郭琦元、范行准、沈警凡、丁福保、江晦鸣、刘国祥、赵绩如、唐景韩等9人被推选为理事会理事,宋大仁、郭琦元、丁福保为常务理事。理事会下设总务部、

---

① 中西医药研究社:《本社成立经过记及近况》,《中西医药》1935年第1卷第1期,第7~10页。

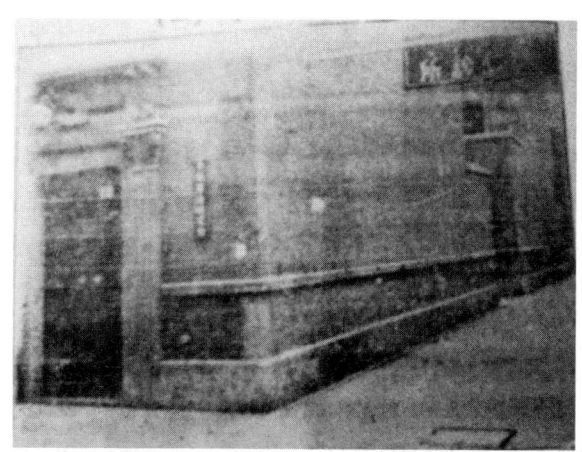

图 1　中西医药研究社位于上海市北四川路永丰坊 65 号的宋大仁诊所

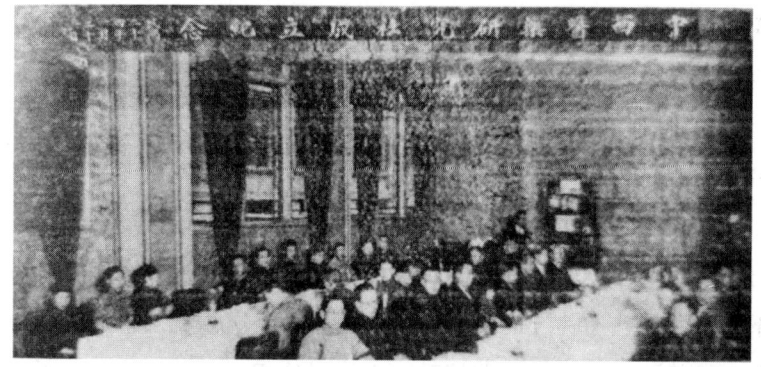

图 2　民国 24 年（1935）1 月 26 日，中西医药研究社成立大会合影

学术部、出版部三个部门，分别由沈警凡、朱恒璧、宋大仁担任部门主任。① 中西医药研究社的宗旨是：

（一）集中国内医药人才，研究中西医药，以期中国医药学术之改进；

（二）以科学方法研究医药学术，完全以真理为标的，摒弃各种派别上之私见；

---

① 中西医药研究社：《本社成立经过记及近况》，《中西医药》1935 年第 1 卷第 1 期，第 10～11 页。

（三）努力灌输民众医药卫生知识，以期复兴中华民族固有健康之精神。

他们决定用"科学理性和科学方法"对中医进行创新。① 他们希望中西医药研究社能够承担起"消弭我国医药界的纠纷，及促进中国医药卫生之发展"的责任。②

自19世纪中叶以来，西医以一种"科学医"的形态传入中国，中医已不能像古代吸收、融合印度医学、阿拉伯医学那样，再将西医纳入自己的体系。因此，中国的医学理论和实践呈现中西医并存的局面。对中西医的承认及如何处理二者之间的关系，一直是困扰中医界的争端。与中医相比，西医以现代科学为基础，更符合逻辑和循证原则，特别是病理学和病原微生物学，可以更加清晰明了地对疾病做出解释。从疾病治疗方面来看，西医在眼科和外科方面比中医更成功，手术的疗效增加了西医的吸引力。因此，西医作为科学的化身，成为评判中医的主要指标。

事实上，自现代西医传入以来，中国医学界的生态环境就发生了变化。在智识领域，西医体系开始逐渐占据主导地位，从解剖结构到病灶定位，再到致病生物体的发现。医院和诊所提供的治疗模式加强了医患之间的联系，医院取代了传统的家庭诊所和坐堂医生，成为提供医疗服务的主要场所。虽然西医的执业人数相对较少，但他们已强大到足以与中医分庭抗礼。医疗服务体系的架构也发生了变化。1912年以后，随着中国政治体制改革，这种变化从数量转向了质量。民国初年，中国政府效仿西方和日本，建立了国民卫生体系、医疗服务体系和医学教育体系，并对中医进行了限制和规定，中医也因不符合科学原则而被医学教育体系排斥。1929年，南京国民政府卫生部召开的第一届中央卫生委员会通过了《规定旧医登记案原则》（以下简称《原则》），规定了"甲：旧医登记限至民国十九年为止；乙：禁止旧医学校；丙：其余如取缔新闻杂志等非科学医之宣传品及登报介绍旧医等事由"。这就是所谓的"废止中医案"。《原则》一经

---

① 中西医药研究社：《本社章程》，《中西医药》1935年第1卷第1期，第145~149页。
② 沈警凡演讲《我们怎样提倡药学革命》，《中西医药》1935年第1卷第1期，第20~21页。

发表，就遭到了中医界的强烈反对。

需要指出的是，关于"废止中医案"的争论，并不限于对中西医利弊的学理讨论，而是从政治价值和意识形态层面对中医进行论证。例如，以上海医界春秋社为代表的中医药团体认为，废止中医是"摧残国粹学术"，声称中医完全合乎"三民主义"（民族、民权、民生），废止中医是帝国主义的险恶阴谋，他们从政治和文化的角度寻求中医的合法性。中医医师呼吁在政治上平等对待中西医，在经济上支持中医的发展，包括医学教育和医疗保健体系。然而，大多数学者对"中西医论争"史的看法都强调传统医学领域对政府政策的成功抵抗，很少有学者提及该成功在一定程度上归功于一些政府官员和知识精英的支持。在现代化的道路上，如何在保持自己文化传统的同时吸收西方文化的优点，始终是一个民族自我认同的核心问题之一。这个问题对于中国和印度这样有着悠久历史的国家来说，更为关键。对于政府来说，保留传统文化对于政治的正确性和维护自身的正统地位至关重要。为此，国民政府将中医中药更名为"国医国药"，成立"国医馆"，制定了《国医条例》，拟定"国医研究计划"并成立"国医学院"，显示了政府对中医药在国家医学教育和医疗服务体系中的地位的肯定。

虽然北洋政府和南京国民政府主管医学和教育的官员同意废止中医，批准了限制中医教育、禁止中医宣传、实行中医执业人员注册和培训等各项规定，但由于各方面的争论，中医的废止未能真正实现。因此，以余云岫为典型代表的提倡废止中医的一方也强调推动科学医学需要政治支持。余云岫表示："（……要使得科学医普及……）我以为也应该到政府去。我说的到政府去，不是去做官，是我们应该拿出宋钘、尹文上说下教的方法。要游说到有政权的人，都来明了科学。假如执政的人个个能觉悟，能扶助中国的科学医的事业，一方面所谓上行下效，一方面运用政治力量来改造医学，那普及中国的科学医，是一蹴可待的，是轻而易举的。"[①]

---

① 余云岫、江晦鸣：《怎样能使中国科学医之普及》，《神州国医学报》1935 年第 3 卷第 7 期，第 38~45 页。

由上述事实可知,如何构建中医体系是中西医争论的焦点。在"新旧医学之争"的形势下,一批精通中西医的学者提出了用科学拯救中医的设想。许多人对中医的好感完全建立在对传统的主观持守上,他们认为中医有数千年的悠久历史,是上古时代圣人发明的;而许多极力否认中医的西医执业者实际上根本没有研究过中医。所以这些精通中西医的学者认为:"……中国新医学的独立,不是这样两种人的拥护与排斥,就算成功的,我们应该平心静气,各忠实于学术的立场,检讨自己过去的是非,万不可用妥协的精神,来调和新旧的学说,应当同向真理之途推进。"①

中西医药研究社在《本社宣言》中指出,中国医学的统筹推进应分两步走。"其一,即努力介绍欧西新医学说,以救济一般思想顽固之国民,使其了解医学的真相,则从前之迷惘,不攻自破。其二,即努力研究中国已(以)往医学之经验,如本草及验方等,皆予以科学的整理与发扬,及纠正以往抱残守缺,不知彻底研究原因之惰性。"② 因此,这两个步骤既在业务上不与中医发生冲突,又能使真正之国粹得以保存和发扬。中西医药研究社的创始成员认为,研究社能够将中西医人才联合在一起,摒除私见,以研究学术之职责为重,以树中国医药之大业,以科学的方式重建中国医学新体系。中西医药研究社的策略得到了许多政治名人和社会精英的支持与认可。

(二)推进医学建制化:中国医疗状况调查

中西医药研究社一直非常重视现代医学教育体系的建立。直到20世纪30年代,中国的医学教育还没有统一的标准。有学者将其归因于国家教育体制的空洞和政治腐败,以及医学界一些领导者为了一己私利而结党。

中西医药研究社认为,在改进中国医药之前,首先要了解医药界的现状。要实现中国医药的发展,就必须了解实际情况。中西医药研究社成立之初,就对全国医药期刊、全国中西医药学校和学术团体进行了调

---

① 中西医药研究社:《发刊词》,《中西医药》1935年第1卷第1期,第1页。
② 中西医药研究社:《本社宣言》,《中西医药》1935年第1卷第1期,第5~6页。

查，同时也提出了调查全国生药分布的计划，拟以调查为基础出版《全国医药调查记录》。其中只有对全国生药分布的调查因当时的政治形势而中断，其他调查都顺利完成，这为了解中国近代医药的状况提供了宝贵的资源。①

1. 中国医药期刊之调查

"盖杂志为交换知识之媒介，促进文化之锁钥。故今人论文化之动静，每视其报章杂志之消长以为论断也。"② 为了了解中国医药期刊的状况，宋大仁和沈警凡对1840年以后出版的医药期刊进行了广泛的调查，以期为医学文化的改进提供参考。他们主要从期刊名称、类别、刊期、主编者、发行地址、创刊年月和备考七个方面进行了调查。研究人员收集了从1885年到1932年出版的315种不同类别的期刊，其中西医期刊178种，中医期刊137种。据统计，医药期刊的发行地点分布在16省：在江苏（含上海）发行的最多，达160种，超过总数的一半，发行医药期刊较多的省还有浙江（47）、河北（33）、广东（31）、湖北（10）；发行西医期刊数量排在前五的省分别是江苏（92）、河北（27）、浙江（23）、广东（19）、辽宁（4）；发行中医期刊数量排名前五的省分别是江苏（68）、浙江（24）、广东（12）、湖北（10）、福建（7）。其中最早发行于晚清的期刊有20种，中国第一份西医杂志是由美国医学传教士嘉约翰（John Glasgow Kerr）创办的《西医新报》。博医会创办的《博医会报》发行时间最长（1887年创刊，1932年与《中华医学杂志》英文版合并，至今未间断）。③

调查显示，西医期刊略多于中医期刊，且创刊时间略早，反映了西医在中国医药体系建设中的主导作用。但中医期刊较西医期刊更受欢迎，且发行时间相对较长，说明社会对中医的接受程度更高。大多数医药期刊侧重于传播基础医学知识，以介绍医学知识、开展基础健康教育为目的，也

---

① 中西医药研究社：《本社成立经过记及近况》，《中西医药》1935年第1卷第1期，第14~15页。
② 宋大仁、沈警凡：《全国医药期刊调查记（上）》，《中西医药》1935年第1卷第1期，第120页。
③ 宋大仁、沈警凡：《全国医药期刊调查记（下）》，《中西医药》1935年第1卷第3期，第279~288页。

有一些军事医学评论期刊,但研究型期刊比较罕见。不幸的是,许多医药期刊只发行了一段时间,从几年到几期不等。这种昙花一现的期刊的学术贡献极其有限。宋大仁和沈警凡进行的调查显示,315 种期刊中有 132 种已停刊,占到总数的 42%,中西医药期刊的停刊率无显著差异。医药期刊的地理分布显示,中西医药期刊在东南沿海地区和中部一两个省份发展较为活跃,而在西北和西南地区几乎没有期刊发行。[①]

2. 全国医药学校之调查

近代中国的医学教育一直处于混乱、复杂的状态,主要有以下几个方面的原因:(1) 政治动荡、国民经济支离破碎;(2) 教育制度尚不统一,医学领域受多国医学教育制度的影响;(3) 中西医之间的竞争,严重阻碍了医学教育的发展。中西医药研究社对全国中西医药学校进行了调查。调查的内容包括教授人数、学生人数、实习室、图书、授课文字、入学资格、修业年限、学费、经费及资源。结果显示,民国以前,中国有 11 所正式医学校,国人自办的只有海军医学校和陆军医学校,其余 9 所均为外国人出资创办,且有 8 所是具有教会性质的,只有德国人创办的同济医学专门学校没有教会色彩。自 1911 年以来,中国医学教育逐步向前发展,到 1935 年,全国共有医药学校 33 所,分布在 19 个地区(见表 1)。[②]

表 1 1935 年全国医药学校分布区域

地区	数量	地区	数量	地区	数量
上海	7	杭州	1	北平	3
南京	1	广州	3	南昌	1
开封	1	昆明	2	南通	1
沈阳	2	太原	1	保定	1
济南	2	成都	1	长沙	1
香港	1	四川	2	镇江	
哈尔滨	1				

---

① 宋大仁、沈警凡:《全国医药期刊调查记(下)》,《中西医药》1935 年第 1 卷第 3 期,第 279~288 页。

② 江晦鸣:《中国医学教育之前瞻后顾》,《中西医药》1935 年第 1 卷第 1 期,第 50~61 页。

卫生署登记合格的医师总数不到 6000 人，而中国的人口约为 1 亿人，所以每个医生要负起 6 万多人的医疗责任。显然，中国迫切需要大量合格的医师。1930 年，戴季陶提出了《扩充医药卫生教育案》，在政府的支持下建立新的医学教育制度，以达到普及医药教育、扩充医疗队伍的目的。①

然而，关于如何构建医学教育制度也存在争议。有的建议在各省市必须设置一所医专学校，在不增加财政负担的情况下，满足培养新医的需要。也有人建议缩短医学的学程，教授浅层的医药知识和临床技能，培养助医生和准医生，以满足社会的需要。少数人建议从根本上发展医学教育，建设规模宏大、设备完善的医学院，培养高素质的师资和医学研究人才。根据中西医药研究社获得的统计数据，他们认为，一是医学教育的发展不应只考虑当前的需求，还应意识到未来的发展方向，因此建议首先要扶植现有医校；二是统一课程标准，克服所谓的英美派、德日派之间的争端，中国作为一个独立的国家，应该有自己的医学教育标准；三是严格甄选师资；四是建议在全国各大医学院中，普遍地设立一种专门补助教育班，以提高执业医师的素质。②

中西医药研究社将该调查看作反思中国医学教育停滞不前的一种手段，通过调查，大致了解了中国医学教育的现状，找出了存在的问题，并提出了有价值的建议，对医学教育的发展起到了推动作用。此外，这些结果也是关于当时医疗情况非常重要的资料，可供后人参考。

（三）医学前沿知识的传播

"普及健康知识，提高中医科学水平，促进社会健康观念"是中西医药研究社的宗旨之一。中西医药研究社基于以下两方面的考虑，在《中西医药》杂志上介绍了新医知识。一方面以中医从业者为目标读者，促进中医药的科学发展；另一方面以大众为目标读者，促进社会健康观念的形成。与同时期的其他医学协会相比，中西医药研究社成员的一大

---

① 江晦鸣：《中国医学教育之前瞻后顾》，《中西医药》1935 年第 1 卷第 1 期，第 50~61 页。
② 江晦鸣：《中国医学教育之前瞻后顾》，《中西医药》1935 年第 1 卷第 1 期，第 50~61 页。

特点是他们多为具有西医学习经验的中医从业人员，或对中医研究感兴趣的西医从业人员，或决心提升中医科学水平的中医从业人员。71名基本社员包括西医48名（68%），中医18名（25%），其他5名（7%）。丁福保、施今墨、张赞臣、谭次仲、汤士彦、叶古红、叶劲秋等大多数中医从业人员都赞同中医的科学化，以及用科学的方法开展中医药研究。大多数西医成员赞同用现代医学对中医经验和疗效进行研究。此外，一些成员，如宋大仁，在接受西医教育之前曾是中医，因此，他们希望更多的中医从业者能够了解并研究西医药，并将普及新医知识作为构建中西医交流的一种尝试。

《中西医药》杂志设有"新知的介绍"栏目，介绍医学发展前沿，包括内分泌学、免疫学、性医学、健康教育、法定传染病及各种传染病的预防。沙眼在近代中国曾非常流行，导致许多沙眼患者失明。但这种传染病可以通过严格的防治措施加以预防。因此，普及沙眼的预防知识是十分必要的。《中西医药》杂志发表了《可怕的沙眼》系列文章，从个人、家庭、学校和社会四个层面探讨了沙眼的预防问题。

英国传教士马雅各（James Laidlaw Maxwell）在他的《华人病症篇》（*Diseases of China*）一书中首先全面系统地描述了中国一些疾病的发病率、流行趋势、地区分布，以及卫生状况、人民健康与疾病的观念和几家综合医院的情况，是了解当时中国现代医疗状况的重要专著。该书由宋大仁翻译出版，部分章节选登在《中西医药》上。20世纪30年代江苏黑热病流行时，《中西医药》选登了由鲁德馨编译的《Osler氏内科学》中有关黑热病的章节《黑热病诊疗法》，帮助读者了解该病诊治的相关方法。

1934年10月3日，远东热带医学会第九次大会在南京召开。远东热带医学协会成立于1908年，参加会员单位来自中国、澳大利亚、印度及其属地、马来联邦、菲律宾、香港、安南、日本、荷兰东印度群岛、美国等国家和地区。①

---

① 《中西医药》编者：《远东热带医学会记要》，《中西医药》1935年第1卷第2期，第184~187页。

会议与会代表300余人，提交论文200余篇。在会议上，代表们分成细菌学组、麻风病组、疟疾组、内科组、寄生虫学·蠕虫学·医学昆虫学组、病理学组、生理学·药物学·生物学·化学组、鼠疫及霍乱组、公共卫生及海港检疫组、外科·产科·光学组、眼科及牙科组，进行了深入讨论。由于论文所用文字都是英、德、法三种语言，所以由中西医药研究社译述部负责将论文翻译成中文，在《中西医药》上陆续发表。① 例如，《中西医药》1935年第1卷第2期刊登了马文昭的用蛋黄素治疗鸦片瘾的研究，以及关于灭绝臭虫的方法的研究。

19世纪中叶以来，中国不同地区都创建了医院，但规模都很小，医疗设施和设备也比较匮乏。于1917年9月建立的北京协和医学院是因循约翰斯·霍普金斯大学的模式，是当时最现代化的医学院，其附属医院也是中国当时最好的医院。1922年，医学系主任O. H. 罗伯森（O. H. Robertson）教授编写了《医院临症服务指南》（*Manual for the Medical Service*）。该书从"职员之组成及医院常规""研习须知""历史体格之检查""实验室之技术""诊断的手续""疗法之手技"等方面做了简要系统的介绍，是我国第一部规范、科学的医院管理文献。1926，第二版经戚寿南及其同事增订后出版。第三版于1930年发行，是提供医院服务的重要指南。中西医药研究社认为《医院临症服务指南》不仅对医院职员有用，也是普通民众学习现代医学的良好材料。由于《医院临症服务指南》以英文出版，《中西医药》将其翻译为中文出版，受到国内医疗领域的广泛关注。②

二 中医的科学研究

中西医药研究社倡导科学研究中医的模式。《中西医药》杂志发表了关于中草药主要成分和药理机制的文章，如麻黄、防己、远志、桔梗和车

---

① 《中西医药》编者：《远东热带医学会记要》，《中西医药》1935年第1卷第2期，第184~187页。
② 〔美〕O. H. 罗伯森著，中西医药研究社译《医院临症服务指南》，《中西医药》1935年第1卷第4期，第331~336页。

前子,① 特别是陈克恢对麻黄素药理作用的研究,肯定了麻黄的价值,引起了全球医学界的关注。这是中国近代医学史上的一项重要成就。因此,中西医药研究社十分推崇以科学的方法研究中医,以发现其真正的价值,而中医也因运用了科学的方法而得以推广。② 本文将这种研究称为"陈克恢模式"。

(一) 陈克恢模式:中医研究的首选

陈克恢(1898~1988),我国著名的药理学家,中药药理研究的创始人。1918 年毕业于清华学堂,后进入威斯康星大学药理学系三年级。在他做中医的舅舅的影响下,他很小就对中医产生了兴趣。来到美国后,他决心用科学的方法研究中医。1920 年,他在导师 E. 克来莫斯(E. Kremers)的指导下,开展了从中国的肉桂树中提取肉桂油的研究,并以此项研究获得了学士学位。

陈克恢最著名的研究工作是对麻黄素的研究。陈克恢 1923 年回国,任北京协和医科大学助教,仍将中医作为自己的研究方向。他从舅舅那里得知麻黄是一种被广泛应用的中草药,可用于发汗、止咳、平喘、消肿、止痛等。葛根汤(感冒时用为发汗药)、麻杏石甘汤(用于喘息及气管支气管炎时的方子)和大青龙汤(此方可治疗流行性感冒及急性支气管炎的症状,如发热、喘息、咳嗽、口渴和肌痛)中均含麻黄这味药。因此,他选择麻黄作为第一个研究药物。陈克恢只用了几周就分离出了左旋麻黄碱。但后来他才通过一篇旧文献发现,日本学者长井长义早就分离出了此碱,并将其命名为 ephedrine。但在当时,人们只知道其有扩大瞳孔的效果。

1924 年,陈克恢开始研究麻黄碱的药理作用,他发现麻黄素的化学结构与肾上腺素相似(见图 3)。因此,他按肾上腺素的适应症测试了麻黄素。6 个月后,他取得了一些结果,并在美国实验生物学与医学学会北京分会上做了报告。1924 年,他发表了《中药麻黄的活性成分——麻黄素的

---

① 〔日〕久保田晴光:《"HAN - YAO"汉药》,宋大仁译,《中西医药》1935 年第 1 卷第 3 期,第 265~269 页。
② 夏苍霖:《麻黄素与 Ephedrin》,《中西医药》1935 年第 1 卷第 1 期,第 92~95 页。

作用》。① 他发现，给麻醉了的狗或脑脊髓毁坏的猫静脉注射 1～5 毫克麻黄素后，其颈动脉压长时间升高，心肌收缩力增强，血管（特别是内脏血管）收缩，支气管扩张；麻黄素也可使离体子宫收缩，中枢神经兴奋，滴入眼内可引起瞳孔散大。这些作用均与肾上腺素相同，但其平喘效果优于肾上腺素，且口服有效，作用时间更长，毒性更低。陈克恢也对世界各地种植的麻黄进行了分析，发现只有中国和东南亚地区种植的麻黄含有左旋麻黄素。麻黄素的药理作用被阐明后，欧美国家开始生产麻黄素。中国出口了数千公斤麻黄药材。1930 年，中国的研究所也能生产麻黄素。

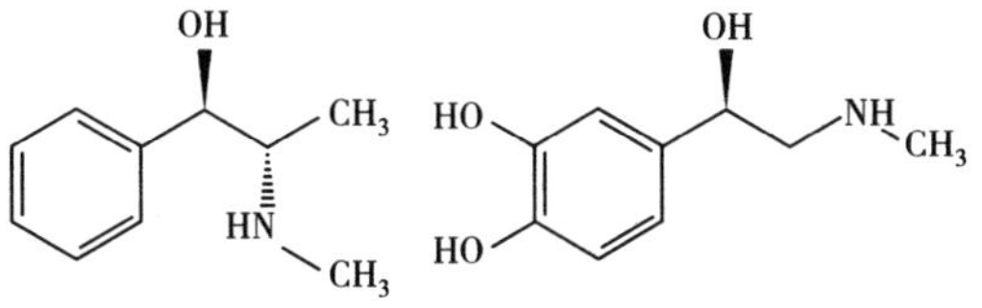

图 3　麻黄素和肾上腺素的化学结构

麻黄素的研究为运用现代医学技术研究中药树立了典范。对麻黄的科学考察结果才是麻黄的真正价值所在，麻黄的使用也因科学研究而得到推广。陈克恢模式成为中医药研究的基础模型。有专家认为，"夫麻黄不过国药之一，本草所载，奚啻千百，我国新旧医药学者，苟能努力研究，将国产生药，一一发明其主要成分，不难与各国争雄，造成强有力之国家；否则良药遍地，宝藏满蕴，只待他人之开掘，而大好国粹，欲保存而无法保存，不亦哀哉！"②

陈克恢在研究麻黄之后，还对很多其他中药进行过研究，如防己、延胡索、贝母、山楂、百部、夹竹桃、羊角拗等。特别是在二战期间，他发现 γ-常山碱的抗疟作用是奎宁的 148 倍，但由于其催吐效果很强，且易引起肝脏损伤，未能成药。陈克恢也对蟾酥进行了长期而深入的研究。他从中分离出两种成分，即华蟾蜍精和华蟾蜍毒素，两者均具有类似洋地黄

---

① Chen K. K., Schmidt C. F., "The action of ephedrine, the active principle of the Chinese drug Ma Huang," *Journal of Pharmacology and Experimental Therapeutics* 24 (1924): 339-357.
② 夏苍霖：《麻黄素与 Ephedrin》，《中西医药》1935 年第 1 卷第 1 期，第 92～95 页。

的强心作用。作为现代中医药理学的创始人，陈克恢为合成药物的研究和中草药等天然药物的研究树立了典范。

赵承嘏，中国现代药物研究和植物化学创始人。他运用近代化学技术系统地研究传统中草药，为促进和发展中医药事业做出了巨大贡献。赵承嘏出生在一个中药铺主家庭，认为中医是一个巨大的宝库。1925 年，他担任北京协和医科大学药物化学教授兼药理系代主任。此后，他开始对中药进行系统的研究。他和他的学生们系统地研究了雷公藤、细辛、三七、贝母、常山、防己、延胡索、钩吻、麻黄等 30 余种中草药的化学成分，从中得到了许多新的植物碱单体结晶，可供药理学研究者研究，并从中选择一些进行临床试验。通过这种方式，他想建立一套科学系统的研究中医药的方法。

20 世纪 30 年代，中央研究院化学研究所国药研究室助理研究员许植方主要从事中草药化学成分的研究。他研究了益母草（妇科常用的一种生药）的植物碱、益母草果实（茺蔚子）的油脂成分和海人草（驱虫药）中的海藻酸等成分。他还考察了成都、峨眉、黄岩、天台、温州等地的民间草药。文章发表在《国立中央研究院化学研究所集刊》和《科学》杂志上。

北京静生生物调查所研究员胡先骕对陈克恢、赵承嘏、许植方等人在中医科学研究方面的成就给予高度评价。他认为，中医虽然有几千年的历史，但其作用机理尚不清楚，我们只知其然而不知其所以然。如果我们能以近代科学研究几千年积累下来的中医知识，一定能使中医药发扬光大。作为一名植物学家，胡先骕认为中草药研究应该与中国植物研究相结合。例如，我国的附子、龙胆、防己等，当时尚未进行分类，其药理作用难以确定。基于这一点，胡先骕建议静生生物调查所与中西医药研究社合作，开展中草药的采集、鉴定和研究工作。① 科学的研究方法成为中医领域的首选方法。

（二）中医经验的科学研究

大多数现代西方医生都承认中草药的治疗价值。然而，他们对中医，

---

① 胡先骕：《中西医药研究社一周纪念》，《中西医药》1936 年第 2 卷第 1 期，第 1~2 页。

尤其是中医理论持否定态度，主张"废医存药"，中西医药研究社建议，在仓促放弃中医之前，我们应该先研究我们的传统医学。因为当科学或学术理论还是一个提议且未经仔细检验时，我们可能对其有偏见。

黄雯，毕业于英国剑桥大学，中西医药研究社社员，英国皇家医学学会会员，他支持通过科学方法研究中医的策略。他提到："夫我国医药既积有四千余年之历史，其间名医哲匠之经验，亦多著于简策，余于刀圭之暇，多所批阅，荒谬之玄说虽多，而数千年来之经验，间亦可取而研究之也。惟叹近世医工，从未受科学教育之陶冶，对于解剖学生理学等之实验，亦从未之睹。平时于医报上，遂不免于惝恍迷离之词，以惑愚民，欲自谋深切之研究，势有不能也。因此我国医药卫生之进步，受其障碍，推其原意，不过欲延长所谓国医自身之生命而已。不独此也，抑将因此泊没古人之经验，不佞有以科学方法，改进我国固有医学之口号，去糟粕，而存精英，亦我国今日朝野汲汲本位文化建设中之一途也。"①

中西医药研究社社员建议用科学的方法分析古代医学文献中记载的临床经验和民间草药单方，他们也认为目前的有效处方和被证实的药草是偶然发现的或通过长期的经验积累的。如果对中药进行科学的验证，就能证明其真正的治疗价值。有些成员认为，民间单方实际上是基于历史上的施用经验。曾是中医的叶橘泉认为，证明中草药疗效的方法不应该依赖于四气（即寒热温凉）、五味（即酸苦甘辛咸）、升降浮沉理论，应该根据某些疾病的症状表现，结合近代病理学和药理学理论，选择以往经验证明有效的国药处方。对病理机制的了解，可以更好地指导医生用药，从而证实古代用药积累的经验，也可以体现中西医在药理学方面的交流。他强调，古代经验的记录不可避免地存在不可靠性，因为经验可能是偶然获得的，也可能记录不准确。例如，远志可除痰，却被误认为可以安神；古人只知萆澄茄有温胃之效，却不知其有利尿之效。这些皆因为古人观察不够缜密，或未对以往经验进行统计。同时，他还指出，生药的成分过于复杂，到目

---

① 黄雯：《我国固有医药可供科学研究者之我见》，《中西医药》1935年第1卷第1期，第45页。

前为止还不清楚，所以即使化学检查没有结果，也不能全盘否定。①

（三）经典医学文献的研究与批判

1919 年新文化运动期间，胡适提出用科学的方法整理"国故"，用历史学的方法批判地"重新估定一切价值"。对经典资料的研究，是为了呈现经典的本来面貌。事实上，胡适所提出的科学方法与清代的考据学，在方法上是不同的，但结果却是相似的。段玉裁提出："校经之法，必以贾还贾，以孔还孔，以陆还陆，以杜还杜，以郑还郑，各得其底本。"中西医药研究社主张用科学的方法收集和研究中医经典文献，清晰地展示古代、神话时代和阴阳家的中医药思想观念，使人们能够自己识别，并在潜意识中知道科学医学是如何演变的。

中西医药研究社非常重视对传统医药文献的收集和研究，出版了《影印医籍考》《重辑考证新修本草》《现代本草图谱大全》《敦煌石室本草残卷校注》等，也发表了许多有价值的研究，如"《本草纲目》的研究""海药本草的研究""科学研究本草名物异同考""中国方剂新研究"等。

中西医药研究社的文献研究强调挖掘文献的真实价值，还原文献原貌，用科学的方法区分理性与非理性，以便取舍。只有在这些改进的基础上，前人的经验才能得到发扬，假设与猜想才能被剔除。以中医经典《伤寒论》为例，注本层出不穷，不同的注本让医学生困惑不解。历史上到底有多少种《伤寒论》的注本呢？尚无统计报告。因此，有学者对《伤寒论》的注本进行了收集和统计分析，共计 425 种，其中日文研究《伤寒论》的文献有 33 种，多写于明治维新以前。在中国研究《伤寒论》的 392 种注本中，出版朝代不明的有 163 种，汉晋两朝各 1 种，宋金元 58 种，明 61 种，清 88 种，民国 20 种。② 但是，这些注本主要注重对文字的解读和

---

① 叶橘泉：《值得注意的几种草药》，《中西医药》1936 年第 2 卷第 6 期，第 52~54 页。
② 周莎：《历代研究伤寒的文献底统计》，《中西医药》1935 年第 1 卷第 1 期，第 134~137 页；周莎：《历代研究伤寒文献底统计（续）》，《中西医药》1935 年第 1 卷第 2 期，第 217 页。

启发，皆非对经验的科学总结，故而对《伤寒论》的见解依旧是模糊笼统的。因此，有人认为对《伤寒论》做的纸上功课不利于医学的发展，并指出《伤寒论》注解研究的繁荣实际上反映了中医药的倒退。[1]

（四）医学史研究

为了推动中医的进步，中西医药研究社认为，首先，要努力介绍欧西新医学说，帮助中国人了解医学的进展；其次，要努力研究中国以往医学之经验。[2]《中西医药》杂志发表的文章中有很大一部分与医学史研究有关，如江晦鸣的《中国医学教育之前瞻后顾》考察了中国医学教育的沿革，对民国时期医学院校的历史、制度、课程等进行了全面的研究。[3] 在日本东京大学医科部研究本草学和医史学的周济，曾发表《新医东渐史之研究》《研究中外医药关系史的日本文献目录抄》《日本最近研究汉医文献之旨趣》等文章，为研究中西医关系史提供了重要参考。范行准的系列文章《古代中西医药之关系》是最早的研究成果之一，对当时的医学界了解中西医的历史具有重要价值。

近代本草学家章次公认为，中国几千年的历史中，本草图谱甚少，且大多图绘拙劣。于是，他开始收集整理几本关于中药的书籍，并著有《中国本草图谱史略》。[4] 他指出，"在此千百年中，犹不满三十种，除二三种外，类多图绘拙劣，且竟有名物异相混不分者……欲收按图索骥者难矣，盖吾国乃一善溺玄说而不循名责实之国民也。吾国本草图书可称述者不过明之《救荒本草》，清之《植物名实图考》，而二书均非医家书……常谓我国古代美术，冠于亚东，其间以翎毛花卉闻于时代于世者，尤代有其人。而关于人命之本草图竟粗劣如是，殊不可解也"[5]。

中医与印度医学的关系是中外医学交流研究的重要组成部分。著名历

---

[1] 范行准：《伤寒论之功罪》，《中西医药》1935 年第 1 卷第 3 期，第 246 页。
[2] 中西医药研究社：《本社宣言》，《中西医药》1935 年第 1 卷第 1 期，第 5~6 页。
[3] 江晦鸣：《中国医学教育之前瞻后顾》，《中西医药》1935 年第 1 卷第 1 期，第 50 页。
[4] 章次公：《中国本草图谱史略》，《中西医药》1935 年第 1 卷第 4 期，第 310~311 页。
[5] 章次公：《中国本草图谱史略》，《中西医药》1935 年第 1 卷第 4 期，第 310~311 页。

史学家陈寅恪曾研究过华佗和印度神医的关系。陈竺同在《汉魏南北朝外来的医术与药物考证》中支持他的观点。在这篇文章中，他还假设华佗即使不是印度人或西域人，也一定接受了当时印度输入的解剖学经验。陈竺同还讨论了印度医书、来自敦煌的针法、外国僧人传播的国外药方及外国药物对中医的影响。最后，他得出结论："……实可认为中、印交通的铁证。总之，这篇论文，其目的只是在显现中国古代接受外来学术的一部分的史实，想破除向来中国学术界无谓的夸大的习气而已。"[1] 范行准批评了他的观点和研究。范行准指出，中医的确受到了古印度医学的影响，然而，这种影响的历史和演变必须详细研究，才能明白其中真相。中医的"五行学说"与印度的"四大说"属于不同的学术体系。中医针灸有自己的系统，不同于印度针灸。他还指出，如果一个民族和其他民族有相同的生活环境，那么他们的文化也必然有相似的特征。因此，许多中国神话与其他民族的神话是相似的，这是研究中外交往问题时必须注意的一点。[2]

三　中医科学化论战

20世纪初，随着西医在中国逐渐占据主导地位，如何评价中医成为近代中医的核心问题。除了那些坚持"保存国粹"和强调"全盘西化"的人，医学界大多数人都希望为中医找到第三种选择。为此，他们提出了"中西医结合""医学改革""中医药创新""中医药科学化"等建议。然而，在医学界内，"中医是否应该科学化""中医如何科学化"等问题是很有争议的。"我国近十几年来的中西医界，天天闹着这个问题，而且一天一天闹凶起来，闹得大有天昏地黑之概。闹了这几十年，并没有闹出怎样

---

[1] 陈竺同：《汉魏南北朝外来的医术与药物考证》，《中西医药》1936年第2卷第6期，第381~402页；陈竺同：《汉魏南北朝外来的医术与药物考证（续）》，《中西医药》1936年第2卷第7期，第433~459页。

[2] 范行准：《"汉魏南北朝外来的医术与药术的考证"商榷》，《中西医药》1936年第2卷第7期，第460~477页。

新的成绩。"① 中西医药研究社成立后，这场论战仍不可避免，这也是"中医科学化运动"的重要组成部分。

中西医药研究社成立后，其主办的《中西医药》杂志收到了大量来信，要求讨论中医科学化问题。在这种情况下，《中西医药》杂志决定开设一个讨论中医科学化的专号，并就此问题征集文章。② 然而，征文通知发布后，应答者比预期少得多，且大多数应答者认为中医不可科学化。为了使讨论充分进行，中西医药研究社决定从中医"不必科学化"和"可以科学化"及"不可科学化"的文字中各选择几篇文章，分为两个专号[《中医科学化论战特辑》（上）（下），简称（上）（下），见表2]。这种方式不仅表明该刊物中立的态度，也可为中医"可以科学化"者、"不必科学化"者和"不可科学化"者做一个参考，看究竟哪方面的理由最充分。他们认为这样对各方都有利，并可借此看出这十余年来中医科学化论战的本质，以及可能结束这十余年来的乱局。③

表2 《中西医药》杂志上刊载的关于中医科学化的文章

题目	作者	年份	卷号	期号	页码
中医科学化论战缘起	中西医药研究社	1935	1	3	300
（上）：揭幕	中西医药研究社	1936	2	2	91~93
（上）：中医科学化之商兑	顾惕生	1936	2	2	93~96
（上）：科学不足存废国医论	宋爱人	1936	2	2	97~99
（上）：中医无须科学化	曾觉叟	1936	2	2	99~103
（上）：科学之认识	奚可阶	1936	2	2	103~104
（上）：中央国医馆宣言	陈无咎	1936	2	2	104~109
（上）：上国医馆书	何佩瑜	1936	2	2	109~114
（上）：医学幼稚及中医科学化必要	陈果夫	1936	2	2	114~117

---

① 中西医药研究社：《中医科学化论战缘起》，《中西医药》1935年第1卷第3期，第300页。
② 中西医药研究社：《中医科学化论战缘起》，《中西医药》1935年第1卷第3期，第300页。
③ 中西医药研究社：《中医科学化论战特辑（上）：揭幕》，《中西医药》1936年第2卷第2期，第91~93页。

续表

题目	作者	年份	卷号	期号	页码
(上): 中医能否科学化及如何可使中医科学化问答	郭若定 王药雨	1936	2	2	117~119
(上): 中西合作进一步之展望	叶谷红	1936	2	2	119~122
(上): 国医药学术整理大纲草案	陈渊雷	1936	2	2	122~135
(上): 论国医非科学化则必亡及略举科学整理之方法	谭次仲	1936	2	2	135~146
(上): 中国医学科学整理之我见	陈培之	1936	2	2	146~148
(上): "中医科学化问题"的商榷	洪贯之	1936	2	2	148~154
(上): 国医药科学化的谬见	叶橘泉	1936	2	2	154~156
(下): 对于新旧医药之我见	刘日永	1936	2	3	163~164
(下): 我国医学革命之破坏与建设	余云岫	1936	2	3	164~178
(下): 读国医整理学术草案之我见	余云岫	1936	2	3	178~192
(下): 医学革命之真伪	余云岫	1936	2	3	192~193
(下): 中国旧医药的科学化问题	范守渊	1936	2	3	193~195
(下): 中医兴废的我见	沈乾一	1936	2	3	195~198
(下): 存乎？废乎？关于中国旧医药存废问题的检讨	江晦鸣 庞京周	1936	2	3	198~214
(下): 中医科学化问题	何家谋	1936	2	3	214~232
(下): 中医不可科学化论	夏以煌	1936	2	3	232~237
与宋大仁先生书论中医科学化问题	何家谋	1936	2	4	297~301
再论中医科学化问题	何家谋	1936	2	8	535~544
读"种痘异议"而深感中医科学化的难能	苍霖	1937	3	4	237~238

在上述文章中，那些认为中医"不必科学化"者强调"中医的真正价值在于其本身"，以及"医学的价值取决于实际效果"，因此，医学不应该以其是否符合现代科学理论来判断，而要看它是否有效。那些认为中医"可以科学化"的人指出，我们应该理性看待中医。他们认为，如果能对有着数千年历史、知识和技术的中医进行科学研究，将是非常有价值的。一些经过彻底研究的草药，如麻黄和当归，其治疗效果被证明是非常好的。只有借助科学的方法，中医才能发展。认为中医"不可科

学化"者主张"中医学理都该打倒,经验却可科学化的。而这种经验科学化了之日,即中医末日的届临。"① 这种观点与第二种观点相似,但最终更倾向于放弃中医。

虽然《中西医药》杂志声称他们只是提供了一个交流讨论的平台,自身保持中立态度,但该杂志的编辑们实际上是想批判让科学遵循"阴阳五行"学说,而非用科学来研究和重建中医的走向;他们想批判那些将中医的观念曲解为西医的人,比如那些宣称"气是神经""阴阳是细胞"的人。他们提倡对中医和草药的经验进行科学研究;提倡正确认识和评价古代医学经典。该杂志主编宋大仁说:"我们都知道中医有数千年的历史,在人类本能所发现的医药知识,不无几许可以研究的地方;然要研究他,非科学方法不可,庶几国粹国渣可以明白。"②

四 未竟事业

中西医药研究社是一个以研究中医为宗旨的全国性学术团体,会员遍及国内外,多为中西医界的权威人士。

中西医药研究社成立之初仅有十多个成员,但随着发展壮大,成员达到100多个,分布全国大部分省份,一些地区甚至建立了分社。中西医药研究社积极推动中国医学事业的发展,特别是在促进中医科学化方面做出了很大贡献。他们成立了中医教育委员会,编撰《中医教育论文集》,制定《中医药科学》《中医药改革基本方案》。

但遗憾的是,中西医药研究社的所有努力只是一个开始,其在上海成立后不久,上海就被日本人占领了。部分成员仍从事中药材整理、中医药杂志和教材的编写工作。1945年第二次世界大战结束后,中西医药研究社恢复正常运作,《中西医药》杂志也于1946年10月开始重新发行。然而,

---

① 中西医药研究社:《中医科学化论战特辑(上):揭幕》,《中西医药》1936年第2卷第2期,第91~93页。
② 中西医药研究社:《本社成立经过记及近况》,《中西医药》1935年第1卷第1期,第10页。

仅仅过了一年，该杂志就因局势动荡而停刊，中西医药研究社也于1951年被解散。但中医科学化问题仍然存在，并成为中华人民共和国成立后第一次卫生政策争论的导火线。

（本文原为英文稿，曾在2017年悉尼举行的"第六届国际医学史学术年会"上宣读，由靳亚男翻译为中文，特此致谢。）

近代"中药科学化"的实践路径

——西医吴云瑞的中药研究与推广*

任 轶 张宁娜**

【摘要】在近代"中医药科学化"的浪潮下,吴云瑞一方面利用现代医药学知识对仙鹤草展开药理研究并制造出疗效显著、价廉物美的新药,另一方面举办"中国药物展览会"积极向大众普及科学知识。吴云瑞的实践路径,以"西方科学"为智力导向,融合实证科学规范性和中国文化情境性,是在非西方社会实现地方知识"现代化"的尝试。

【关键词】吴云瑞 现代医药学 中药科学化

西医以"宗教的侍女"之姿于19世纪初登陆中土,此后开始全方位冲击中国原有医学知识和医事制度。特别是,西方医学作为"新学"的重要科目被纳入新式教育体制后,相关教育、理论及执业的人数均迅速增长。相对西医的蒸蒸日上,中医的生存空间则不断遭到压缩。在五四运动提倡科学主义新潮下,围绕中西医关系的争论可谓甚嚣尘上,甚至上升到存废对立。彼时,将中医学纳入近代科学体系,是中医与西医在中国近代医学场域内的最大角力。这场博弈因双方立场、地位和"非均质化"科学认知特征呈现出多种实践路径。[①]

学界现有的"中医科学化"研究主要讨论思潮演变、历史观照、中西

---

* 本文为国家社会科学基金2016年度青年项目"比较视野下的上海法租界医疗卫生研究(1849~1943)"(项目编号:16CZS062)的阶段成果。
** 任轶,上海交通大学历史系副教授;张宁娜,上海交通大学历史系硕士研究生。
① 李彦昌:《共识与分歧:民国时期"中药科学化"的由来与多元实践》,《人文杂志》2020年第4期,第58页。

会通、现代中医生成和中药实践等方面,多以宏观考察为主,鲜见极具代表性的个案研究。① 本文以较早研究中药的民国西医学者吴云瑞(1905~1970)为例,通过爬梳其知识背景、研究经历和科普工作,力图展现中药学如何突破"地方性知识"局限,在文化、社会与历史等多重情境交叉下实现"实证科学化"的清晰路径。

一 "中医药科学化"浪潮

"中医科学化"观念产生于清末民初。辛亥革命后国家现代性增强,特别是新文化运动将"科学"视为绝对真理,科学主义盛行中国,将西方学科分类及其"形式和方法"视为"科学"的标准,致使中国既存学术面临取得科学"资格"的问题,中医药学自不例外。② 在"科学文化"渐浓的社会氛围中,"医学科学化"的口号于1928年被提出。③ 1929年,褚民谊发表《什么叫作科学化的新医》一文,他认为"医学科学化"是要"研究医学的人,不仅懂得生理、解剖、病理、治疗等,并且要知道数学、物理学、化学、博物学等"。④ 1929年2月23~26日,南京国民政府召开第一届中央卫生委员会会议。余云岫于会上提出《废止旧医以扫除医事卫生之障碍》。政府不仅对"废止中医案"给予支持,还提出"医学教育要以西方实证科学内容为主"的方案。至1931年,"中医科学化"已普遍流行于国内,成为当下时髦的名词。可以说,20世纪二三十年代,这种对中医理论(尤其是阴阳五行学说)科学性和合法性的质疑获得了法律、政治

---

① 刘卫东:《20世纪30年代"中医科学化"思潮辨析》,《齐鲁学刊》2008年第2期;刘洋、郑俊一、雷文婷:《中医科学化的历史观照》,《科学技术哲学研究》2020年第37卷第3期;李渡华、王进、李韬博、李静雯、赵润生、李芳、刘龙、支政、张盛君、李渡斌:《近代中西医会通与中医科学化的现代启示》,《世界中西医结合杂志》2015年第10卷第2期;余新忠、王沛珊:《科学化·专业化·国学化——晚清以来现代中医的生成》,《文化纵横》2017年第3期;李彦昌:《共识与分歧:民国时期"中药科学化"的由来与多元实践》,《人文杂志》2020年第4期。
② 刘斌:《近现代中医药历史命运初探》,硕士学位论文,山东师范大学,2012,第89页。
③ 桑兵:《近代中国的知识与制度转型》,经济科学出版社,2013,第605页。
④ 褚民谊:《什么叫作科学化的新医》,《医药评论》1929年第5期,第15页。

与学术体制上的制度保障。① 在中医存废的生死关头，中医界进步人士在与西医界积极论战的同时，不得不开始思考"中医科学化"的必要性。与此同时，西医界利用自身拥有的文化、科学、社会、政治资本不断加强中医实证科学化的趋势。

在"中医科学化"过程中，尽管存在中医理论难以科学化的困境，但人们发现某些中药确有实际疗效。鉴于该种情况，"中药科学化"应运而生，逐渐成为中、西医界各方较易接受的一种思想与实践。② 实际上，"中药科学化"一词尚未正式出现以前，西医界早已不同程度地开展对中药的科学研究。鸦片战争前后，各国来华传教士及学者在医疗实践中对中药效用有了实地认识，遂展开相关研究，甚至携带中药回国交由专门机构研究。③ 1907年起，《医药学报》开设"生药学"专栏，以现代生药学知识系统介绍金鸡纳皮、善奈加根、远志和大黄等中药特性。

随着1920年代大批中国留学生学成归国，国内各大机构和医学院校开始启用科学方法研究中药：提取中药有效成分，进而分析药理作用，以证其效。美国威斯康星大学生理学博士陈克恢和美国药学家史米特（Carl Frederic Schmidt）在北京协和医科大学用蒸馏法从麻黄中提取液体生物碱。他们将麻黄碱1~5毫克静脉注射于已麻醉的狗和损毁脑脊髓的猫体内发现：可使颈动脉压长时间升高、心肌收缩力增强，使血管（特别是内脏血管）收缩、支气管舒张，能加快离体子宫收缩，兼对中枢神经有兴奋刺激作用，滴入眼内引起瞳孔散大，其生理作用与肾上腺素类似，其功效与交感神经兴奋剂相同，所不同的是仅口服有效，作用时间长且毒性较低。④ 1924年，二人将研究成果发表在 *Proceedings of the Society for Experimental*

---

① 田静、蔡仲：《民国时期中医的"实证科学化"——布尔迪厄实践哲学的视阈》，《医学与哲学》2015年第36卷第7A期，第93页。
② 李彦昌：《共识与分歧：民国时期"中药科学化"的由来与多元实践》，《人文杂志》2020年第4期，第58页。
③ 李彦昌：《共识与分歧：民国时期"中药科学化"的由来与多元实践》，《人文杂志》2020年第4期，第60页。
④ 李维华：《"中国药理学研究创始人"陈克恢》，《文汇报》2015年12月7日W03版。

*Biology and Medicine*① 上立即引起国际医药界的关注。1924~1927 年间，陈克恢或独立或作为第一作者发表了 27 篇关于麻黄素的论文，② 从生药、药化、药理和临床等方面研究麻黄素与伪麻黄素。这使得麻黄素成为世界瞩目的拟交感神经新药物，为中药实证研究奠定了基础。随后，中药实证研究日益增多，范围也从对单纯的药理研究逐渐扩大到化学成分分析药理研究，将中医"实证科学化"推向新阶段。③

二 西医药学习经历

1924 年，"中医药科学化"方兴未艾，上海松江人吴云瑞于是年考入震旦大学医学院。震旦大学由法国天主教耶稣会创办，于 1912 年采取"法国式"医学教育模式开设医学课程。现代医学诞生于巴黎，以法国为代表的临床医学极大地推动了欧洲向"科学医学"的演变。20 世纪初确立的"科学医学"标准包括：研究、临床和教学的结合，医学院附属于综合大学并由全职教授任教，以及医学教育与研究建立在基础科学训练之上。④这些原则都在震旦大学医学院得以完整体现。震旦大学医学院六年制《博物医药科课程表》规定医科课程分成两大部分。前二年教授法文、哲学、生理解剖学、物理学、化学、解剖学、显微镜图画、动植物学和组织学通论等科目；后四年所授科目为：法文、哲学、人体解剖学、生理学、组织学各论、证候学、人体解剖实习、大手术、产科学、细菌学、寄生虫学、病理解剖学、热带病症学、精神病学、眼科学、耳喉鼻科学、皮肤病学、

---

① Chen K. K., Schmidt C. F., "The Action of Ephedrine, an Allocation from Ma Huang," *Proceedings of the Society for Experimental Biology and Medicine* 21, 6 (1924): 351–354.
② 王兴义、吴云瑞：《中国药物展览之概况》，《震旦医刊》1942 年第 7 卷第 2~3 期，第 157 页。
③ 田静、蔡仲：《民国时期中医的"实证科学化"——布尔迪厄实践哲学的视阈》，《医学与哲学》2015 年第 36 卷第 7A 期，第 93 页。
④ Guiliana Gemelli, Jean-François Picard and William Schneider, *Managing Medical Research in Europe: the Role of the Rockefeller Foundation 1920s–1950s* (Bologna: CLUEB, 1999), p. 9. 转引自马秋莎《改变中国——洛克菲勒基金会在华百年》，广西师范大学出版社，2013，第 60 页。

花柳病学、妇科学、儿科学、治疗学、卫生学、射光学、电气治疗学、医学和医业道德论等。①

震旦大学医学院教师以法国籍为主，具备完整医学教育背景，富有多年执业经验和深厚在华阅历。教授治疗学、卫生学和妇科学的 Sibiril 曾长期担任法国一等军医官、天津北洋海军医学堂教授；Florence 是图卢兹医学院②著名解剖学教授 Adrien Charpy 的得意门生，教授解剖学；教授妇科学、外科学和手术的 Brugeas 是波尔多大学医学博士，曾任布雷斯特海军医校解剖学教授（1919～1920）和海军医院院医（1912～1924），兼任法国外科医学会委员；Allary 是波尔多大学医学学士，曾任法国殖民地军队军医官和广州医科学校教授（1913～1914），在震旦医学院教授临床实习和病理学实习；教授放射学的 Richer 是波尔多大学医学博士，曾任法国殖民地军队军医官（1905～1924）；教授眼科学、耳鼻喉科学的 Calame 则在洛桑大学获得医学博士学位。③

震旦大学医学院注重用科学医学，特别是以生物学为基础的生物医学（biomedicine）知识"规训"中国青年学生。吴云瑞在大学四年级时发表在《震旦医刊》的《闵行马桥地区疟疾病调查报告》完全体现了西方医学的范式。他将闵行马桥地区 5 个村庄的 20 例病例的临床观察及血检结果与广慈医院内科 30 例病例的临床观察及血检结果对照后，认为上海周边乡村是疟疾高发区域，季节变化会引发大面积传染，使用奎宁能有效缓解高烧，但只有预防疟疾的消毒卫生相关措施才能根本消除疟疾的暴发。④ 1930 年，吴云瑞成功通过所有科目考试，获得震旦大学医学博士学位，成为一名受过现代科学洗礼、对科学医药有深切了解的专门人才。

---

① 《震旦大学二十五年小史》，1928，上海市档案馆，Y8-1-181，第 5 页。
② 图卢兹医学院于 13 世纪正式开始医学教育，是法国历史最悠久的医学院之一。
③ *Université l'Aurore Shanghai Renseignements généraux et Organisation des études* 1934 (Shanghai: Imprimerie de T'ou-sè-wè, 1934), pp. 53-54. "Biographie du docteur Brugeas", *Bulletin de l'Université l'Aurore*, 1937-1938, No. 37, pp. 22-23. "Le docteur Sibiril", *Bulletin médical de l'Université l'Aurore*, mars 1931, No. 5, p. 1.《1935 年私立震旦大学一览》卷 103，1935，上海市档案馆，Q244。
④ Ou Yun-joei, "Paludisme à allure épidémique aux environs de Chang-hai," *Bulletin médical de l'Université l'Aurore*, No. 4, pp. 1-6.

1933年9月至1934年3月间，吴云瑞被派往国立北平研究院生理研究所实习。该所以"最新科学的方法，将中国药材有效质素发挥利用"著称。[1] 所长经利彬早年留学法国里昂大学并获得理学和医学博士学位。然而，他并未选择当时很多生理学家关注的现代生理学问题作为研究课题，而是就地选择我国比较丰富的实验对象，对当归、党参、川芎、车前子、半夏、地黄、玄参和瓦松等中药材进行一系列生理学研究，取得丰硕科研成果（见表1）。

表1　经利彬部分研究论文[2]

作者	题目	刊物
经利彬	槐实之生理作用	《巴黎生物学周刊》1931年3月16日
经利彬、石原皋	槐实精液与血球之关系	《巴黎生物学周刊》1931年7月20日
经利彬	槐实精液与血球中糖质之研究	《巴黎生物学周刊》1931年11月16日
经利彬	松果体的生理	《北平研究院院务汇报》1931年第4卷第3期
经利彬、石原皋	党参对于血球及血压之作用	《巴黎生物学周刊》1934年2月19日
经利彬、石原皋	党参的生理作用之研究	《北平研究院院务汇报》1934年第5卷第2期
经利彬、石原皋	穹䓖之生理作用槲寄生	《北平研究院院务汇报》1934年第5卷第3期
经利彬、吴炳宋	车前对于尿量排泄及其成分变异之研究	《北平研究院院务汇报》1934年第5卷第3期
经利彬、石原皋	中国产槲寄生之效用	《北平研究院院务汇报》1934年第5卷第4期

　　该所专任研究员、著名生药学家赵燏黄也积极采取西学方式研究中药，极力主张中西结合，认为中西医都可适应科学用药法则、科学的医药是没有中西方界限的。赵燏黄认为"现代本草之学"须分三大纲。第一纲为生药学研究，鉴定本草的类别；第二纲为药物化学研究，鉴定本草的有

---

[1] 陈邦贤：《中国医学史》，商务印书馆，1937，第340页。
[2] 张琳：《北平研究院生物学科学研究与体制化研究》，硕士学位论文，山西大学，2014，第28~30页。

效成分；第三纲为药理学研究，阐明本草药理学之功用。只有综合生药学、药化学和药理学三者，才能实现"国药完全达于科学化之目的"。当今研究我国药物，不应专向古书中讨求，但古代本草著作也"并非悉成废物"，仍可作为实验研究的初步材料，因此整理本草仍为"必要之事"。①

导师们将现代生理学与中国传统医药学相结合的研究理念启发并深深激励了吴云瑞。他在担任震旦大学医学院病理学教授的同时，走上了研究中国药物生理作用的道路。

三 仙鹤草药理研究

中药种类繁多、历史悠久。最古老的本草可以追溯到成书于汉代的《神农本草经》，共有药物三百六十五种。该书所载各药效用，有的正确、有的附会，须经过严格科学论证方能应用。这是一项长期的工作，需进行一系列广泛研究：首先，要鉴定植物科属，其次，要化验有效成分，再次，要完成药理试验，最后，要进行临床试验。② 吴元瑞依托震旦大学在汉学、自然科学和医学领域的有利资源，开始了中药药理研究。

吴云瑞发现脱力草是淞沪一带常见的普通草药。民间常将其与大枣共同煎汤服用，作为脱力劳伤滋补强壮药。在阅读大量药物典籍并与震旦博物院标本对照后，吴云瑞鉴定了其植物科属为蔷薇科之仙鹤草（Agrimonia eupatoria L.）。《救荒本草》、《本草拾遗》和《滇南本草》均详细记载了其治疗属性。据《救荒本草》所载，仙鹤草主治吐血咯血、结核瘰疬、肠风下血、崩痢带下；《本草拾遗》所载，理反胃噎嗝、疟疾喉痹、闪挫损伤、肠风下血、妇人崩中乳痈及黄白疸、疔肿、痈疽、肺痈、痔肿等症。其中引《葛祖方》所载，消宿食，散中满，下气，疗吐血各病；《百草镜》载其用于乳痈初起，有消炎清肿减少化脓之效。不仅我国中医界重视仙鹤草，法文药物典籍也将仙鹤草列入收敛性强化剂中。根据 Rousselin 的研究

---

① 徐介中春霖：《中药科学化》，《国医砥柱》1946 年第 4 卷第 9 期，第 5 页。
② 刘永纯：《中国药物展览意义与感想（上）》，《申报》1942 年第 4 版。

结果，仙鹤草中含有一种胶质、一种鞣化合物、一种植物性脂素，具有减轻炎症、收敛与增加细胞营养等作用。Causse 和 Moreau 则将仙鹤草列为苦味剂。根据 Violle 和 Saint Rat 的报告，强壮收敛剂除鞣化合物外，还存在另一种重要物质——果胶。此种物质经过果胶酶酵素作用，可生成果胶酸。Violle 和 Saint Rat 的研究表明果胶酸具有明显的加速血液凝固的作用。纵观新旧学说可知，仙鹤草主要有强壮、收敛、止血和消炎等诸多作用。吴云瑞认为，若能以科学研究证明仙鹤草的特殊效用，不但可使仙鹤草成为用科学方法研究民间药材的起端，更可大为惠及民生。①

吴云瑞和助手裘作霖于1937年起着手展开对于仙鹤草的药理研究工作，以期提取出可应用于临床的纯粹有效成分。吴云瑞领导的震旦大学病理实验室提供了完备的实验设备保障，电磁信号器、活塞记录器、肌电图机、励磁机、不极化电极、心动描记器、呼吸描记器、血流量描记器、水银压力计、水压计和动脉导管等各种仪器一应俱全，完全胜任动物肌肉、神经肌肉、心血管、呼吸、消化、排泄系统的检测及数据处理。② 此外，吴云瑞特意从北京定制了五组仪器，其中玻璃器皿来自协和医学院的玻璃制造工场；还请上海土山湾孤儿工艺院负责制作所有实验台、手术台、喷烟器。

吴云瑞将仙鹤草切成细碎小块捣碎后浸于70%的酒精中。静置一个月后取其滤液，用减压蒸馏法收回酒精，遂得稠厚之浸膏。随后，他用提制的仙鹤草素对青蛙、蟾蜍、家兔及犬等进行动物实验，检测一般现象及中毒量，观测仙鹤草素对血压、心脏、下肢血管灌流、血液凝固、呼吸、平滑肌、离体神经肌肉和蛙眼瞳孔的药理作用。③

根据动物试验所得结果，吴云瑞深知仙鹤草素效用确可供诸临床实用。适值"八一三"第二次淞沪抗战爆发，吴云瑞担任中国红十字会与上

---

① 吴云瑞、裘作霖：《仙鹤草之药理研究第一报告》，《震旦医刊》1938 年第 19 期，第 35 页。
② Ou Yun‑joei, "Le nouveau laboratoire de physiologie de la faculté de médecine," Bulletin de l' Université l' Aurore, 1934-1935, No. 29, pp. 86-87.
③ 吴云瑞、裘作霖：《仙鹤草之药理研究第一报告》，《震旦医刊》1938 年第 19 期，第 39~46 页。

海市救护委员会第三救护医院院长。该院共收容伤民五百余人，受伤官兵一千四百余人，实际施行手术1629次。军民多为炮弹、炸弹、手榴弹等武器所伤，占比为62%，此外，枪伤者占36%，被刺刀所伤者占2%，病人负伤部位详细统计见表2。伤员所需医药材料除在开办之初向红十字会总会领取或由私人及团体捐助外，余下均由该院自购。① 因药物缺乏，吴云瑞遂试用仙鹤草素于急救病人，结果甚好。

表2　第三救护医院病人负伤部位统计②

负伤部位	人数
表面及肌肉损伤	728
骨骼及关节损伤	583
内脏损伤计腹部	32
内脏损伤计胸部	41
表部神经系损伤	22
中枢神经	20
五官器	8
动静脉瘤	3
内科病症	7

吴云瑞还将仙鹤草素推广用于治疗出血患者、坏疽性及化脓性患者、虚脱及休克患者、衰弱及血压过低患者、吸鸦片患者共计41人，临床实验观察得出仙鹤草素之医治效用甚为显著，特别是止血作用。根据药理作用与临床实验结果，仙鹤草素可用为止血剂、强壮剂和收敛消炎剂。③

到1938年，吴云瑞认为，浸膏试用虽能证明仙鹤草素确有疗效，但治疗结果不能完全令人满意。一方面，仙鹤草素的效用并不单纯，即止血、强心、加压等作用同时存在。其混合作用或许是由复杂分子的存在造成。

---

① 《本校办理第三救护医院始末纪实》，Bulletin de l' Université l' Aurore, 1937 – 1938, No. 37, p. 38。
② 《本校办理第三救护医院始末纪实》，Bulletin de l' Université l' Aurore, 1937 – 1938, No. 37, p. 39。
③ 吴云瑞、裘作霖：《仙鹤草之药理研究第一报告》，《震旦医刊》1938年第19期，第57～58页。

另一方面，一般植物性浸膏难以制成久贮不变的注射安瓿。因所用安瓿系随配随用，实验时未见任何反应。而其后在临床曾遇二例因注射先配之仙鹤草浸膏于静脉，发生一时性类胶质休克现象。① 因此，吴云瑞决定对仙鹤草浸膏做进一步研究。他就各种已知成分尝试化学提制分析，采取实验与分析并行的方法，每得一种物质即做动物试验以测其效，如是直至1939年末，提得一单纯物质——褐色不能结晶的粉末。②

吴云瑞再次对白鼠、小白鼠和家兔进行动物实验复试仙鹤草素的药理作用，检测一般现象及中毒量。完成针对心脏作用、血液凝固作用（血液凝固时间、流血时间、血液凝固阈）、血液凝固作用之检讨（包括血小板、血球数、纤维蛋白元、血中钙量）、溶血现象、血中糖量影响、呼吸气体及基本新陈代谢影响、神经系统作用的八种试验。③

1939年末，吴云瑞提炼出仙鹤草素的纯粹有效成分，用于上述动物试验后发现，其作用为第一次报告记载所得浸膏约20倍之巨。配制同张性溶液安瓿，经过消毒、静置两三月，检视无沉淀发生，复做动物试验，亦无反应现象，然后试用于临床。截至1940年12月已用过三千余支，主要系由静脉注射。施用仙鹤草素于急救时，发挥其效力最为显著者，从未有不良反应发生。前一次试用，大抵系外科及救伤病例，此次皆为内科、产妇科，及牙科病例。

由此，吴云瑞得出结论：于1939年所得到的仙鹤草素 Agrimonine 确为国产仙鹤草（Agrimonia eupatoria L.）中之有效成分，且为单纯而有固定化学性状之物质。根据药理试验及临床实验之结果，可为医疗上之止血、强心与滋补合效药物。④

吴云瑞两次对仙鹤草研究均采取科学医学的实证化方式，表现在诸多

---

① 吴云瑞、裘作霖：《仙鹤草之药理研究第二报告》，《震旦医刊》1941年第6卷第1期，第28、47页。
② 徐仁初：《仙鹤草素》，《医药学》1947年复1第8期，第8~12页。
③ 吴云瑞、裘作霖：《仙鹤草之药理研究第二报告》，《震旦医刊》1941年第6卷第1期，第33~47页。
④ 吴云瑞、裘作霖：《仙鹤草之药理研究第二报告》，《震旦医刊》1941年第6卷第1期，第56页。

方面：用动物实验方法和借助西方先进仪器探索中药作用机理；从现代生物医学角度，运用现代药理学、免疫学等方法揭示疗效机理。

及至1942年，吴云瑞聘请药剂师组建药厂，开始经营仙鹤草素生产事宜，以供国内外医界使用。彼时，同为止血药的瑞士货"康可林"和德国货"克劳定"不仅价格昂贵，要价几万元一针，且因战事导致市面普遍缺货。仙鹤草为分布于北半球的一种矮小灌木，中国各地均产，方便就地取材；仙鹤草素具有直接止血、增强心脏功能、改善血液循环及提高微小血管收缩等疗效。仙鹤草素成药不但效力强，且价格更便宜，只要五十元一针。外国货只能打肌肉或皮下，国货却能做静脉注射。① 市面上其他止血药物，或极为昂贵，或时常缺货，或效用不可靠，或仅做补助剂，或副作用大。相比之下，仙鹤草素遂成为当时最为经济有效的止血剂之一。②

四 举办"中国药物展览会"

实证科学在改造中医过程中需要适应中国本土文化情境，面向大众普及科学知识成为重要一环。开埠后的上海经济繁荣、商业发达，教育、出版和大众媒介等文化市场也随之迅速壮大。上海近代都市化进程促进了"市民"阶层成长，尤其是教育普及③，大大提高了民众的文化素质和对科学知识的接受度。西医出身的吴云瑞深知，西医重实际，容易博得病家信任，但中国药物历史悠久，自然也有其不可磨灭之功勋。一个伟大民族的经验是绝不可忽视的。吴云瑞结合自己从事中国药物历史研究的成果，与植物学博士王兴义（Jacques Roi）在震旦博物院共同组织了"中国药物展览会"，旨在提倡通力合作，阐明中国医理药理之精神，表扬近代科学家

---

① 慕斐：《国产止血药仙鹤草》，《新上海》1947年第61期，第9版。
② 《国产西药指南：介绍中国药物建设公司之止血特效药"仙鹤草素"》，《医药世界》1949年第2卷第1期，第44～45页。
③ 1936年，上海适龄儿童的入学率为59%，是全国平均水平的2倍；高等院校数量（24所）名列全国第一，占全国院校的21.8%，而且在学科设置上是全国最多和最齐全的。见金忠明、李本友《市民社会与上海近代"海派教育"》，《华东师范大学学报》（教育科学版）2003年第2期，第54、58页。

勤恳努力，唤起中外各界人士对中国药物研究之兴趣。①

展览得到各学术团体如中法大学药学专修科、中华医史学会、中西医学研究社和上海雷士德研究院等诸多帮助，并获得著名国药号如王大吉、宏仁堂、叶树德、普太和堂或惠赠或慨借的国药标本。会场中陈列宋大仁及王吉民等医师所珍藏的关于中国医学之书画文物，文学家周瘦鹃出借其栽培之玲珑药用植物盆景，亦为该会展生色不少。②

"中国药物展览会"于1942年4月10日至5月17日举办。主办方将两千多年来由经验观察或经中国知识分子哲学推测所提供的医学数据主体组织成一个合理系统，完整呈现中国药物的历史和药物与医理相互研究的价值。③展览一共分为十部分，分别展示了不同药物之性质，及各种国人笃信可延年益寿之迷信与神异事物：（1）中国道家炼丹药物（器具与矿产药物）；（2）中国贵重细药标本；（3）中国药用植物；（4）中国药用动物；（5）肠胃病文献与标本；（6）有关医学之各种书画文物；（7）中国历代善本本草书籍；（8）中华药典；（9）民间药话；（10）《本草纲目》以及古本国外文献等。④

展览陈列了许多中国自古及今的药物，从钻石风、人参、仙鹤草及其他具有壮阳、滋补、消化或腹泻功用的植物到蜂巢、蟾蜍、蝎子、鸟类、鹿茸，等等，⑤意欲使公众明了中国药物对于现代与近代医学工作的贡献与重要地位。以草药为例，每种药于饮片之外，有植物学标本，有组织学切片，有生活本态，有化学提炼，有药理实验，有临床效果，还有种种药理表格说明。⑥展览之最大部分，系陈列过去数百年中为国人所利用，而已由欧美科学家化验确认具治病效能之药物。其中最堪注意者，即为医治

---

① 王兴义、吴云瑞：《中国药物展览之概况》，《震旦医刊》1942年第7卷第2~3期，第155页。
② 《药物展览会讯》，《申报》1942年第5版。
③ "Chronique du mois d'avril," Bulletin de l'Université l'Aurore, 1942 Série Ⅲ, Tome Ⅲ, No. 2, p. 423.
④ 《中国药物展览会》，《申报》1942年第3版。
⑤ Ou Tsuen‐lin, "Rélexions d'un étudiant en médecine," Bulletin de l'Université l'Aurore, 1942 Série Ⅲ, Tome Ⅲ, No. 2, p. 417.
⑥ 刘永纯：《中国药物展览意义与感想（下）》，《申报》1942年第5版。

癫病之中国药方，此乃科学界一切医治癫病方法之中最佳者。展览还陈列出若干种采自中国的药草与动物制剂供阅览。此外，为一般人认为有试验性而不重要之药物亦陈列颇多，并有图表注解，以说明其用法和性质。① 中外学术专家如伊博恩、陈克恢、赵燏黄、裴鉴、余云岫和吴云瑞等人的研究所得之成绩均在此陈列。②

参观时间为每日下午1时半至5时，12日星期日，上午10时至12时亦开放。自开幕以来，颇得社会各界人士之注意，连日往参观者络绎于吕班路上，到场中外医药专家及社会知名人士颇众，每日到会参观者二三千人。照该院第一星期之入门记录，已超过万人，可谓盛况空前。③ 展览位于震旦博物院三楼，长方形大厅安静而充满着些许神秘，两千多年中医药历史尽呈眼前。参观者驻足流连，颇为细心地视察各个橱窗内之陈列品，面带微笑甚至惊讶的神情，不时低声做出评论。④

展览主办方为增加公众对国药研究之兴趣，不仅组织多场专家讲座，更安排药理实验之公开表演，希望把复杂科学活动中一些人们"喜闻乐见"的侧面展示给公众。作为展览组织者之一的吴云瑞自然也投入更多心力和时间与大众交流。4月16日，在震旦大学生理学实验室内，吴云瑞一边演示一边说明仙鹤草药等国药对动物心脏之作用，吸引了二百多位医药界同仁及各学校学生到场。⑤ 4月24日，他再次为上海中医药界同仁演示了仙鹤草和蟾蜍毒液的药理特质。5月2日，吴云瑞做了《研究国药的刍见》的讲座。⑥ 其他讲座嘉宾包括王吉民（《本草纲目外译之考据》）、刘永纯（《巴斯德研究院及中国》）、黄胜白（《李时珍的声类学》）、王兴义（《欧洲医学对于中医的使用》），均为西医。⑦ 学术团体或学校还可向主办

---

① 《中国药物展览昨日开幕由法总领揭幕》，《申报》1942年第3版。
② 《药物展览会讯》，《申报》1942年第5版。
③ 《震旦博物院药物展览日程　分实验表演与专家讲演》，《申报》1942年第5版。
④ Ou Tsuen-lin, "Rélexions d'un étudiant en médecine," *Bulletin de l'Université l'Aurore*, 1942 Série Ⅲ, Tome Ⅲ, No. 2, p. 417.
⑤ 《震旦药物展览二周纪述》，《申报》1942年第5版。
⑥ "Exposition de pharmacopée chinoise au musée Heude," *Bulletin de l'Université l'Aurore*, 1942 Série Ⅲ, Tome Ⅲ, No. 2, p. 416.
⑦ 刘永纯：《中国药物展览意义与感想（下）》，《申报》1942年第5版。

方以团体名义书面函约日期，请求增加药理实验现场演示。①

吴云瑞牵头组织"中国药物展览会"，一方面是因为彼时上海娱乐业发展空前鼎盛，为居民提供了数量众多、内容各异的现代都市娱乐项目，但"上海新的杂志书籍很少，大家对于精神食粮，渐感缺乏，参观药物展览会，附带展览博物院其他部分，也是给沪上人士有益的消遣意思"②；另一方面，当时正处于第二次世界大战战略相持阶段，中国市面上欧美药品存货渐少，新货无从进口，唯有研究国药以代替欧美药。中国药物展览会可以激发科学家的研究灵感。这不仅是一次科学知识普及的有益活动，繁荣了上海城市文化，增进了中国社会对东西方医药的了解，更以震旦博物院为载体，树立起以西方科学研究中国药物的权威。

五　结语

作为一名受过系统现代医药学训练的科学家，吴云瑞在近代中国内忧外患的大环境下坚守"科学救国"思想，运用现代化学、生物学和药理学等科学手段，通过医学史钩沉和传统医学知识筛选，对传统中药进行分离、提取、鉴定，合成其有效成分，明确其作用机制，研制出疗效显著、价廉物美的新药。同时，他利用自身科学知识，武装国民头脑，希望将科学医学与社会融合起来，使得科学在社会中得到普遍认知与更多认同。吴云瑞的"中药科学化"实践，是通过"西方科学"智力导向，在非西方社会实现地方知识"现代化"的大胆尝试，也是实证科学在改造中医过程中适应中国本土文化与社会的一种规范性和情境性相结合的产物。

---

① 《震旦药物展览二周纪述》，《申报》1942 年第 5 版。
② 刘永纯：《中国药物展览意义与感想（上）》，《申报》1942 年第 4 版。

民国时期灸法知识体系的革新*

——以《灸科学》的译介、影响为例

陈思言**

【摘要】民国医家通过多种方式探索灸法知识革新,译介并吸收日本科学化的灸法医籍是重要途径之一。承淡安对日本医家坂本贡《灸科学》一书的译介,即在此背景下展开。汉译版《灸科学》虽未正式出版,只是以连载的方式刊登于《针灸杂志》,但经过承淡安翻译引介后,被国内学者吸收,逐渐改变了此前综合性针灸教科书的知识结构,促使灸法知识独立于针法知识,形成完整的知识体系。

【关键词】民国 灸法知识 知识转型 《灸科学》

如今,针灸已成为中医的象征性治疗方式。其实现代针灸知识体系与传统时期有较大的差异,这一转变大抵肇始于民国。① 针灸在民国时期的转型过程,近年来已逐渐引起学者的重视,谭源生、张建斌、李乃奇、刘科辰、张建兰等人立足现代针灸理论与实践,通过文献梳理的方式反观其形成过程;② 此外,吴章(Bridie J. Andrews)、赵京生、李素云、张树剑、

---

* 本文在写作过程中,曾受到姜姗博士在资料方面的帮助,特致谢忱。
** 陈思言,上海师范大学历史系讲师。
① 20世纪八九十年代,在关于民国针灸学术史起步阶段的研究中,已有学者注意到这一时段的特殊性,林昭庚、鄢良《针灸医学史》认为民国是针灸发展由"低潮到高潮"的特殊时间段。参见林昭庚、鄢良《针灸医学史》,中国中医药出版社,1995。
② 谭源生:《民国时期针灸学之演变》,硕士学位论文,中国中医科学院,2006;张建斌、夏有兵等:《现代针灸学科体系构建轨迹的探析——兼评承淡安〈针灸学〉三部曲》,《针刺研究》2013年第3期;李乃奇:《岭南针灸学术源流探讨与近代学术流派整理研究》,博士学位论文,广州中医药大学,2015;张建兰、张树剑:《民国时期针灸医籍分类及内容特点》,《中国针灸》2015年第7期;刘科辰:《民国时期汉译日本针灸医籍与其影响》,硕士学位论文,南京中医药大学,2017。

赵璟等学者注意到现代针灸知识的形成并非只是技术的线性演进，还受到多种社会文化因素的形塑。① 已有研究颇具启发性，但大多把针灸革新的过程当作一个整体讨论。实际上，针与灸是两种不同的治疗技术，② 在近代的知识革新过程也不尽相同。本文即着眼于民国灸法知识体系的革新过程，具体讨论民国针灸医家承淡安对日本灸法医籍《灸科学》的翻译，及该书对灸法知识体系的影响。

一 承淡安与坂本贡的交谊及对《灸科学》的译介

中国近代针灸知识体系的革新受日本科学化的针灸学影响深远。日本明治维新后，传统汉医逐步开始革新，建立了现代医学教育体系，针灸学的革新亦包含在这一过程中。大体而言，日本针灸学的革新是政府主导下，逐步以现代科学实验的方式重新厘定针灸中具有实际疗效的知识。明治20年（1887），日本医学士大久保适斋、医学博士三浦谨之助等开始对针灸学进行研究，认为针灸疗法对于治疗确有价值。明治44年（1911），日本内务省在全国颁行实验制度，令学者对包括针灸学在内的传统医学进行科学化实验研究，如依据化学分析，测定艾的有效成分，以生理解剖学理重新厘定对治疗有效的经络孔穴。③ 这种科学实验的革新过程，从明治末年开始一直持续到了昭和初年。在此期间，各种针灸专门学校建立，包括针灸科学化实验研究报告、灸法医学专书、针法专书、针灸学校教科书

---

① Bridie Andrews, *The Making of Modern Chinese Medicine*, 1850 – 1960 (Vancouver: UBC Press, 2014); 李素云、赵京生：《西方"nerve"的译入及其对经络研究的影响探源》，《中国针灸》2011年第5期；张树剑：《近现代针灸科学化实践与转向——以朱琏为中心》，《中国针灸》2014年第10期；赵璟：《民国时期针灸教育研究》，硕士学位论文，南京中医药大学，2017。

② 关于针与灸各自起源的讨论，可参见〔日〕山田庆儿《黄帝内经——中国医学的形成过程》，载氏著《中国古代医学的形成》，东大图书公司，2003，第19~36页；〔日〕山田庆儿《针灸的起源》，载氏著《中国古代医学的形成》，东大图书公司，第70~148页；李建民《艾灸与天火——灸疗法诞生之谜》，《自然科学史研究》2002年第21卷第4期；李建民《艾灸的诞生》，收入黄应贵主编《物与物质文化》，"中研院"民族学研究所，2004，第27~62页。

③ 张俊义编纂《温灸学讲义》第四编，东方医学书局，1940，第1~3页。

等诸多针灸学著述出版，如冈本爱雄的《实习针灸科全书》、名古屋玄医的《难经注疏》、杉山和一的《百法针术》《选针三要集》、玉森贞助的《针灸秘开》。① 民国时期中国针灸医家开始走上针灸革新之路时，首先借助的便是邻国"科学化"针灸革新的成果，翻译日本针灸医籍活动基本持续了整个民国时期。② 此时，被汉译的灸法医籍主要有日本延命山针灸学院教材中的《高等针灸学讲义·针治学灸治学》《高等针灸学讲义·经穴学孔穴学》，原志免太郎《灸法医学研究》，以及坂本贡的《灸科学》。

《灸科学》原为日本医家坂本贡所著《针灸医学精义：教科用·受验用》（以下简称《针灸医学精义》）一书的第五编"灸科学"。坂本贡时任东京高等针灸学校校长，1933 年出版《针灸医学精义》，作为学校的教材使用。《针灸医学精义》共分上、中、下三卷，上卷和中卷为解剖学、生理学、经穴学、针科学、灸科学五科，下卷为病理学、诊断学、微生物学和消毒学四科。③ 承淡安在 1934 年到 1935 年间赴日得见该书，回国后翻译，连载于《针灸杂志》，暂未见合集出版，本文所依凭的版本即为连载于《针灸杂志》的译本。

《灸科学》的译者承淡安（1899～1957），原名澹盦，江苏江阴人，民国著名针灸医家，1930 年创办中国针灸学研究社，著有《中国针灸治疗学》《中国针灸学讲义》《中国针灸学》等书。在 1934 年赴日之前，承淡安在针灸研习、治疗、教学等方面已颇有成就，成立了中国针灸学研究社，以面授和函授的形式传授针灸知识，于 1931 年出版体例较为完备的现代针灸学教科书《中国针灸治疗学》。1930 年代左右，日本已基本完成针灸科学化，相关成果被翻译引介入国内，产生了一定的影响。承淡安在编写《中国针灸治疗学》时已注意吸收这些成果，直接表现为《中国针灸治

---

① 参见真柳誠「現代中医鍼灸学の形成に与えた日本の貢献」『全日本鍼灸学会雑誌』2006 年第 56 卷第 4 号。
② 相关成果可参见刘科辰《民国时期汉译日本针灸医籍与其影响》，硕士学位论文，南京中医药大学，2017；刘科辰、张树剑《近现代汉译日本针灸医籍述要》，《中国针灸》2017 年第 37 卷第 5 期；张建兰、张树剑《民国针灸译著〈最新实习西法针灸〉内容及其影响》，《中国针灸》2019 年第 39 卷第 10 期。
③ 坂本貢『針灸醫學精義：教科用·受驗用』大倉廣文堂發行、1933。

疗学》的"经穴"篇与日本医家冈本爱雄《最新实习西法针灸》的经穴部分结构类似，加入了各穴位的解剖学位置的内容。①

承淡安创办的中国针灸学研究社初具规模，得到中央国医馆认证之后，欲求进一步发展，只靠阅读旁人引介的日本针灸医籍已不足够。承淡安认为有必要前往当时针灸机构、学校等均已体系完备的日本，考察"究何法以致之，其学校之设备若何，教授之章法若何"。② 从1934年10月到1935年6月，在日本的八个多月时间，承淡安力求从各方面吸收学习日本针灸成果，"如参观针灸学校之设备也，收买各校之讲义也，或与针灸名家交换意见也，或伪病而往名家受诊以观其施术之伎俩也，或搜罗书肆中之名作品"，③ 翻译《灸科学》即为其学习内容中的一项。

承淡安选取坂本贡的《针灸医学精义》中的"灸科学"部分进行翻译，大致有以下两方面因素。第一，承淡安和坂本贡的私交较为密切。承淡安在日本参观了诸多针灸学校，如东京二所、大阪三所、西京一所、福冈一所，但他正式入学学习的学校，只有坂本贡任院长的东京高等针灸学院。据承淡安所述，他在东京高等针灸学院甲种研究科学习，每日上课三小时，学习科目为解剖、生理、病理、诊断、经穴、针学、灸学、消毒等课程。因为日语能力有限，他跟坂本贡和其他教员讨论问题时常常词不达意。当无法表述时，只能靠文字书写，而坂本贡和其他教员并无不悦，会不厌其详地为他解释。承淡安认为坂本贡诚恳亲切，跟他的交谊甚少拘谨。他们的讨论还涉及中日针灸取穴理念的差异之处，承淡安认为日本取穴"多主局部"，而中国取穴"重远导引诱反射"，日本取穴"多而少效"，中国采穴"少而效敏"，坂本贡等医家觉得诧异，承淡安遂在针灸学院学生身上亲自验

---

① 详参承淡安《中国针灸治疗学》，福建科学技术出版社，2006。
② 承淡安：《东渡归来》，《针灸杂志》1935年第2卷第6期，收入段逸山主编《中国近代中医药期刊汇编》第4辑第29册，上海辞书出版社，2011，第571页；承淡安：《从针灸立场说到本社创办经过及以后之方针》，《针灸杂志》1935年第3卷第1期，收入段逸山主编《中国近代中医药期刊汇编》第4辑第30册，第25页。
③ 承淡安：《东渡归来》，《针灸杂志》1935年第2卷第6期，收入段逸山主编《中国近代中医药期刊汇编》第4辑第29册，上海辞书出版社，2011，第571~577页。

证了仅取合谷穴即可止齿痛的疗法,当下教授和院生较为惊叹。① 除了针灸技术上的切磋,坂本贡还将日本医家八田泰兴所译的《十四经发挥》转给承淡安阅览,承淡安十分欣喜,因为该书在中国"几已失传","虽有薛刻(《薛氏医按》附有《十四经发挥》)流行民间,错简繁多,未足观也"。他见此译本推断必有古本存在,故"逐日往各医学书店,细心浏览",终于在"某旧书店获得一古本"。②

第二,承淡安赴日研习期间,对日本灸法的发展印象深刻。承淡安在回国后所写的《东渡归来》中称"日人信仰针灸医甚深"。首先让承淡安产生这种印象的是日本针灸医院的数量,"几无一街巷,不设有针灸医院一二",承淡安曾往针灸医院受中风预防之灸,上午九点到医院,发现已挂有"百四十八号"。③ 针灸两种疗法中,承淡安发现灸法在日本普通民众中尤为盛行,他每次在公共浴室洗澡,发现大约十人中有七人背部有灸痕,而在乡农群体中,这一风气更盛,同院学习的学生告诉承淡安,"乡人每于暑天,不论有病无病,皆喜请医生施灸一次,可免暑中不疲劳,不受病云",承淡安笑称此法"不啻为防疫之灸",但"询以灸在何处,亦不甚了了,大约在脾俞胃俞之间云"。④ 可见,在日本民众的认识体系里灸法更像是一种保健技术,而非严格的医学疗法。

灸法在日本的盛行,得益于丰富多样的施灸技术。在诸多灸法中,类似太乙神针的灸条压灸和温灸法,是承淡安特别关注的两种。承淡安听闻在福冈有一位灸医名为高田喜多,其诊所门庭若市,便以诊病为托词,前往参观,发现高田喜多医生为病人诊察后,即于应灸之穴用墨圈点,然后由其助手施灸,助手用的是"太乙神针式灸条压灸"。这种灸

---

① 承淡安:《东渡归来》,《针灸杂志》1935 年第 2 卷第 6 期,收入段逸山主编《中国近代中医药期刊汇编》第 4 辑第 29 册,第 575 页。
② 承淡安:《重刊〈古本十四经发挥〉序》,载氏著《承淡安针灸选集 承淡安针灸学术讲稿》,上海科学技术出版社,2016,第 179~180 页。
③ 承淡安:《东渡归来》,《针灸杂志》1935 年第 2 卷第 6 期,收入段逸山主编《中国近代中医药期刊汇编》第 4 辑第 29 册,第 572 页。
④ 承淡安:《东渡归来》,《针灸杂志》1935 年第 2 卷第 6 期,收入段逸山主编《中国近代中医药期刊汇编》第 4 辑第 29 册,第 576 页。

条有"无药气与按压不熄""松软不结实"的特点,"灸法不用布隔而用纸隔,热度不甚强,颇觉舒适"。患者在接受治疗后可向医家买灸条自灸,承淡安当日见病者有购二三十条者,可见购灸条自灸的方式在日本早已较为普遍。①

除了灸条研究,日本流行的另一种灸法是温灸法,《灸科学》亦包含此法。承淡安与坂本贡对温灸法的见解不同。坂本贡有专门针对温灸法的《温灸学讲义录》出版,在《灸科学》中提到温灸术时亦肯定其具有科学性且不留瘢痕,"后藤道雄博士,曾关于灸与血之分布,黑特氏带与针灸术之关系等等研究中,于有瘢痕灸,无瘢痕灸,亦详细研究,博士谓神经对于热之感受性,最高限度为四十五度(摄氏表),用艾灸有不能忍受之激痛,且有丑恶之瘢痕,要之,以完全温和适中之机械的温灸,比较有充分效果云云","博士复对于有痕无痕之两种灸法,于人体试验后,直接采取其血而检查之,关于血液影响、脉搏强弱等等作用,两者相比,以温灸之治效为良善云"。② 坂本贡所在医院中亦有温灸器具。

承淡安对温灸法的态度则与坂本贡大相径庭,在《东渡归来》中,其言:

> 日本之温灸院亦到处皆有,各针校中,亦附设此课。据教授云,温灸无痛苦无瘢痕为其优点,费时费料效少,则太不经济,家庭自己治疗,则颇适用,若作正式疗治,不逮古灸法多矣。温灸之发明者为后藤道雄博士。据灸疗界之研究,除取其温暖性外,无可取,其所得之作用,无直接灸之有大伤性作用,所谓蛋白体疗法者是,即赤色素,白血球之增加,免疫性,抗毒素之旺盛等皆无,故已不如初发明时之盛矣。③

此处承淡安从疗效和科学研究两个角度对温灸术的使用意义进行了否

---

① 承淡安:《东渡归来》,《针灸杂志》1935 年第 2 卷第 6 期,收入段逸山主编《中国近代中医药期刊汇编》第 4 辑第 29 册,第 571~577 页。
② 〔日〕坂本贡著,承淡安译《灸科学》,《针灸杂志》1935 年第 2 卷第 5 期,收入段逸山主编《中国近代中医药期刊汇编》第 4 辑第 29 册,第 528 页。
③ 承淡安:《东渡归来》,《针灸杂志》1935 年第 2 卷第 6 期,收入段逸山主编《中国近代中医药期刊汇编》第 4 辑第 29 册,第 576 页。

定。但在译介《灸科学》时，承淡安依然保留了温灸法，只是以夹注的方式表明了自己的学术见解。

与坂本贡有良好的私交以及对日本灸法的特别关注，是承淡安选择翻译《灸科学》的外在要素。此外，承淡安选择译介《灸科学》也与该书的文本性质有关。与当时其他汉译灸法医籍相比，《灸科学》内容较为全面，体例较为完备。在此之前，东方针灸学社张俊义译介的日本灸法医籍《温灸学讲义录》是对温灸知识的阐述，而坂本贡的《灸科学》则是针对日本当时灸法知识的系统阐述。如表1所示，《灸科学》分为"总论""各论""灸之科学的研究"三章。第一章"总论"分为"灸术之定义""艾叶""灸法之种类并施灸方法"三节，其中"艾叶"一节先如传统针灸医籍阐述艾叶的起源、性状、制法、保存方法、艾炷大小与施灸壮数的关系，并加入科学灸法实验的结论，主要为樫田、原田博士对"艾之大小与燃烧温度"关系的研究结果；"灸法之种类并施灸方法"列举传统和近代常用的各类灸法，具体介绍其中的温灸、押灸、盐灸、蒜灸等灸法。第二章"各论"主要讨论灸法施治时的各种技术性问题和禁忌，如灸法的适应证及不适应证、灸治的禁忌部位和场合、艾炷大小及壮数的标准、灸痕化脓的预防法及处理法。这一章的"灸法之健体作用"主要是对原志免太郎《灸法医学研究》中灸法，尤其是"三里灸"在卫生保健方面的应用价值的概述。第三章"灸之科学的研究"分小节简述后藤道雄、樫田十次郎、原田重雄、越智真逸、时枝薰、原志免太郎等日本医家对灸法的科学实验研究结果。

承淡安翻译发表时增加"译者小引"一文，概括《灸科学》一书的特点为"简而明、切而要，颇适初学者之应用"，① 这一评价颇为中肯。该书虽然篇幅不长，但从知识结构上看，涵盖了从传统时期到近代科学革新后的各种灸法、施灸理念以及对灸法科学实验研究的结果。《灸科学》虽然不包括治疗部分，但在"灸法之适应症（证）及不适应症（证）"一节

---

① 〔日〕坂本贡著，承淡安译《灸科学》，《针灸杂志》1935年第2卷第5期，收入段逸山主编《中国近代中医药期刊汇编》第4辑第29册，第528页。

中,按照人体生理系统,将适宜用灸法治疗且对施灸之方法、施灸之时期、起效有特殊要求的疾病分为"脑及脊髓神经系疾患""呼吸器系疾患""消化器系疾患""血行器系疾患""运动器系疾患""泌尿生殖器疾患"等几大类,便于初学者分类查找相应的疾病。

二 《灸科学》对中国近代灸法知识体系的影响

《灸科学》虽未正式出版,只是以连载的方式刊登于《针灸杂志》,但经过承淡安翻译引介后,被国内学者吸收,逐渐改变了此前综合性针灸医籍的知识结构。《灸科学》对近代针灸知识革新的影响,首先体现在承淡安赴日回国后编写的《中国针灸学讲义》的灸法知识结构,与1931年出版的《中国针灸治疗学》相比,这种变化更为明显。

出版于1931年的《中国针灸治疗学》是承淡安融会了"新""旧"针灸知识、结构合理且受众面较广的针灸教科书,包括"经穴""手术""治疗"三篇,"经穴"篇按照十四经脉将穴位分类,每穴附有解剖学位置,每一经脉后附有便于记忆的经穴歌诀;"手术"篇包括针与灸两部分内容,分别介绍针的形制、施针手法、补泻手法、艾灸的形制、各类灸法等;"治疗"篇先选取历代治疗歌诀,后按照传统病因分类形式将疾病分为"伤寒门""温热病门""暑病门""中风门"等各门,每一门介绍各疾病的病因、证象、治疗、助治、预后等各项。[①]

由此可见,《中国针灸治疗学》并未形成独立的针法与灸法知识体系,大抵是因为其体例结构主要参考冈本爱雄的《最新实习西法针灸》。《最新实习西法针灸》是一本通论经穴与治疗知识的书,并未对针法知识与灸法知识进行区分。《中国针灸治疗学》是一本面向初学者的教材,需要对针法和灸法知识分别进行概述。为了补足《最新实习西法针灸》在灸法方面的缺失,承淡安选择对明代医家杨继洲《针灸大成》关于灸法的论述进行整合,加入自己在治疗中的有益经验,形成"手术"篇的灸法部分。

---

① 参见承淡安《中国针灸治疗学》,福建科学技术出版社,2006。

具体而言,《中国针灸治疗学》的灸法部分只有简单的六个小节,分述"艾之选择""艾绒之制造""艾炷之大小与灸法""艾灸之善后""灸之种类""现代灸法之误谬"。① 前五个小节是整合《针灸大成》零散的灸法知识而成,② 其中"艾灸之善后"一节加入明代著名外科医家陈实功《外科正宗》里的"生肌玉红膏方"。古代灸法往往因为壮数过多,发生溃脓,且有"不溃脓则病不愈"的观念,历代针灸医籍大多包括治疗灸疮的药膏配方,如《针灸大成》即有"灸疮膏法"条。承淡安虽然取法《针灸大成》灸法部分的知识结构,却未取此膏法,而是颇有创见地加入《外科正宗》的生肌玉红膏,此膏专治"痈疽、发背,诸般溃烂、棒毒等疮,用在已溃流脓时"。③ 此外,又加上"现代灸法之误谬"一节,阐述以针插入穴位,并将艾绒缠绕在针柄上燃烧的疗法和隔姜、隔蒜灸法一样,并不能获得良好的疗效。

在了解日本丰富多样的灸法和已成体系的灸法知识后,承淡安在《灸科学》的"译者小引"中直言坂本贡的《灸科学》一书可以"补拙著之《中国针灸治疗学》之不足"。由此,在1940年出版的《中国针灸学讲义》中,承淡安对《中国针灸治疗学》的知识结构进行改动,将"手术"篇改写为"针科学讲义"与"灸科学讲义"两部分,"灸科学讲义"篇的结构和主要内容即取自坂本贡《灸科学》一书(如表1所示)。承淡安在"灸科学讲义"的"结论"部分,自言对这部分的改写思路,以第二十六小节为断限,前二十六节"凡关于灸法之应用设施,虽未敢云为详尽,然已括其大概,苟皆印入心脑,以之应付临床,或不致有所偾事矣","二十七节以下,介绍日人之科学方法,研究所得之学理,亦皆举其深层概要,以其于灸之普通一般之学说,不适合于临床研究,吾人知其梗概,盖亦足矣。

---

① 承淡安:《中国针灸治疗学》,福建科学技术出版社,2006,第200~204页。
② 《针灸大成》的灸法知识分散在第九卷中,除了具体的灸治疾病,其余内容包括雷火针法、《千金》灸法、《宝鉴》灸法、艾叶、艾灸补泻、艾炷大小、点艾火、壮数多少、灸法、炷火先后、灸寒热、灸疮要法、贴灸疮、灸疮膏法、洗灸疮、灸后调摄法,承淡安将这些内容综合成灸法部分的前五个小节。参见(明)杨继洲《针灸大成》,中医古籍出版社,1998,第454~506页。
③ (明)陈实功:《外科正宗》,张印生、韩学杰点校,中医古籍出版社,1999,第42页。

灸科学理之真面目，亦仅窥见豹之一斑耳"。① 在每节的具体内容方面，"灸科学讲义"与《灸科学》不完全相同，如"灸法之起源""施灸之原料"等节，承淡安补入传统本草医籍对艾叶的记述，替换《灸科学》以日本为叙述主体的对艾灸起源、性状的文献描述；② "灸法之种类"和"各种灸法"两节，解释隔姜、隔蒜等在国内已失传，却在日本仍被使用的多种无瘢痕灸法的效用，不再像《中国针灸治疗学》的灸法部分只从疗效角度肯定有瘢痕的直接灸法。③

表1 《中国针灸学讲义》"灸科学讲义"和《灸科学》知识结构对照表

承淡安《中国针灸学讲义》"灸科学讲义"知识结构	坂本贡《灸科学》知识结构
灸法之起源	第一章 总论
灸术之定义	第一节 灸术之定义
施灸之原料	第二节 艾叶
艾之制法	1. 艾叶之起源
艾绒之保存法	2. 艾叶之性状
艾灸之特殊作用	3. 艾之制法
艾炷之大小	4. 艾之保存
艾炷之壮数	5. 艾炷之大小及灸之壮数
灸刺戟之强弱与温度	6. 艾之大小与燃烧温度
灸法之种类	7. 艾之特独作用
灸术之现象	第三节 灸法之种类并施灸方法
灸术之应用	第二章 各论
灸术之医治工作	第一节 灸法之适应症及不适应症
灸术之健体作用	1. 适应症
施灸之目的	2. 不适应症
各种灸法	第二节 灸法之禁忌症并施灸禁忌之部位及禁忌之必要场合
施灸之方法	1. 禁忌症
施灸之前后	2. 施灸禁忌之部位
施灸上之注意	3. 施灸禁忌必要之场合
灸痕化脓之理由	第三节 艾炷之大小及壮数一定之标准
灸后处置法	第四节 灸治刺戟之强弱

① 承淡安：《中国针灸学讲义》，中国医药科技出版社，2017，第91页。
② 承淡安：《中国针灸学讲义》，中国医药科技出版社，2017，第59~60页、第60~61页。
③ 承淡安：《中国针灸学讲义》，中国医药科技出版社，2017，第65~66页、第71~74页。

续表

承淡安《中国针灸学讲义》"灸科学讲义"知识结构	坂本贡《灸科学》知识结构
灸痕化脓之防止法 灸疮之洗涤法 于灸痕上续行施灸之方法 灸与摄生 施灸之禁忌 灸之科学的研究引言 樫田、原田两博士之灸之研究 逸智博士之灸之研究 五博士之灸之研究总括 1. 灸之关于赤血球及血色素之影响 2. 灸之关于白血球之影响 3. 灸之关于噬尽作用 4. 灸之关于补体影响 5. 灸之关于免疫体发生之影响 6. 施灸之关于血液凝固时间 7. 施灸关于血糖之影响 8. 灸法之本态	第五节　施灸之目的 第六节　灸痕化脓之理由与处置法 第七节　灸痕化脓之预防法 第八节　灸痕之洗涤法 第九节　灸痕之变化与施灸之续行 第十节　施灸与禁戒 第十一节　灸治之忌日 第十二节　施灸之注意 第十三节　灸之医治的作用 第十四节　灸法之健体作用 第三章　灸之科学的研究 第一节　樫田、原田两博士之研究成绩 第二节　后藤博士之研究成绩 第三节　越智博士之研究成绩 第四节　青地、时枝、原博士等之研究成绩 第五节　五博士之研究成绩 1. 灸与赤血球及血色素之关系及其影响 2. 灸与白血球之关系及其影响 3. 灸与血清之关系及其影响 4. 灸与补体作用及其影响 5. 灸与免疫体发生之关系及其影响 6. 施灸之于血凝固时间及其影响 7. 施灸之于血糖关系及其影响 8. 关于灸法之本态 第六节　原博士之研究成绩 1. 施灸于皮膏组织学的研究 2. 动物施灸治愈结核之倾向 3. 于人体应用之灸法

《中国针灸学讲义》编写完成后，替代《中国针灸治疗学》成为中国针灸学讲习所学员的教材，于抗战爆发前即已油印刊行。1937年后，抗日战争全面爆发，交通被阻，讲习所陷于停顿，承淡安察觉战争期间药物来源困难，针灸术可代替药物治疗，所以他决定将此讲义公开刊

印，以利民生。① 《灸科学》的补入，使得新版讲义的灸法知识更加丰富，既有日本科学实验为疗效支撑，同时多样的灸法和细化的施灸步骤更利于初学者学习和实践。

《灸科学》被引介入国内后，不仅促使译者承淡安改写《中国针灸治疗学》的灸法部分，还对民国时期其他医家编写针灸教材产生影响，如承淡安的弟子赵尔康的《针灸秘笈纲要》。赵尔康，江苏江阴人，于1932年跟随承淡安学习，为中国针灸学研究社、中国针灸医学专门学校、针灸疗养院、《针灸杂志》的创始人之一。② 中国针灸学研究社因抗日战争的全面爆发而停顿其主要的社务后，赵尔康于1939年将学社的办事处设在家乡江阴的诊所内，继续与社员保持通函。1948年创办中华针灸学社，任社长，设函授部，出版由其编写的《针灸秘笈纲要》。③ 其著书原因与承淡安类似，都是对先前针灸医籍庞杂的结构有所不满，且认为战争期间针灸可"不费分文，即能起死回生"，④ 其新创办的中华针灸学社函授部亦需要教材，故而于此时编著出版该书。

《针灸秘笈纲要》分为"针科学""灸科学""经穴学""治疗学"四编，结构与承淡安的《中国针灸学讲义》类似，不同之处在于其"治疗学"部分已采用西医的疾病分类体系，与《最新实习西法针灸》相似，分为急性传染病、新陈代谢病、呼吸器病、消化器病等几类。赵尔康并非简单模仿《中国针灸学讲义》的体例结构，他已然意识到灸法知识有必要与针法知识进行分离，在"例言"中其言：

> 今人每以针灸二字并言，不知针与灸为两种治疗方法，盖针有针之作用，灸有灸之功效，例如实热之病宜用针，虚寒之症宜用灸，倘不明其原理，辄以针灸混用，鲜不致误。本书力谋祛弊起见，将针灸

---

① 承淡安：《中国针灸学讲义》"编辑者言"，中国医药科技出版社，2017，第19页。
② 肖少卿主编《中国针灸学史》，宁夏人民出版社，1997，第768页。
③ 肖少卿主编《中国针灸学史》，宁夏人民出版社，1997，第768页。
④ 赵尔康：《针灸秘笈纲要》第1篇"针科学"，收入《民国丛书》第4编"科学技术史类"，上海书店出版社，1948，"自序"第3页。

分为二科，令学者有所适从。①

承淡安从灸法技术本身的多样性角度区隔针法与灸法知识体系，而赵尔康主要是从病理及疗效方面欲将针与灸知识分开，使初学者有较为清晰的认识。

在具体内容方面，赵尔康与承淡安的主要分歧在于对温灸术的态度。如前所述，承淡安出于见效慢的考虑，认为温灸术远不如太乙神针，更不如直接灸。《中国针灸学讲义》"灸科学讲义"虽然收录了温灸术，但承淡安仍然在"灸法之种类"附上对温灸术的评价，其言"近年日人后藤道雄，发明温灸，灸不着肉，隔器温蒸，以无灸痕为标榜，但费时费药，既不经济，而效力极微，较之雷火炉、太乙神针，相去不可以道里计矣"。②赵尔康早年对温灸术的看法与承淡安一致，他在1934年发表的《读温灸术之研究书后》一文中，反驳民国著名医家俞慎初在《温灸术之研究》中对温灸术价值的肯定。③ 而在《针灸秘笈纲要》的"灸科学"部分，则详细介绍施行温灸术所用的"温筒灸法"，并认为"如施于妇女小儿，以及畏痛之人，最为适宜"。④

三 结语

民国医家对灸法知识革新进行了诸多探索，译介日本灸法医籍是其中关键的一环。东方针灸学社创办人张俊义较早开始进行汉译日本灸法医籍和革新灸法知识结构的探索，尤其聚焦于温灸知识。其于1928年出版的《温灸学讲义》即是由对坂本贡所著的《温灸学讲义录》以及安多继观、本多区显所著的《温灸学讲义录》两书的翻译、合并、改写而成，是一部包括解剖学、诊断学、病理学、孔穴学、治疗学等内容的体系完备的温灸

---

① 赵尔康：《针灸秘笈纲要》，上海书店出版社，1948，"例言"第1页。
② 承淡安：《中国针灸学讲义》，宁夏人民出版社，1997，第66页。
③ 赵尔康：《读温灸术之研究书后》，《针灸杂志》第1卷第6期，1934。
④ 赵尔康：《针灸秘笈纲要》第2篇"灸科学"，收入《民国丛书》第4编"科学技术史类"，上海书店出版社，1948，第9页。

学教科书，在20世纪30年代对国内灸法知识的传递影响深远。但其主要聚焦于对温灸知识体系的构建，还未形成对整个灸法知识体系的革新。①之后，民国医家周子叙翻译了原志免太郎《灸法医学研究》，该书是对日本灸法科学实验研究的总结性报告，为灸法科学化革新提供了理论依据。②近代灸法知识体系的形成，则要等到承淡安译介坂本贡的《灸科学》，该书虽然只以连载的方式刊登在《针灸杂志》上，却在理论、体例、知识结构等方面影响了近代灸法知识体系，使得之后的综合性针灸教科书中的灸法与针法分开，成为较为独立的知识结构。民国医家对日本灸法专书的译介，是近代灸法知识体系形成的不可或缺的一环。

---

① 参见张世镶《温灸学讲义》，收入张如青、黄瑛主编《近代国医名家珍藏传薪讲稿·针灸类》，上海科学技术出版社，2013。
② 〔日〕原志免太郎：《灸法医学研究》，周子叙译，中华书局，1933。

近代中西产科学会通与论争*

——以产后瘀血和血晕为中心

吴 苗**

【摘要】中西医论争问题在近代医学史研究中是至关重要的论题。近代以来，伴随着西医产科学知识的传入，中医产科学界从解剖生理、诊断命名、病理病因、治疗方法等方面，对中西医关于产后瘀血和血晕的认识进行了比较和会通。本文考察近代中西产科学论争的学术思想和历史脉络，借此深化对近代中西医论争内涵的认识，同时希望为现代中医发展提供一定的历史借鉴。

【关键词】中西医论争 产科 产后瘀血 产后血晕

近代西方医学的传入，给传统中医带来了很大冲击。关于近代中西医论争学界已有诸多论述，相关研究梳理了中西医论争的代表性人物、观点和著作以及前后历史脉络①，敏锐地观察到近代中西医论争与西医东渐、

---

* 本文为中国科学院自然科学史研究所自主部署项目"抗战时期中国妇婴卫生事业研究"项目（项目编号：E0550111）的阶段成果。
** 吴苗，中国科学院自然科学史研究所助理研究员。
① 相关研究已有很多，这里仅列举一些具有代表性的。赵洪钧：《近代中西医论争史》，安徽科学技术出版社，1989；郝先中：《近代中医废存之争》，博士学位论文，华东师范大学，2005；张效霞：《无知与偏见——中医存废百年之争》，山东科学技术出版社，2007；皮国立：《所谓"国医"的内涵——略论中国医学之近代转型与再造》，《中山大学学报》（社会科学版）2009年第1期；张大庆、陈琦：《存医验药：传统医学的现代价值——兼论屠呦呦因青蒿素获诺贝尔奖》，《自然辩证法通讯》2016年第1期；李彦昌：《近代"废医存药"思想的再考察——起源、视域与影响》，《自然辩证法通讯》2020年第3期。

科学主义和民族主义话语之间的关联①，认为中西医论争不仅仅是"对医学方面的论争，更重要的是在医学论争之后的中西文化论争以及中西医的科学论争"②，是"复杂历史条件下学术论争和政治斗争互相交错的医学论争"③。

近代以来，中医产科学亦受到西医学界的诸多挑战和批判。近代著名西医余云岫严厉抨击了中医产科："旧医之承疑袭非，数千年于兹矣，其谬误之最明著者，莫若产科；世人之认识科学新医，需要科学新医者，亦莫若产科；而社会问题之急宜解决，公众卫生之急宜振刷者，亦莫若产科"。余氏批判了中医产科对妊娠胎儿体位和产后血晕的错误认识，及其对临产消毒的忽视："胎儿位置之顺逆，已固定于七八个月之交，此时诊而得也。而旧医谓临盆之时，方始转身，于是横生倒产，不知预防，临时发现，惶遽失措，母子夭亡，惨何忍言；新产血晕，急性脑贫血也。法宜平卧，而强之起坐，促其昏厥，落井下石，危险极矣；临产之时，最宜清洁，清洁所重，在于消毒。而旧式稳婆，不知消毒为何事，衣被留污，爪甲藏垢，以之摩挲玉门，抚弄脐带，遂致产妇生败血之症，婴儿发脐带之疾，丧厥生命，漫不加察。凡此之类，难数矣。"④

近代西医妇产学家瞿绍衡对中医产科不明生理、尊崇自然分娩以及种种迷信风俗进行了批判。瞿氏指出中医产科没有解剖生理学知识，"妊娠下半期胎儿，即常倒悬胞中，而原文（指中医《临产须知》一书）为临产时胎儿方始转头，亦复不明胎儿生理"⑤，批判其一味迷信自然分娩之说，在处置难产时"盐涂油抹，选用稳婆，即可静卧待时"⑥，实际上，应对难

---

① 张婷婷：《近代民族主义话语下的中医存废论争》，《南京中医药大学学报》（社会科学版）2014年第3期；甘代军、李银兵：《文化全球化与知识权力：近代中医话语权衰落的根源探析》，《湖北民族学院学报》（哲学社会科学版）2018年第2期；皮国立：《碰撞与会通：近代中医的变革之路》，《文化纵横》2017年第1期。
② 苏全有、邹宝刚：《对近代中西医论争研究的回顾与反思》，《南京中医药大学学报》（社会科学版）2012年第1期。
③ 赵洪钧：《近代中西医论争史》，安徽科学技术出版社，1989，第11页。
④ 俞松筠：《科学的达生编》"余云岫序"，中德产科医院，1933，第11~12页。
⑤ 阎诚斋、余云岫、瞿绍衡：《临产须知评正》，《大德助产年刊》1940年第2期。
⑥ 阎诚斋、余云岫、瞿绍衡：《临产须知评正》，《大德助产年刊》1940年第2期。

产中医"除催生药外,其技已穷"①,而西医"则有种种手术方式,可获速决之功"②,并且中药"购煎需时,不如针药疗法之便利"③。指出传统产科种种迷信均应予以革除,"门窗箱笼之属宜松者,谓产道亦可随之而松也。若闭固牢紧,恐产道亦将因之而不开……'皆医者意也'旧说所演之怪剧也"④。

在此冲击下,中医学界自觉对中西产科学进行了比较、会通和论争,其中关于产后瘀血⑤与血晕⑥的争论尤为热烈。西医界指责中医滥用攻瘀疗法危害产妇生命:"每岁中所见产妇,其不毙于贫血,而毙于行瘀者,指不胜屈,良可悯焉。彼眩赫一世之医,盲从前人而造孽,众又不察,以血袄为瘀血,以腹痛亦为瘀血,无在而非瘀血,即无在而不行瘀杀人。亘千百年不变,势非害尽产妇不止。在妇人之妊娠期,则以保产无忧散为官方,在产褥期则以生化汤为官方。并云,生化汤治产后百病,治腹痛用之,治贫血亦用之……乃一般旧医,见在产后,即书此方。问之药肆,亦与此剂。即亲友探访者,亦每以此相告。故产家服之不疑,服而不愈,犹咎药力不足。虽致毙命,犹曰积瘀未尽。愚夫愚妇,固无足轻论。自命为医,而亦随众浮沉,无限造孽。"⑦事实上,尽管近代西医界对中医攻瘀有此猛烈之抨击,到目前为止,活血化瘀疗法仍旧被广泛应用于中医临床,可治疗100余种病症,被称为"新中国成立以来,一项有重大价值的科研

---

① 阎诚斋、余云岫、瞿绍衡:《临产须知评正》,《大德助产年刊》1940年第2期。
② 阎诚斋、余云岫、瞿绍衡:《临产须知评正》,《大德助产年刊》1940年第2期。
③ 阎诚斋、余云岫、瞿绍衡:《临产须知评正》,《大德助产年刊》1940年第2期。
④ 阎诚斋、余云岫、瞿绍衡:《临产须知评正》,《大德助产年刊》1940年第2期。
⑤ 瘀血指体内血液停积而形成的病理产物。包括体内瘀积的离经之血,以及因血液运行不畅,停滞于经脉或脏腑组织内的血液。瘀血既是疾病过程中形成的病理产物,又是具有致病作用的死血。见高希言、朱平生、田力主编《中医大辞典》,山西科学技术出版社,2017,第1161页。产后瘀血是指产后胞脉空虚,寒邪客于冲任,血为寒凝;或因七情郁结,气滞而血瘀;或因劳倦,气虚无力运血,败血滞留成瘀;或胞衣残留,阻滞冲任,以致瘀血不去,新血不得归经而出现恶露量多不止。见牛建昭主编《现代中西医妇科学》,中国科学技术出版社,1996,第663页。
⑥ 产后血晕主要是指产妇分娩后,因大出血而致突然头晕眼花,不能坐起,甚至昏不知人者。见牛建昭主编《现代中西医妇科学》,中国科学技术出版社,1996,第662页。
⑦ 瞿绍衡:《辟旧医所谓瘀血之误解》,《新中医刊》1938年第4期。

成就"①。产后服用生化汤的疗效也被现代药理学研究证实:"当归、川芎具备抗血小板聚集和抗血栓形成、改善血液循环等的作用,尤其对血虚兼血瘀证病证的效果更好。"② 现代中医的这些进展与近代以来中医界中西会通的努力是分不开的,可以说"活血化瘀研究是我国中西医结合研究中最活跃的领域之一"③。因此,考察近代中西产科学在产后瘀血与血晕问题上的会通和论争,不仅有助于我们更深入地认识近代中西医论争的史实,也可以为现代中医发展提供一定的历史借鉴。

一 传统中医对产后瘀血与血晕的认识

中医妇产科对血、气的论述占有很大的比例。《产宝方》就指出"大率治病,先论其所主。男子调其气,女子调其血……妇人以血为基本,气血宣行,其神自清"④。美国汉学家费侠莉指出,在传统中医的认识中,"血统一概括了女性体内与生育有关的所有重要的明显的体液形式:月经或者乳汁,或者滋养胎儿的血液"⑤。可以说血气正常与否直接关涉女性身体健康,分娩更是一个十分消耗气血的过程。《灵枢·五禁》就指出"新产及大血之后,是五夺也……此皆不可泻"⑥。因此,历代中医十分重视产后气血的调护,对产后瘀血及血晕也有深刻的观察。

关于产后瘀血的论述最早可追溯到东汉著名医学家张仲景的《金匮要略·妇人产后病脉证治第二十一》。其认为产后腹痛的原因在于有干血凝着于脐下,治疗方法为服用祛瘀药物:"产妇腹痛。法当以枳实芍药散,假令不愈者,以为腹中有干血着脐下,宜下瘀血汤(大黄、桃

---

① 孟庆云:《中国中医药发展五十年》,河南医科大学出版社,1999,第112页。
② 李伟霞、唐于平、王欢等:《药对研究Ⅶ——当归-川芎药对》,《中国中药杂志》2013年第24期。
③ 李玉幸:《中西医结合活血化瘀研究的新进展》,《宁夏医学杂志》1983年第6期。
④ (唐)昝殷撰,范行准辑佚,梁峻整理《产宝》,中医古籍出版社,2019,第9页。
⑤ 〔美〕费侠莉:《繁盛之阴:中国医学史中的性(960~1665)》,甄橙主译,江苏人民出版社,2006,第42页。
⑥ 周鸿飞:《灵枢经》,李丹点校,河南科学技术出版社,2017,第103页。

仁）主之……"①隋代巢元方在《诸病源候论·瘀血候》中特别强调了产后恶露不尽是瘀血产生的一大原因，危害甚大，不仅会导致产后腹痛，还会导致积聚症瘕等："此或月经否涩不通，或产后余秽未尽，因而乘风取凉，为风冷所乘，血得冷则结成瘀也。瘀血在内，则时时体热面黄，瘀久不消，则变成积聚症瘕也"②。成书于唐代的我国第一部妇产科专著《经效产宝》也有多处关于产后瘀血的论述。

宋代《陈素庵妇科补解》指出产后血晕多为虚证，应该尽快采用祛瘀疗法："有虚有实，有寒有热。然虚而晕，热而晕者，十之六七。实而晕，寒而晕者，十之二三也。……此虚为本，而实为标，急则治标，当用辛温行血之药，以逐瘀祛寒，迟则不救。……血，阴类。败血乃可去而不可留之物。宜通不宜瘀，宜下不宜上。"③《妇人大全良方》中记录了多种应对产后血晕的方法："凡妇人生产毕，且令饮童子小便一盏，不得便卧……兼时时令人以物从心擀至脐下，使恶露不滞，如此三日可止。仍不可令多卧，如卧多，看承之人宜频唤醒。……更产后三日内，令产妇尝闻醋炭气……以防血逆、血迷、血运不省之患。"④治疗用祛瘀方剂黑神散。

针对宋代流行起来的产后服用黑神散以攻瘀的风气，元代医家朱震亨指出："产后无得令虚，当大补气血为先，虽有杂证，以末治之。一切病多是血虚，皆不可发表。"⑤反对攻瘀，主张补气血。针对产后血晕，不再沿用"血逆"说和"血热"说，提出"虚火载血上行"说，"产后血晕，因虚火载血上行，渐渐晕来"⑥。明代张景岳起初甚为推崇朱氏产后大补气血的理念，行医时遵循朱氏所言，但所得效果不佳，于是对朱氏论述产生怀疑。张氏反对前人将血晕归因于"恶露乘虚而上"，认为此证可分为

---

① 沈继泽主编《金匮要略》，中国医药科技出版社，1998，第168页。
② （隋）巢元方撰《诸病源候论》，黄作阵点校，辽宁科学技术出版社，1997，第188页。
③ （宋）陈素庵著，（明）陈文昭补解，上海中医学会妇科学会文献组整理《陈素庵妇科补解》，上海科学技术出版社，1983，第144～145页。
④ （宋）陈自明：《妇人良方大全》，刘洋校，中国医药科技出版社，2011，第303页。
⑤ （元）朱震亨：《丹溪心法》，彭建中点校，辽宁科学技术出版社，1997，第103页。
⑥ （元）朱震亨：《丹溪心法》，彭建中点校，辽宁科学技术出版社，1997，第103页。

"血晕""气脱"两种,需要区别对待。① 强调对于气脱不能采用攻瘀疗法,应该用人参进行急救。关于产后腹痛,张氏也强调有虚实之分,不能一味祛瘀:"产后腹痛,最当辨察虚实。血有留瘀而痛者,实痛也;无血而痛者,虚痛也。大都痛而且胀,或上冲胸胁,或拒按而手不可近者,皆实痛也。宜行之、散之。若无胀满,或喜揉按,或喜热熨,或得食稍缓者,皆属虚痛,不可妄用推逐等剂。……有母体本虚而少血者,即于产时亦无多血,此辈尤非血滞。"②

清代《傅青主女科》强调用生化汤治疗产后血晕,促使生化汤广泛流行:"临产时必预煎生化汤……候儿下地,连服二三帖。分娩之后,眼见黑花,头眩昏晕,不省人事者,一因劳倦甚而气竭神昏,二因大脱血而气欲绝,三因痰火乘虚泛上而神不守。当急服生化汤二三帖,外用韭菜细切,纳有嘴瓶中,用滚醋二盅冲入瓶内,急冲产母鼻中,即醒。"③ 流传广泛的《达生编》也特别推崇服用生化汤:"或腹痛之甚,用生化汤一服,无不立愈。……生化汤治产后枕血不下及恶瘀未尽,腹痛等症。"④

整体上看,宋及宋代以前认为产后应该服用祛瘀药物治疗血瘀引起的产后腹痛、恶露不下、恶露不尽、血晕等症。金元时期朱震亨提倡补气血,反对祛瘀。明代张景岳强调产后血瘀、血晕均有虚实之分,应该辨证论治,不能一味攻瘀或一味大补。清代《傅青主女科》极力推崇产后祛瘀,导致生化汤风行一时。家喻户晓的《达生编》也提倡服用生化汤,产后祛瘀逐渐形成一种常规治疗方法和民间习俗。

二 近代中西产科学会通

赵洪钧在《近代中西医论争史》中指出:"自从他(唐容川)喊出了

---

① (明)张景岳:《妇人规》,罗元恺点注,广东科技出版社,1984,第219~220页。
② (明)张景岳:《妇人规》,罗元恺点注,广东科技出版社,1984,第244页。
③ (清)傅山:《傅青主女科》,欧阳兵、张成博点校,天津科学技术出版社,1999,第73页。
④ (清)周诒观撰《秘珍济阴》,王莘校注,《中国古医籍整理丛书·女科 09》,中国中医药出版社,2015,第64~65页。

'中西会通'口号以后,中医界便对这个口号的具体内容一再引申,而成为发展中医的主导思想。"① 中医学界有部分医家参合西医理论介绍中医产科,对中西医产科学进行了会通,包括张山雷、顾鸣盛、秦伯未、时逸人等著名中医,他们撰写了一些具有代表性的中西会通产科学著作,如《沈氏女科辑要笺正》《中西合纂妇科大全》《妇科学讲义》《中国妇科病学》等。

1914年,张山雷协助其师朱阆山创办黄墙中医专门学校时,专门拟定了《课程商榷意见书》一文,表达了"熔中西为一炉"的想法,特别强调"藏府体用之参合中西也"②。1922年张氏对清代沈尧封的《沈氏女科辑要》一书进行笺正,撰成《沈氏女科辑要笺正》一书,作为兰溪中医专门学校的妇产科教科书,颇有影响。③ 书中体现了张氏在妇产科领域的中西会通思想。如其对胎儿讨盐生的笺正,就借助了西医解剖学知识:"据西医书,所绘胎儿图形,在母腹中,大都足上头下,其头在上而足在下者,必足先出,彼中剖解,所见甚多。若已到临产之时,产门开展,可以助产者手术扶转儿身,仍可使之头先出,此盖皆由结胎时之特殊情况。吾国旧说谓是儿身未转,急于用力强迫之故乃属理想,已不可信。然则涂盐可令自缩,亦恐未必确矣。"④

顾鸣盛曾师从丁福保,主张中西会通,认为中国医学的不足之处有三:"我医学之进化……述而不作、有因无革,千百年有如一日,其弊一;学医初步仅汤头歌诀数种,其他不过浏览近人所述……不知博览群经,贯彻源流,以为得是已足,医学不振,职是之由,其弊二;比年以来,西医之势力日渐膨胀,中医之信用日渐朘削,浅见者流,不知旁求远讨,为新医学过渡之准备,但肆力抨击异己者,是自弃也,优胜劣汰,天演公论,其弊三"⑤。因此"萃中西古今医籍百数种"编撰《中西医学丛书》,《中

---

① 赵洪钧:《近代中西医论争史》,学苑出版社,2012,第55页。
② 程良骏、姜黎平编《张山雷研究集成》,中医古籍出版社,2015,第260页。
③ 孟君、张大庆:《近代名医张山雷与〈沈氏女科辑要笺正〉》,《新中医》2016年第2期。
④ 张寿颐著,浙江省中医管理局《张山雷医集》编委会编校《张山雷医集(下)》,人民卫生出版社,1995,第170页。
⑤ 顾鸣盛:《中西合纂妇科大全》"序",上海大东书局,1918,第1页。

西合纂妇科大全》属于丛书之二，1918 年由上海大东书局发行。书中按照经、带、胎、产的顺序进行书写，"引中西古今书籍多至一百二十余种……论断病源中西互见，不厌其详，处方亦中西并列……所列西医学说与夫中医学说节节皆可相互印证、互相发明"①。

1926 年，王慎轩提出"重中轻西固不可，重西轻中亦不可，必须共冶于一炉，取其精华，弃其糟粕，使成为世界最完善之医学"②的观点。同年创办苏州女科医社，研究中医妇科，著有《女科医学实验录》。王氏强调产后血晕有虚实之分。③ 其学生郁佩英 1930 年在《妇女医学杂志》上发表的《产后血晕辨》一文借助西医理论详细论述了这一观点。指出虚之血晕者，在于"孕妇临盆，产婴儿之际，努力过度，必伤其气，恶露过多，必损其血。气即神经之作用，血乃荣养之资料。脑部既乏血液之荣养，又鲜健全之作用，则心脏之搏动衰弱，知觉之运用失脱，故致骤然晕厥"，也就是"西医所谓产后脑贫血之急症也"，表现为"面白汗出，头眩气短等贫血症状"，治疗"以补血强心为主"。实之血晕者，在于"稳婆接产不慎，用具不洁。毒菌侵入阴道，从创口而入血循环，遍布全身，侵害脑筋。故致神识模糊，甚则昏厥"，也就是"西医所谓产后染菌病之急性症也"，表现为"寒战发热，心烦腹痛等染菌症状"，治疗"以祛瘀杀虫为主"。但"中医之强心杀虫，与西医不同"，强心者，"益气助阳，即增进细胞之原动力，恢复神经之作用也"；杀菌者，"汗吐下和，即恢复生理之常态，增进抗毒素之作用也"。④

1930 年沈仲圭发表《辟血晕》一文，用西医生理学知识解释产后血晕，反思中医学说的不足。对中医血晕学说进行了驳斥："产后亡血既多，全身血量方且不敷分配，安有裕余，随气上逆耶。藉曰上逆，而心主循环，无关知觉，何至迷乱耶。此种臆说，衡以生理，其谬立见。乃后世诸贤，以误传误，遂开产后禁卧之风，致令产妇衰弱过甚，驯成劳损，不亦

---

① 顾鸣盛：《中西合纂妇科大全》"序"，上海大东书局，1918，第 1 页。
② 王慎轩：《中西医之评议》，《医界春秋》1926 年第 1 期。
③ 王慎轩：《产后血晕血崩之救急法》，《家庭医药常识》1935 年第 12 期。
④ 郁佩英：《产后血晕辨》，《妇女医学杂志》1930 年第 12 期。

痛哉。且产妇晕绝之时，面白眼合，口张手撒，俱属脱象（即西人所谓脑贫血）与气血上冲脑经（即西人所谓脑出血）之闭症，适得其反，攻下之剂，讵堪轻试。"① 他借助西医药理学知识证明了中医用醋治疗产后血晕的合理性："醋之主要成分为乙酸，与骤热，则分解而生猛烈之酸臭。取此气刺激产妇之嗅觉神经。使能下部多量之血，复返于上，嗅觉神经受乙酸刺激而传达于中枢神经，由中枢神经之兴奋而诱起末梢神经之感应。使四肢肌肤之微血管收缩，则管内之血液因受压迫而回注脑矣。则厥逆顿止，神经自清。"②

秦伯未编著的《妇科学讲义》于1930年出版，是民国时期上海中国医学院的妇科学教材。③ 书中借助西医理论阐释了"肝为先天"说、"血常有余"说、"气常多郁"说等中医理论，加入了西医解剖生理学知识，包括"月经之研究""乳房之研究""骨盆之研究""生殖器解剖""胎生学原理""胎儿之发育""生产之正规""不孕之原因"等。在妇科分论部分虽然总体还是按照传统中医经、带、胎、产的顺序，但具体到每一种疾病则均类比于西医按照症象、原因、诊断、治疗、方药的顺序进行书写，简单明了。秦氏虽然吸纳了一些西医学知识，但鉴于学识所限，未能完全理解，一些地方仍囿于传统中医的错误认识，如对交骨不开难产的论述："产门之上有骨二块，两相门合，名曰交骨，未产前其骨合，临产时其骨开，此骨不开，儿难降生。"④ 对横生难产的解释："胞胎之中儿身正坐，男面向后，女面向前，及止生时，头必旋转向下，此天地造化之奇，非人力所能为。气血亏，则母身弱，胎亦无力，欲转头向下而不能，故有脚先出或手先见者。"⑤

1939年，时逸人在《中国妇科病学》的序言中指出："中西学说，互有得失，拘守一家之言，各就一偏谈理，实非世界医学大同之佳象也。"⑥

---

① 沈仲圭：《辟血晕》，《医学杂志》1930年第55期。
② 沈仲圭：《醋治产后血晕之原理》，《自强医刊》1930年第11期。
③ 叶笑、朱建平：《秦伯未〈妇科学讲义〉内容与特点》，《中华医史杂志》2014年第44期。
④ 秦伯未：《妇科学讲义》，秦氏同学会，1930，第42页。
⑤ 秦伯未：《妇科学讲义》，秦氏同学会，1930，第42~43页。
⑥ 时逸人：《中国妇科病学》"序"，上海千顷堂医局，1939，第6页。

此书于1931年初版，到1953年已经增订了11版，影响颇大。书中对比了中西妇产科学体系及各自的优势，指出中西妇产科体系的不同："中医妇科之学说，分列调经、种子、胎前、产后，而以杂症附焉。西医妇科之学说列为生殖器炎症、赘生物障碍、发育不全、子宫异位、生产所致伤害及分泌物之异常（经闭、经痛、崩漏）等证。"[1] 中医对于月经的观察和研究范围甚为详细，多于西医："若考究调经之学说，则以中国为特详，除经痛即西医之月经困难，经闭即西医之月经闭止，月经过多即西医之月经过度外，他如超前落后过少等，皆西医未经道及，无法治疗者。"[2] 因此在月经病治疗上"当以中说为经，西说为纬"。而在子宫、卵巢解剖生理及临产各项手术措置上"当以西说为主，方足以知其实质"。至于"恶露不下，恶露不绝等证，为西医书中所未有"[3]。

关于产后瘀血，时氏认为中西医主张截然不同的原因可能是接生手法不同导致观察到了不同的现象，均有其合理之处，不能盲从西说："西医云岫氏为产后为子宫血管破裂，宜用麦角肾上腺素等收敛之际，中药代用以阿胶最佳云云。衡以中医治产后病证专以行瘀为事，洵为极端相反。惟彼用手术将瘀血洗涤净尽，投以收敛剂，尚无大碍。中国产科，惟恃天然作用，无手术可言。瘀血停止于子宫者甚多。故中医治产后变生诸证，用行瘀剂最为合拍。若盲从西说，以收敛剂冒昧从事，害不旋踵，所当戒之。"[4] 时氏还对比了中西医关于产后血晕的理论，认为中西各有所见："中医治血晕证，以瘀血上冲为主，西医治血晕证，以脑部贫血为主，实亦各有所见。"[5] 强调在血晕治疗上不能忽略中医经验："虽血晕证，有疑为中医产科方法不良所致，然经西医接产，仍有发生血晕者，在安然静卧，注射强心剂，所不能奏效之时，参用中法其效立见。是中医经验所不可忽略也，明矣。"[6]

---

[1] 时逸人：《中国妇科病学》"序"，上海千顷堂医局，1939，第4~5页。
[2] 时逸人：《中国妇科病学》"序"，上海千顷堂医局，1939，第5页。
[3] 时逸人：《中国妇科病学》"序"，上海千顷堂医局，1939，第5页。
[4] 时逸人：《中国妇科病学》，上海千顷堂医局，1939，第182页。
[5] 时逸人：《中国妇科病学》，上海千顷堂医局，1939，第207页。
[6] 时逸人：《中国妇科病学》"序"，上海千顷堂医局，1939，第5~6页。

总的来说，近代中医学界在学理上，从解剖生理、诊断命名、病理病因、治疗方法等方面，对中西产科学知识进行了对比和会通。在解剖生理如胎儿体位等方面几乎全部接纳，但在涉及中医经典理论如产后瘀血和血晕时并未退让，从中医的实际治疗效果出发进行辩护，其中不乏真知灼见。现代中医妇产科学对于产后出血导致血晕的治疗"遵循虚者补之、热者清之、瘀者攻之的原则，分证施治。气虚者，补气摄血；血热者，养阴清热止血；感染邪毒者，清热解毒，凉血止血；血瘀者，活血化瘀止血；血虚气脱者，益气固脱止血"①，可以说是近代中医学人观念的延续和发挥。但不可否认的是，借用西医学说来解释中医理论，也会有一些似是而非、牵强附会的地方。这引来了西医界对会通派的反感，余云岫就严厉指责会通派借助对西医的一知半解，愚弄民众："他们似是而非，弗三弗四的医学上议论，是现在沟通派的绝技，是我们贵中国半开化社会的宠见。对于广告，对于现在人民的智识心理，刚刚如胶投漆，如土委地，是最受社会欢迎的。但是对于真正的学问，却是走进螺蛳壳的漩涡里了。"②

三　近代中西产科学论争

中医关于产后瘀血和血晕的论述在近代遭受了诸多批驳。与中医产科强调产后恶露不尽之祛瘀不同，西医产科学特别强调产后止血，时人有"中医偏于祛瘀，西医偏于止血，皆非王道之正法也"的观点。③

1923年，余云岫发表《产后恶露不多之无害》一文，对中医产后瘀血学说进行批判。文章专门阐释了产后恶露是胎盘剥离所致："胎儿既出，胞蒂亦从子宫剥离，其中犬牙相错之血管，因之破碎断裂，血即从此而出也。"④ 恶露颜色紫暗是因为血潴留于子宫，慢慢流出，并非是恶血："新

---

① 牛建昭主编《现代中西医妇科学》，中国科学技术出版社，1996，第664页。
② 余云岫：《驳若定氏"由西医疗法的涉讼再谈到中医疗法"》，《社会医报》1933年第204期。
③ 朱振声、沈潜德：《产后恶露之研究》，《幸福杂志》1936年第2卷第10期。
④ 余云岫：《产后恶露不多之无害》，《妇女文苑》1923年第7期。

产子宫收缩未全，内腔尚宽，故从胞蒂剥离处，所出之血不即流出外界，必停潴于子宫腔中，经若干时，徐徐溢出，是以恶露之血色多紫暗而成块。"传统中医"谓之恶血，败血胞中，郁滞之血"是不对的；① 恶露排出多少、快慢与胎盘剥离是否完全、破裂血管大小及产妇的身体状况有关，因此恶露多少、何时停止都是因人而异的。

余氏认为恶露确实应该排出，否则会导致感染，但只需要促进子宫收缩，恶露自然就会排出，不需使用破血药，否则会导致产妇出血过度，"产后行血破血之药当视如鸩毒"，另外，酒类会导致出血加剧，也不宜使用，特别强调传统中医"血壅为患之说，可以弃不顾矣"②，认为中医将产后腹痛看作由恶露引起的一种病症是错误的，腹痛是宫缩引起的，是恶露排出的标志，是一种正常现象，"子宫之收缩必有阵痛"③。

受好友余云岫启发，1933年瞿绍衡在《申报·医药周刊》上发表《由产科学方面观察旧医所谓瘀血之辩误》一文附和余氏观点。不久中医人士黎若愚在《光华医药杂志》上发表《对于瞿绍衡由产科学方面观察旧医所谓瘀血之辩误之商榷》一文，反驳瞿氏的论述，一场关于产后瘀血的论战就此展开。

瞿氏指出人体内并无瘀血，而旧医却喜用攻瘀之剂，危害甚大："人身血液，发源于心脏，由心脏收缩运动，而驱逐于下行大动脉，散在全身，以养百体，苟非血管崩断，决不溢乎管外。且血液巡行全身，流动不息，周而复始，更无瘀滞之理。旧医以产后腹痛，恶露不多，指为瘀血作祟，而用攻瘀之剂，血流愈多，喜为排瘀作祟，虽至失血而死，犹曰除瘀未尽，毒攻心也，隐其受害，而死于非命者，何可胜数。"④ 黎氏反驳这一观点，认为国医辨证论治，并非一味采取攻瘀疗法："产后腹痛，恶露量

---

① 余云岫：《产后恶露不多之无害》，《妇女文苑》1923年第7期。
② 余云岫：《产后恶露不多之无害》，《妇女文苑》1923年第7期。
③ 余云岫：《产后恶露不多之无害》，《妇女文苑》1923年第7期。
④ 不久之后瞿氏在《新医与健康》杂志上发表《辟旧医所谓瘀血之误解》一文，同此文内容一致，这篇文章同时被中医沈心庄附录于其《产后病各家之治法以辟西医瞿绍衡之谰言》一文之后。见沈心庄《产后病各家之治法以辟西医瞿绍衡之谰言》，《新中医刊》1938年第4期。

少,未闻有一概指为瘀血,而概投攻血之药者也。……夫国医之所论,旧固旧矣,而寒热、虚实、表里之辨,亦自有其严格之纲纪,不容任意妄说。试引景岳之言证之。景岳曰:若无胀痛,或喜揉按,或喜热熨,皆属虚痛,不可妄用推逐等剂。又曰:有母体本虚而血少者,即于产时,亦无多血,此等尤非血滞。……观此,则知国医之治疗,实未尝如瞿氏所言之荒谬,而瞿氏竟言之凿凿者,何哉?"①

瞿氏批判即便是医圣仲景也提倡用大黄、桃仁等破血药治疗产后腹痛。黎氏指出仲景治疗产后腹痛,有四种方法,而攻瘀只是其中一种:"金匮产后篇言及腹痛治者四,而此特其一耳。试举于次,以明仲景实未尝专以攻瘀施于产后腹痛也。仲景曰:'产后腹中病痛,当归生姜羊肉汤主之',又曰产后……少腹坚痛,此恶露不尽,不大便,烦躁发热,……日晡时烦躁、不食、谵语,宜大承气汤。……何曾一味攻瘀,为产后腹痛不二之治。原书俱在,岂容掩饰!"②

瞿氏指出中医所谓"腹中痛有瘀血着于脐下坚硬而痛者"实则是紧缩之子宫:"产后腹痛,乃子宫收缩而起之所谓后阵痛也。收缩愈强,则疼痛愈剧,且恶露愈少,而子宫之复元亦愈速,实生理上之好现象也。无知之辈,误此以为病理,倡言腹中痛有瘀血着于脐下坚硬而痛者,下瘀血汤治之。"③ 黎氏指出中医尽管有将收缩之子宫当成胞门之壅肿的错误学说,但治疗上却力矫瘀血之说,改用养脏之法,如"景岳曰:凡新产之后,多有儿枕腹痛者,摸之亦有块,按之亦微拒手,故古法谓之儿枕,皆指胞中之宿血,此大不然。夫胎胞俱去,血亦岂能独留。……胞门受伤,必致壅肿,所以亦若有块而非真块,肿既未消,所以亦颇拒按,治此者但宜养其脏不久即愈。……若误认为瘀,而妄用桃仁、红花、玄胡、青皮之类,必增虚病"④。

---

① 黎若愚:《对于瞿绍衡由产科学方面观察旧医所谓瘀血之辩误之商榷》,《光华医药杂志》1933年第2期。
② 黎若愚:《对于瞿绍衡由产科学方面观察旧医所谓瘀血之辩误之商榷》,《光华医药杂志》1933年第2期。
③ 瞿绍衡:《辟旧医所谓瘀血之误解》,《新中医刊》1938年第4期。
④ 黎若愚:《对于瞿绍衡由产科学方面观察旧医所谓瘀血之辩误之商榷》,《光华医药杂志》1933年第2期。

瞿氏特别解释了西医产科学中瘀血的概念、原因、症状及治疗方法："在科学的产科学上之所谓瘀血,非言管内之血液,乃言由断端流出而积滞于子宫腔内之血液也。瘀血既多,则子宫收缩不坚,不坚则出血愈多,而瘀积益甚,循循相系。卒至子宫膨胀而上升矣。乃至于子宫升至心窝,则失血之量可观。全身必将贫血,神智安得清明。欲除此种科学的所谓瘀血,须用收缩子宫之药,以促子宫收缩。"① 细观之,瞿氏关于瘀血概念的解释与中医产后瘀血并无太大差别,只是西医认为是子宫收缩不良所致,中医认为是气虚所致,因此瞿氏在前文极力否认中医瘀血概念似乎有些不妥。黎氏指出中医讲求辨证施治,西医不能仅根据病名看待中医的思维方法,并由此片面列举中医的某种治疗手段。传统接生不懂消毒,中医祛瘀疗法在某种程度上可以等同于西医的消毒："国医之治病,重在方证,而尤重在寒热、虚实、表里,不此之求。强调而惟病名是问,一不可也。据其利于我者,据其不利于我者,以图掩盖天下耳目,二不可也。接生之法不同,治法亦不得不异,旧法接生无消毒法,故祛瘀实为排除毒物之唯一法门,混同论治,三不可也。"②

后续又有中医人士沈心庄连续发表《产后病各家之治法以辟西医瞿绍衡之谰言》《瘀血论:再辟西医瞿绍衡谰言》这两篇文章,反驳瞿氏的论述,指出瞿氏所见"中医之书籍颇陋,而好眩已之所长也。……中医治疗产后诸症及血晕,决不专用攻伐,决不昧于补剂"③。批判瞿氏"引证已简陋,言语之偏执,此可以欺毫无中医常识之同道与大众,不可以欺任何一中医而使其缄默叹服也"④。强调确实存在瘀血这一病证:"夫人身血管分布全身,如有破裂,在里面者,何得不出而为瘀,如脑出血之中风,跌打损伤之瘀血作痛,枪弹所伤之内出血,又如胃溃疡之瘀血,停留在胃,则发痞满呕吐,瘀流于肠,则为粪便乌黑。……瘀血之谓,生是病而有是症

---

① 瞿绍衡:《辟旧医所谓瘀血之误解》,《新中医刊》1938 年第 4 期。
② 黎若愚:《对于瞿绍衡由产科学方面观察旧医所谓瘀血之辩误之商榷》,《光华医药杂志》1933 年第 2 期。
③ 沈心庄:《产后病各家之治法以辟西医瞿绍衡之谰言》,《新中医刊》1938 年第 4 期。
④ 沈心庄:《产后病各家之治法以辟西医瞿绍衡之谰言》,《新中医刊》1938 年第 4 期。

也。"① 并将中医的一些治疗方法与西医进行类比,虽然有些牵强,但这种中西对照的尝试有助于推动中医界去进一步厘清中医疗法的原理:"中医之所谓宣去风寒,系属刺激汗腺中枢表汗之法;所谓补气,系属强心之法;所谓平肝,系属镇静之法;所谓健脾,系属消化促进肠部吸收能力之法;所谓通利小便,系属促进肾脏利尿机能;所谓清热泻火,系属消炎之法;所谓通经去瘀,焉知不是促进子宫充血与收缩子宫作用?瞿氏若能假以相当时日,虚心研究,决不妄加攻击,可断言也。"

1937年,陆渊雷对中西医关于瘀血的论争做了评述,"瘀血在中医是普通常识,西医则简直没有这回事。汤本的《皇汉医学书》,因译者鼓吹太甚,太把汤本抬得高了。引起余君云岫的反响,特地做一部批评,汤本书大唱瘀血,而余君之批评,务使瘀血不能成立"②;同时为中医瘀血理论辩护,指出中医所称的"瘀血"和西医病理解剖上的淤血并不相同,攻瘀发挥的是消炎退肿以及剥离腐坏器质的作用,并且在很多情况下疗效显著:"凡腹内脏器之瘤、症、癌、疝等,西医认为非割不可的。中医皆称为'血分'之病,而用破血药,此即汤本所谓瘀血药,结果多有完全治愈的,不能概认为不治自愈。……因接生手法不善,强力剥离胎盘,又不能使子宫迅速收缩,不能使恶露迅速排除,遂形成血栓,由剥离胎盘之创口入子宫静脉,更随血循环以塞其所塞之处也。苟非极度危险,而产妇尚能服药者,则水蛭、蛇、虫之剂亦能奏效。此可证消瘀剂能消血栓,而血栓为瘀血之一种矣。……中医既称器质病为血分病,称炎肿诸病之有块物可外触者为瘀血块,用其方治之,又常得效。"③ 另外强调中医名词极易引起歧义,应该进行改善,但不能因此就断定中医虚妄,"一病,中医诊为瘀血者,从而解剖之,见并无特殊血块,遂谓非瘀血。是何异执中医断为肝病(神经系病)者,解剖其肝脏,见其无病,遂讥中医之妄耶。要之,中医之名词术语,不合理,不符实,诚有之,诚宜改善。若因名词术语之不

---

① 沈心庄:《产后病各家之治法以辟西医瞿绍衡之谰言》,《新中医刊》1938年第4期。
② 蔡定芳:《陆渊雷全集》,上海科学技术出版社,2018,第851页。
③ 蔡定芳:《陆渊雷全集》,上海科学技术出版社,2018,第851页。

妥，遂谓中医学非是，则浅尝不深究之论耳"。①

中西医关于产后瘀血的争论从根本上说是对"瘀血"这一概念是否存在，以及使用"瘀血"这一疾病名词是否恰当的争论。近代关于中医概念的争论颇为激烈，围绕"阴阳""五行""六气"等中医思想概念的争论更是不绝于耳。部分中医也意识到中医名词术语不确切、不统一会遭受西医界错误的解读和攻击，因此希望以西名为主统一病名，以实现中医科学化。1933 年 6 月中央国医馆鉴于"国医原来之病名向来不合科学……西医病名立于科学基础上，今若新造病名，必不能异于西医"，下发《中央国医馆学术整理委员会统一病名建议书》、《中央国医馆审定病名案凡例》及《中央国医馆审定病名录》给各分馆，并告知在三个月内据此统一病名，否则予以处罚。此举遭到中医内部的激烈反对，认为统一病名是否应该被当作目前首要事项、具体实施方案如何、以西名为主是否恰当、会带来什么后果均需要有充分的考量，不能贸然行事。强调要考虑中西病名不同的原因，"中西医学基础不同。外国以病灶定名，以细菌定名，中国则以脏腑定名，以气候定名，此因中西文化不同之故"②，应该寻求"国医界之统一"，而"非求与西医相统一"③，否则"以西名为主名，不废中国学说则名实不相符，若废中国学说，则中学即破产"④。最终，统一病名的计划以失败告终。尽管如此，中医界这种中西对照进行研究的尝试，为中医界带来了发展的可能。现代药理学研究表明，活血化瘀法有"通过抗凝、抑制血小板聚集、增强纤溶活性、降低血黏度、促进循环、提高单核吞噬细胞系统功能等多种途径防止血栓的进一步发展或促进腹腔内血块的溶解吸收"⑤的作用。当今妇产科学对于产后出血引起的低血压休克、继发性凝血功能障碍、静脉血栓栓塞症等并发病的治疗和预防，也给中医的活血化

---

① 蔡定芳：《陆渊雷全集》，上海科学技术出版社，2018，第 851 页。
② 恽铁樵：《对于统一病名建议书之商榷》，《医界春秋》1932 年第 81 期。
③ 夏应堂等：《对中央国医馆统一病名之意见》，《医界春秋》1932 年第 81 期。又见赵洪钧《近代中西医论争史》，学苑出版社，2012，第 220 页。
④ 恽铁樵：《对于统一病名建议书之商榷》，《医界春秋》1932 年第 81 期。又见赵洪钧《近代中西医论争史》，学苑出版社，2012，第 219 页。
⑤ 孟庆云：《中国中医药发展五十年》，河南医科大学出版社，1999，第 112 页。

瘀疗法提供了一定的理论支撑。

总的来说，近代中西医论争并非简单学理上的争论，涉及更深层次的文化、思想方面。赵洪钧指出，"近代中医的不利处境……是整个近代中国思想、文化巨变的大气候决定的"①。中医即便对一些疾病的疗效优于西医，但在学理方面的不科学成为其受西医质疑的致命伤。陆渊雷对此颇为不平："西医有数理、化学、生物说做根底；有胎生、组织解剖、生理、病理做基本知识。学问这样高明，行出来的对症疗法饶你再不中用，也是有价值的。要是这种对症疗法出于中医之手，那自然是绝对谬误了。"②

结　论

传统中医在长期临床实践过程中，积累了丰富的关于产后瘀血和血晕的证治经验，并形成了不同的学说和理论。近代以来，伴随着西医产科学知识的传入，中医产科学界从解剖生理、诊断命名、病理病因、治疗方法等方面，对中西产科学进行了会通和论争，尽管在近代科学主义盛行的话语下，一些会通的尝试以失败告终，但中医产科学在此过程中积累了一些经得起考验的诊疗经验和理论学说，为后续谋求自身发展奠定了基础。

---

① 赵洪钧：《近代中西医论争史》，学苑出版社，2012，第40页。
② 陆渊雷：《中西医论争之奴隶派》，《医界春秋》1928年第5~6期。又见赵洪钧《近代中西医论争史》，学苑出版社，2012，第140页。

晚清传华西医在朝鲜的传播

——以《身机践验》为中心的考察

陈　婷　吕凌峰*

【摘要】 19世纪中期，来华传教士医生合信编译的《西医五种》传播至朝鲜，带去了西方近代解剖生理学知识。朝鲜李朝著名实学思想家崔汉绮将其改编为《身机践验》，成为西学东渐背景下朝鲜的重要文献。本文从科学跨文化传播的视角，将《身机践验》同其底本进行比较分析，认为该书吸收了原书解剖学知识和机械主义人体观，改造了原书生理学知识和宗教神学思想。崔汉绮以神气哲学理论和实学理念为指导，将西方近代医学知识纳入自家学说体系，与中国中西医会通派有显著差异，是朝鲜在接受西学过程中一个具有特色的案例。

【关键词】 西医五种　《身机践验》　西医东渐　崔汉绮　科学传播

引　言

近代西方科学随新教传教士再次传入中国以后，一部分又以中国为中转站，传入日本、朝鲜①等汉字文化圈国家。西方近代医学即属此例，而其中尤以合信在华编译的《西医五种》的传播为典型。该书一经编译便迅

---

* 陈婷，浙江工业大学马克思主义学院讲师；吕凌峰，中国科学技术大学科学技术哲学教研部副教授。承蒙石云里教授惠赐韩国成均馆大学所藏《明南楼丛书》复印资料，陈琦副教授、黄永远博士认真审读拙作并提出宝贵修改意见，在此一并致谢！

① 本文中"朝鲜"专指李氏朝鲜王朝，包括今朝鲜半岛韩国和朝鲜。

速传至日本和朝鲜,在东亚各国经历了不同的传播境遇。在中国,面对合信所译介的西方近代解剖生理学,存在全盘吸收、全面拒斥、会通融合三种主张,其中以主张中西医融合的会通派影响最为广泛。① 与此同时,汉译西医著作迅速传播至日本、朝鲜,并产生广泛影响。② 朝鲜医界之外,以哲学和实学思想闻名的学者崔汉绮③在接触到《西医五种》后,将其改编为《身机践验》,成为朝鲜学习西方科技和医学文化的重要历史文献。崔汉绮以其独特的"气"哲学思想著称,对后世有较大的影响。他同时又提倡实学,是朝鲜由实学思想通向开化思想的架桥者,在朝鲜思想史与学术史上占有重要地位。崔汉绮对近代传入朝鲜的西方自然科学有着浓厚的兴趣,他广泛学习西方医学、数学、天文学、地理学、机械学,著述宏丰。西方科学成为他建立气哲学体系的灵感来源之一,又反过来被纳入他的气哲学体系。他的这些活动,对19世纪朝鲜吸收西方科学知识的方式有重要影响。前人研究多关注其哲学或思想层面,对其吸收与改造西方科学知识的研究仍待进一步深入。④ 本文以韩国成均馆大学所刊印崔氏著作集《明南楼丛书》为基础,从科学传播史的角度,将《身机践验》同其底本《西医五种》做比较研究,分析他吸收与改造西医的方式及特征,并探讨其背后根源。希望能够为近代朝鲜接受西方科学知识的历史提供一个案例与注脚。

---

① 王申、吕凌峰:《汇而不通:晚清中西医会通派对西医的取舍》,《科学技术哲学研究》2015年第32期,第82~87页。
② 牛亚华:《中国汉译西医学著作在日本的流传和影响》,《中华医史杂志》1997年第4期,第41~44页;牛亚华:《中日接受西方解剖学之比较研究》,博士学位论文,西北大学,2005。
③ 崔汉绮,1803~1879,朝鲜王朝汉城人,字芝老、芝密,号惠冈,朝鲜近代哲学家、思想家,生平著作录在《明南楼丛书》或《明南楼全集》中。
④ 有关崔汉绮的研究,以韩国为最,日本次之,相关著作已汗牛充栋,中国学者亦有研究成果。整体而言,前人多探讨其哲学、社会思想,可参见唐艳在其博士论文《崔汉绮哲学思想研究》(中国社会科学,2010)中,对崔汉绮研究史及成果的翔实梳理。对于崔汉绮与西学关系的研究,以权五荣和李贤九二位先生成果最丰,如权五荣《融合东洋与西洋的学问体验——惠冈崔汉绮》(集文堂,1999)、李贤九《崔汉绮的气学和西洋科学》(成均馆大学校,2000)等,但缺少中朝比较的探讨,崔汉绮对具体科学知识的吸收与改造还有待进一步分析。

一 《西医五种》与《身机践验》

19世纪初,新教传教士在澳门、香港以及广州等地的传教实践中发现,医疗传教是有效的手段。随后,他们于1838年在广州成立"教会医务传道会",确立借医传教的策略,并在世界范围内号召精通医学的传教士来华行医传教。他们一般被称为"传教士医生"或"医疗传教士"。英国医生合信(Benjamin Hobson)便在这种情况下,由伦敦传道会派遣,于1839年来华,先后在香港、广州和上海等地行医传教20年之久,后于1859年回到英国。在华期间,合信同其他传教士一样,用西医擅长的外科技术为中国患者解除病痛,并利用诊治之暇传播基督福音。此间,合信还将当时在英国流行的医学教科书采集汇编,与中国合作者一道,通过西译中述的方式翻译出版。这些书合称《西医五种》,系统地介绍了西医最新的解剖生理学、妇科、儿科、外科知识以及内科诊断方法和药物等。

《西医五种》包括《全体新论》、《博物新编》、《西医略论》、《妇婴新说》和《内科新说》,基本上介绍了同时代西方医学的全貌。《全体新论》是近代第一次将哈维以后的西方解剖生理学系统地介绍到中国的著作,全书有身体略论、全身骨体论、肌肉功能论、血脉运行论等39论,详细描述了人体的骨骼部位、脏腑功能、肌肉、脑、五官的功用、血液运行等。《博物新编》分3卷,分别介绍了理化知识、天文知识和动物学知识,虽然并不是一本严格意义上的医学著作,但其所普及的知识被认为是西医科学的基础。[①]《西医略论》前部分论外科病症,后部分论药物,书中最早系统地介绍了西医外科知识。《妇婴略论》介绍了西方妇科和儿科的医学内容。《内科新说》则重在审症用药,探讨病源及治法,并附有东西本草录要。近代西医以解剖生理学为基础,合信所编译的这些医学书籍也都体现了这一点,无论是专门介绍人体解剖知识的《全体新论》,还是介绍妇科、儿科、

---

① 陈垣先生曾指出,《博物新编》即寻常医学校之物理、化学、动植物学,"于此不卒业,不足以读内外诸科"。他认为此书也应算是广泛意义上的医学基础性著作。参见赵璞珊《合信〈西医五种〉及其在华影响》,《近代史研究》1992年第2期。

内科和外科的其他著作,都配有大量精美的解剖学插图。通过《西医五种》,合信将一套完全不同于中国传统医学的西方医学知识系统介绍到了中国。

《西医五种》在中国陆续编译出版后,立即产生了广泛而深刻的影响。以《全体新论》为例。该书于1851年出版,第二年便有第二版刻出,紧接着又有第三版和第四版,在中国的学者和中医家群体中广泛流传。《西医五种》所介绍的西医体系,从知识到方法都迥异于中医,超出了以往学者对人体的认识范围,形成了强烈的冲击,也激起了"中西医会通派"①的强烈反响。同时,《西医五种》的影响很快超出了中国范围,在东亚更广泛的区域内传播。在日本,1857年即有《全体新论》刻本出版。在朝鲜,1860年有崔汉绮以《西医五种》为基础所作的《身机践验》面世,可见其传入朝鲜应早在此之前。

《身机践验》是崔汉绮对《西医五种》的汇编整合,全书共8卷,包含了合信译书的大部分内容。前两卷内容来自《全体新论》,在段落顺序和部分段落内容上有调整和改动;第3~6卷和第7卷的前半部分来自《西医略论》和《内科新说》,根据两书内容的讨论主题打乱编排;第7卷后半部分来自《妇婴新说》;最后一卷来自《博物新编》。《身机践验》对于西医基本知识部分,多采取照录的方式,但在内容上有取舍,如各书的药方部分没有录入,全书亦无插图。该书在篇章顺序上也根据需要对原书做了调整,并删除或置换了一些篇章。书中还有崔汉绮在编订过程中随处添加的议论与评述。这些文本形式与内容,均为分析崔汉绮对西医的认识与吸收情况提供了重要信息。

二 吸收与改造:纳入自身体系

历史上,朝鲜医学深受中国医学的影响,又发展出了自己的一些特

---

① 中西医会通派,是中国近代医学流派之一,简称会通派,主张以中医为基础,批判吸收西医,融合会通中西医。中西医会通思想产生于明末清初西医传入中国之时,盛行于19世纪中叶以后第二次"西医东渐"的浪潮中。会通派的主要代表人物有唐宗海、朱沛文、恽铁樵、张锡纯等。

色。在崔汉绮生活的 19 世纪的朝鲜，传统医学仍是社会上解除病痛的主要医疗方式。崔汉绮在这一文化环境下，根据自己的认识与偏好，对西方解剖生理学进行了独特的吸收或改造。

（一）对解剖学知识和机械人体观的吸收

合信《西医五种》介绍了近代西方有关人体的最新解剖学知识，传播以分析解剖为特征的西医认知方式，以及机械主义人体观。对于这一部分内容，崔汉绮以吸收和接纳为主，采取按原文照录的方式编写。这源于他对东西医学优缺点的整体认识与判断。

在《身机践验》中，崔汉绮在多处对中西医学进行比较和评价。他认为，中医和西医著作都是将各自地方的医疗经验进行记录与传袭，都存在许多尚待认识的问题。西医擅长解剖，"以剖割详考之致，明察全体经络部位"，有利于查清人体器官位置，探明病源，进而确定治疗方案，即所谓"部位既明，病源可推，病源可睹，治法庶得其方"。相比之下，中国医书"部位多罔昧，五行添昏迷"，显然处于劣势。但在治病药方上，东西医却各有特色，"温凉补泻，自有土宜材料，习用汤剂，各循沿革"，中医也并非一无可取。[①] 崔汉绮没有全盘肯定西医或否定中医，但他对西医采用解剖方法研究人体器官准确知识的路径是十分推崇的。

崔汉绮在书中对西医解剖的称赞随处可见。例如，崔汉绮认为西方医院实行奖励医生解剖"无依之尸"的制度是一项很好的制度，如此可以"考验病源之形症，积累参证"，认知人体各器官的部位、脉络，血液循环系统，"宣为发前未发，启后当启，罢疑多端，医治有据"，"是则宇内人之所信服也"。[②]

与此相对应的是《身机践验》中对传统中医依靠方术和阴阳五行的诊治方法的深刻批判。崔汉绮指出，中国医书"既昧气化脉络，惟恃方术传

---

① 〔朝鲜〕崔汉绮：《身机践验》卷一，转引自《明南楼丛书》，韩国成均馆大学大东文化研究院编印，1971，第 2 页。
② 〔朝鲜〕崔汉绮：《身机践验》卷一，转引自《明南楼丛书》，韩国成均馆大学大东文化研究院编印，1971，第 4 页。

会",举凡天文、地理、各家学问的方术传会,都被牵合附会于医学,而对人体器官却不加详考,"自于人身部位脉络,渐致隔远,执证施药,皆从方术"。同时,中医又以五行为基础,"以药五味附于五行,又以脏腑配之五行",沉迷五行相生相克之说,有没有效果,无所凭据。崔汉绮认为,中医因此沦为"贱技"。①

基于这种认识,《西医五种》里属于纯粹解剖学知识的部分,都被崔汉绮不加改动地抄录到《身机践验》中来。崔汉绮甚至还照录了原书中许多对中医的批评,这些批评多是指向中医缺乏准确的人体器官知识。

值得注意的是,崔汉绮不仅全盘接受了西医解剖学知识,他在《身机践验》中还表现出了对西医解剖学背后的机械主义世界观的认可。机械主义世界观认为整个宇宙万物都是运转的机器,人体也同样如此。这一观念曾长期存在于西方文化中,直到科学革命后仍有较大影响。其在某种程度上也构成了西医解剖认知方法的思想基础。合信在译书中也表露出这种机械人体观,他指出"人身脏腑百体,如钟表轮机,若不开拆看验,无以知其功用及致坏之由"②,将人体比作一架时钟,人体器官是支撑时钟运转的齿轮部件。

崔汉绮在《身机践验》中对合信的这一比喻做了进一步发挥阐述:"盖人身成机,即验时钟之轮齿斡旋,水火机之管舌吞吸",不仅将人体比作时钟,还比作其他机器。"修理钟表及器机者,先察函箧毁坏否,轮韧折伤否,机摆滑溃否。若俱无欠损,则更考究旋转何以不灵,迟速何以不准。或损其有余,或补其不足,或拭其碍滞,务使复其常度。治病类此。"③ 由此可见,崔汉绮对西医所持的机械人体观是完全推崇的。其所用书名《身机践验》之"身机"即来源于此,受此观念影响可见一斑。

可以说,崔汉绮在方法论上接受了西医对人体的认知方式,即认为人

---

① 〔朝鲜〕崔汉绮:《身机践验》卷一,转引自《明南楼丛书》,韩国成均馆大学大东文化研究院编印,1971,第3页。
② 〔英〕合信:《西医略论·中西医学论》,江苏上海仁济医馆,咸丰七年新镌。
③ 〔朝鲜〕崔汉绮:《身机践验》卷一,转引自《明南楼丛书》,韩国成均馆大学大东文化研究院编印,1971,第2页。

体各部位器官是可以化整为零、分别认识和医治的。这无疑颠覆了中医理论的相当一部分基础。因为这种常被讥讽为"头痛医头，脚痛医脚"的观念，在传统中医家看来是错误的诊疗理念。同时期中国的中西医会通派代表人物如唐宗海、朱沛文等，均无法接受对人体的机械主义认识，崔汉绮比他们多数在接受西医的程度方面，要走得更远。

（二）对生理学内容和宗教思想的改造

《西医五种》在传播解剖学的基础上，还进一步介绍了人体器官的功能和运行机制、致病机理等属于生理学的内容，两者在西医体系里是密不可分的。然而，《身机践验》却对生理学的相关内容进行了改造，提出一套独特的解释。《西医五种》作为传播基督福音的载体，原书中带有浓厚宗教色彩的言论，也在《身机践验》中不见了踪影。

在崔汉绮看来，西医与中医都有自身的缺陷，都未完全理解人体。他主张从神气运化的角度理解人体和医学。他认为，"神气运化，因种脉而成形质；疾病作息，亦因神气运化而转移"，这一点，"中西医书，俱未能特举发明"。因此他才"因其运化而调和成一医书"。①

崔汉绮自述在编写《身机践验》时，没有局限于东西医学的既有认知，"自有中取于西，西取于中者，又有不取于中，不取于西"，而是要做到"阐明天地人之神气运化，施于药治"，乃至"推广医家医国医宇内之术"。②可见，《身机践验》是崔汉绮在气哲学思想指导下，对《西医五种》内容进行吸收和重新诠释的著作。西方生理学知识和中医五行理论，在是书中均遭改造。

在《身机践验》中，崔汉绮用气化思想取代西医生理学，对人体本源和运行规律进行解释。他认为，人体的形成以及器官的知觉运动皆有赖于神气运化："人承神气运化，百骸九窍，脏腑四肢，巨细筋管，成机成体，

---

① 〔朝鲜〕崔汉绮：《身机践验》卷一，转引自《明南楼丛书》，韩国成均馆大学大东文化研究院编印，1971，第2页。
② 〔朝鲜〕崔汉绮：《身机践验》卷一，转引自《明南楼丛书》，韩国成均馆大学大东文化研究院编印，1971，第8页。

知觉运动生焉。始终本末藉赖气化,通万物摄万事,由于禀气同,通气同也。"①人生病的原因也是在于气化异常:"盖体质之病,即气化禀受之病,脑筋血管脏腑肢节,不得匀适。……功用之病,即运化失调之病。"② 因此,治病的基本原理也无非是"以我无病之形体运化,试效于有病人之形体运化"③,根据正常的运化去检测不正常的运化,发现缘由后,先使运化归于正常,而后疾病即可痊愈。

崔汉绮以这套神气运化理论为基础,对《西医五种》的部分内容进行了独特的解释。他在书中对人的认知和知觉的解释颇为典型。人的知觉主于脑还是主于心,是中西医长期争论不休的话题。近代西医主张脑主知觉,心不过是运行血液的器官而已;而中医观点则比较复杂,既认为脑有认知功能,又主张心也发挥着感觉的作用。合信在"脑为全体之主论"一篇中,将脑的解剖构造和生理功能进行了详细介绍,当然也是主张脑主知觉。崔汉绮很重视这个问题,认为"知觉运用所由生之本源未定,医学从此不得其正"④,于是在《身机践验》的开篇,就重点讨论了这一问题。

崔汉绮反对片面地主张脑主知觉或心主知觉。他认为,知觉事实上是神气运化的过程和结果:无论是心、脑,还是人体各感官部位,"总由身机运化而生",这些"人物形体,脑筋骨髓,血脉气管,成机成体,自能知觉运动,推测古今",⑤ 即全部机体都参与知觉的产生,"何必偏执主脑主心"。⑥

崔汉绮还用神气运化理论诠释了知觉产生的过程。他借助合信提出的

---

① 〔朝鲜〕崔汉绮:《身机践验》卷一,转引自《明南楼丛书》,韩国成均馆大学大东文化研究院编印,1971,第1页。
② 〔朝鲜〕崔汉绮:《身机践验》卷一,转引自《明南楼丛书》,韩国成均馆大学大东文化研究院编印,1971,第6页。
③ 〔朝鲜〕崔汉绮:《身机践验》卷一,转引自《明南楼丛书》,韩国成均馆大学大东文化研究院编印,1971,第3页。
④ 〔朝鲜〕崔汉绮:《身机践验》卷一,转引自《明南楼丛书》,韩国成均馆大学大东文化研究院编印,1971,第9页。
⑤ 〔朝鲜〕崔汉绮:《身机践验》卷一,转引自《明南楼丛书》,韩国成均馆大学大东文化研究院编印,1971,第1页。
⑥ 〔朝鲜〕崔汉绮:《身机践验》卷一,转引自《明南楼丛书》,韩国成均馆大学大东文化研究院编印,1971,第10页。

"脑气筋"概念，即以神经系统解释神气原理，认为布满人体全身的脑气筋，使各器官能够"自觉运动，推测古今"，同时，它们又与人脑相连，而脑是"人身神气凝聚而成形质"，① 全身脑气筋和脑共同参与了知觉的形成，脑是主使："脑之所以主使者，一身神气凝聚成形，而布筋于全体，诸窍诸触，皆感通于脑也。"② 但脑不是产生知觉的唯一器官，神气的运转是知觉产生的根本所在。神气理论的融入，也使崔汉绮对知觉的认识在合信的基础上更进了一步。

有研究者指出，崔汉绮认为"推测的主体是神气，材料是感觉经验……崔汉绮认为神气并非指人身的某一特定部位或特定部位的机能，而是统管身体全部的机能体，是运动的某种物质"③。这是针对崔汉绮较早期的认识论而发，却与他在《身机践验》中对人体知觉原理的论述相符。总之，他认为"神气"才是认识的根本。

对于其他人体部位的构造和运行原理，崔汉绮的看法也是一样——都是神气运化作用的结果。他用这种方式，将西医纳入神气哲学的解释体系之下。

在气哲学的统摄下，《西医五种》中表现的多处基督教神学思想自然也无容身之处。众所周知，晚清来华"传教士医生"借医传教，传播到中国的医学译著中包含不少宗教内容和自然神学思想。在基督教影响至深的西方文化里，自然神学有着悠久的传统，人们认为自然科学的主要目的是"诉诸理性和经验证据，在大自然中发现上帝的作为，从而颂扬主的智慧和全能"④。合信在编译的医书中，即常通过对人体的阐释，"发现上帝的作为"。而崔汉绮在《身机践验》中，每遇此种论述，即一律用"气化"替代了原文中的"上帝"。

---

① 〔朝鲜〕崔汉绮：《身机践验》卷一，转引自《明南楼丛书》，韩国成均馆大学大东文化研究院编印，1971，第23页。
② 〔朝鲜〕崔汉绮：《身机践验》卷二，转引自《明南楼丛书》，韩国成均馆大学大东文化研究院编印，1971，第5页。
③ 唐艳：《崔汉绮哲学思想研究》，博士学位论文，中国社会科学院，2010，第59页。
④ 刘华杰：《〈植物学〉中的自然神学》，《自然科学史研究》2008年第2期，第166~178页。

例如，合信在讲到人体骨骼构造之神奇时，赞叹"可见造化于人之妙"①。这里的"造化"在原文本中即为"上帝"的代指，为使中国人易于接受，合信特地选用了这一"本土"词。而崔汉绮将之改为"可见运化妙用"②，使"上帝"连隐晦地存在都不可得。在总结"骨骼"篇时，合信写道："然其始，实何从而来乎？何由而成乎？盖由造化独一之主也。鸡鸭之卵，覆翼旬日，即成毛骨，显著造化生成之妙，如吾人之日蒙其恩泽者，应如何钦崇感戴耶？"③ 指出上帝作为"造化独一之主"，创造出骨骼，应当受到崇戴。崔汉绮则将这段文字改为："神气运化，人与物各类自承顺，以成形质。在形质中又有神气，随运施化，自古论人物生成之妙者，盖缘未达气化，以致多端传会。"④ 堪称朴素唯物主义的经典论述。

又如，合信在谈及肌肉时说，人的一些器官是由人自主控制的，如手足耳目，而有的器官则不由人控制，如心肺等脏腑。他由此推出："故上帝以其神智全能，使之自行其用，不困不息，困息即死。上主鸿庥大德，赐赋于人者，吾人赖之，不容少间，可不深思而敬佩也哉？"⑤ 而崔汉绮则将其改为："盖人承顺天地活动运化气，贮于身骨肉血脉等类，无一毫非活动运化气，接于外及应于人物，皆是活动运化气，有何一分自主者也？"⑥ 用气的运化解释人体自动的器官，否定上帝的作用。

《西医五种》中有多处赞扬上帝全能的论述，如"造化主权能，不可思议。人当自思身从何来，何以宇宙之大，古今之久，形体无一人不同？何以一身功用如此奥妙？此必有主宰之者，奈何不知敬畏乎？"⑦ "造化主造万物，灵奇莫如人，变化亦莫如人……"⑧ 在《身机践验》中同样被用

---

① 〔英〕合信：《全体新论》卷四《脊骨肋骨等论》，江苏上海墨海书馆，咸丰元年新镌。
② 〔朝鲜〕崔汉绮：《身机践验》卷一，转引自《明南楼丛书》，韩国成均馆大学大东文化研究院编印，1971，第31页。
③ 〔英〕合信：《全体新论》卷六《尻骨盘及足骨论》，江苏上海墨海书馆，咸丰元年新镌。
④ 〔朝鲜〕崔汉绮：《身机践验》卷一，转引自《明南楼丛书》，韩国成均馆大学大东文化研究院编印，1971，第37页。
⑤ 〔英〕合信：《全体新论》卷七《肌肉功用论》，江苏上海墨海书馆，咸丰元年新镌。
⑥ 〔朝鲜〕崔汉绮：《身机践验》卷一，转引自《明南楼丛书》，韩国成均馆大学大东文化研究院编印，1971，第39页。
⑦ 〔英〕合信：《妇婴新说》卷上《总论男女之数》，江苏上海仁济医馆，咸丰八年新镌。
⑧ 〔英〕合信：《内科新说》卷上《论饮食消化之理》，江苏上海仁济医馆，咸丰八年新镌。

气化的解释代替。此类做法在书中不胜枚举。

对于合信译书中整篇的关于上帝或灵魂的论述，崔汉绮更是先将其删除，而代以气化的论述。在《全体新论》中，合信最后两篇"造化论"中讲述上帝创造人与万物，耶稣受难及复苏，劝人行善去恶等。并且说唯有信教奉教才能"上无负造化之恩，下无遗地狱之恨"，这是"世人生死之大要"。在"灵魂论"中论述灵魂与人体的关系，最后说善者灵魂升天堂，恶者下地狱，而救世主基督是灵魂的医师，新旧约圣书是灵魂的药方云云。[1] 崔汉绮将这两篇带有鲜明的传教色彩的文章删除，改为"身机总论"，曰"资赖天地神气运化，承顺父母身气运化，有此身之成机……"[2] 等，以神气运化观总结全篇。

要之，《身机践验》以气学改造了《西医五种》里自然神学的论说，"请出"了上帝的角色，全然看不到原文所要表达的宗教思想。

三 取舍之基础：气化观与实学思想

在《身机践验》中，崔汉绮吸收了《西医五种》关于人体器官部位与构造的知识，对近代西方医学应用解剖认识人体，以作为诊治疾病的依据的方法，亦多加赞扬。另一方面，他又以神气运化思想解释了人体的形成与各器官运行的原理，对合信原书中的一些生理学或宗教神学的论述进行了改造。要理解做出这种吸收与改造的原因，则有必要从崔汉绮一贯的哲学观念和思想主张入手。

（一）神气运化哲学体系

气本体论哲学是崔汉绮的根本哲学观，构成了他全部学说的认知基础。崔汉绮的气本体论哲学在朝鲜独树一帜，是在吸收继承朝鲜本土气哲学思想，借鉴中国主气派学者张载、王廷相到王夫之的思想精髓，同时又

---

[1] 〔英〕合信：《全体新论》卷三十九《灵魂妙用论》，江苏上海墨海书馆，咸丰元年新镌。
[2] 〔朝鲜〕崔汉绮：《身机践验》卷二，转引自《明南楼丛书》，韩国成均馆大学大东文化研究院编印，1971，第34页。

从当时传入朝鲜的西方自然科学知识中获取灵感的基础上创立的。① 他认为，世界万事万物的本原是气，整个宇宙中充满着气，没有一丝空隙存在。崔汉绮所指的气并非空气，也不是传统哲学上的气概念，而是他独创的"神气"。神与气一体两面，神是气的精华，气是神的基质，"并言神气，则神包气中；单言神，则气之功用现著也。气即神，神即气"②。神与气实为一体，不可分离。正是这种神气，构成了一切存在的基础，离开神气便不可能有事物。崔汉绮认为，气的本质特征是活动运化，所以他又常称神气为"运化气"。气因运化而形成具体的事物，事物的原理也用活动运化解释。他曾说："天下万事，无非天人气之运化，气学之倡，非运化则不言，由运化则必言。"③ 运化观是其哲学最重要的概念之一。由此，神气运化便是崔汉绮气哲学的基础，他的认识论、社会观、自然科学观都统摄于这个体系之下。

自然科学是崔汉绮建立气哲学思想的灵感来源之一，他在写作自己气哲学思想的奠基著作《神气通》和《推测录》时，便吸收了许多自然科学知识并作为例证。此后，崔汉绮对西方自然科学接触的范围和理解的水平，又有很大的提升。一方面，他继续用气哲学来把握和理解自然科学知识；另一方面，新接触的自然科学知识又融入他的气哲学体系内，对其有局部的修正。在崔汉绮的思想中，气哲学占据着知识金字塔的顶端，是最高层次的学问，一切其他知识都由它统摄。

崔汉绮是在神气运化思想体系已基本形成之后接触《西医五种》的，因而西医知识也与他同时期接触的许多其他自然科学知识一样，被按照既有的哲学思想进行理解和改造。

（二）去虚就实的实学思想

《身机践验》轻松接受了《西医五种》中以观察经验为基础的解剖学

---

① 关于崔氏气哲学思想来源的研究，可参见唐艳《崔汉绮哲学思想研究》（中国社会科学院，2010）第三章。
② 〔朝鲜〕崔汉绮：《身机践验》卷五，转引自《明南楼丛书》，韩国成均馆大学大东文化研究院编印，1971，第78页。
③ 〔朝鲜〕崔汉绮：《身机践验》卷二，转引自《明南楼丛书》，韩国成均馆大学大东文化研究院编印，2002，第33页。

客观知识，同时认可并进一步发挥了西医对中医阴阳五行思想的批评，认为其虚妄。这些则与崔汉绮秉持的实学思想有关。

崔汉绮的实学思想是由气学思想引申而出的，他"建立的气学思想体系，为朝鲜实学思想提供了一个最成熟最系统的本体论"[1]。同当时朝鲜社会的实学思想一样，崔汉绮的实学思想包括了多方面的含义：其实学之"实"，或指实理，相对于虚理；或指实际存在，相对于虚无妄诞；或指实据或实证，相对于空虚或臆想；或指实利，相对于固守教条、不计实效；或指实业、实务或实政，相对于空谈义理而不谋国计民生。[2]崔汉绮接受西医解剖知识，批评中医治疗无可依据，便是以此种实学思想为基础。

崔汉绮认为，人的认识起源于主体感官对客观事物的"阅历经验"，而感性经验又通过推移变通成为理性认识。这个过程他称之为"推测"。推测的主要特征便是要真实有据，有可观可感的客观材料来源，这样得到的认识才是真实可靠的。与之相对的主观性太强的认知方式则受他批判。他说"心之推测，不有依据证验，易入于虚杂"，反对无法证验的学问。因此，当崔汉绮比较中西医特征后，多批评中医用难以捉摸的五行五味比附人体脏腑，用五运六气诊病治病，又认为中医教学中注重参悟意会，无据可凭，无形可验，皆非实学。而相比之下，西医所介绍的知识都是以解剖为基础，可观可感，客观有据，是有法验证的。这在他看来便是真实可靠的实学，因而加以吸收。

"去虚无而趋诚实"是崔汉绮倡导实学思想的目标之一，从这个角度可以进一步解释他在《身机践验》中摒弃"上帝"的原因。在他看来，"神气"是确实存在的物质，"神气运化"学说便是"诚实"之学，而基督教中关于上帝的论述，则是"虚无"之学。他对合信书中的自然神学思想或宗教内容予以批判："西洋医书，沿袭主宰造物之意，人身脑髓灵觉，血脉周行，每称主宰神妙切德，卑屑姑舍，反有害于气神形质，运化

---

[1] 葛荣晋：《韩国实学思想史》，首都师范大学出版社，2002，第416页。
[2] 葛荣晋：《韩国实学思想史》，首都师范大学出版社，2002，第415~416页。

脉络之究明，是则当惩矣。"① 认为其突出造物主宰的神妙切德，影响对"气神形质"的理解和运化脉络的究明，是离实而趋虚，所以应该舍弃。

崔汉绮又进一步提出解决方案："况复名象无形之造物主宰，欲实其虚，则必援证气化事物；欲行其事，则必取用气化事物。气化实为造物主宰，则造物接注脉络，主宰有承顺形质，绝非无形难度之造物主宰矣。"② 对于"名象无形"，即虚无的造物主，要"实其虚""行其事"就必须要引入气化事物。他指出，主宰其实就是气化，而绝不可能是"无形难度"的另外的事物。崔汉绮据此对《西医五种》中"出于古谈之夸诞，无用于戒后者，删之"③。此处的"夸诞"，所指的显然是合信关于上帝的论述，崔氏认为其虚无不实，从而将其删除。因此可见，实学思想是《身机践验》吸收和改造《西医五种》的重要思想基础。

余论：比较下彰显的独特

朝鲜自18世纪始，渐兴"北学"社会思潮，形成了主张向北方邻国清朝学习的"北学派"。学习的内容，就包括当时传入中国的西方科学知识。到19世纪，虽然朝鲜国内走上更加封闭的道路，但是对西方科学的学习并没有中断。崔汉绮便是朝鲜此一时期学习西方自然科学的代表人物。作为朝鲜当时主气派和实学派思想的主要人物，他对西学的吸收与改造，是近代朝鲜学习西学态度的一种反映。当然，崔汉绮不能代表近代朝鲜对待西学的全部态度，本文也无意涉及这一更大的问题，但他个人对西方经中国传入朝鲜的近代医学的吸收与改造，却能作为反映朝鲜在接触西学过程中的一个案例。

---

① 〔朝鲜〕崔汉绮：《身机践验》卷一，转引自《明南楼丛书》，韩国成均馆大学大东文化研究院编印，1971，第4页。
② 〔朝鲜〕崔汉绮：《身机践验》卷一，转引自《明南楼丛书》，韩国成均馆大学大东文化研究院编印，1971，第5页。
③ 〔朝鲜〕崔汉绮：《身机践验》卷一，转引自《明南楼丛书》，韩国成均馆大学大东文化研究院编印，1971，第9页。

朝鲜、日本等东亚国家，由于历史上深受中国文化影响，被归入"汉字文化圈"，但各自接触西学的背景经过却不同。中国自明末清初、日本在江户时代均独立接触到西学，而朝鲜却主要通过中国间接接触西学，由此表现出特定的文化交流特征。同样是主张中西医会通，如果将崔汉绮与"中西医会通派"做比较，这一特点便能够得到突出的反映。

从对西医的接受来看，中国的会通派主张各取中西所长，因而接受西医准确客观的解剖学知识，是为补救中医在这方面的缺陷，最终目的是更好地诊治疾病。崔汉绮虽也接受了解剖学知识，却认为中西医学对人体的认识都不够，进而以自己神气运化的观点统摄全书，将西医纳入其哲学思想体系之下。《西医五种》配有大量解剖学插图，这对于学习解剖知识极为重要，合信在译书时也对其着重强调，而在《身机践验》中，解剖学插图却悉数被删。可见，崔汉绮对西医的吸收与改造，更多的是为阐述他的哲学思想。这不独与会通派不同，在全部中国接触西医者中也是未曾见的。

从对西医的改造来看，会通派虽接受西医解剖学知识，却反对其机械主义思想，坚守中医的整体性思维，对于夹杂在西医译书中的宗教神学解释，则用中国传统哲学中的气思想或中医内部的运气理论取而代之。① 崔汉绮对西医关于机械主义思想的论述，不仅接受，甚而进一步发挥。他用"神气"取代上帝，但他的"神气"不仅与中医理论中的"运气"不同，也与中国传统哲学中的"气"的概念有区别。因此，他对西医的改造是基于自身哲学观念的改造，与会通派的改造有着本质的不同。

崔汉绮以一位哲学家、思想家的身份对近代西方医学进行的吸收与改造，是在其自身学说体系的指导下进行的，有着强烈的个人色彩。这是近代朝鲜接触外来西方科学知识的历史中，闪烁着奇异光辉的片段，

---

① 王申、吕凌峰：《汇而不通：晚清中西医会通派对西医的取舍》，《科学技术哲学研究》2015年第32期，第82~87页。

也反映了东亚文化圈不同地区在对待西方文化上所体现的差异。但同时也应指出,崔汉绮本质上是一位儒者而非医家,其对东西医学的处理止于哲学层面的讨论,在实践上却了无生息,总体来说其社会影响也因此受到限制。

学术书评

生命史学何以可能？*

——余新忠《追寻生命史》的启示

马金生**

【摘要】 余新忠教授新著《追寻生命史》一书，是其十多年来在医疗史领域围绕"生命史学"展开探索的学术结集，也是作者学术生涯的重要阶段性总结，更是中国医疗史研究领域的一部代表性成果。作者在书中提出的"生命史学"的学术概念和方法，以及秉持相关理念在医疗史研究领域的努力探索和多方实践，对于生命史学的开展具有典范性意义，同时对于推动和深化中国医疗史乃至史学研究也有着诸多启示。

【关键词】 余新忠 《追寻生命史》 生命史学 新史学思想

2021年6月，余新忠教授新著《追寻生命史》[①]一书出版。该书旗帜鲜明地倡导"生命史"的研究取向，使其与一般史著大异其趣，在出版之初即广受学界关注。作者对人的生命健康以及人性的着力强调，也使得书中的文字细腻灵动，充满着脉脉温情。对于依然处在新冠肺炎疫情中的人们来说，读来更加具有意味。作为中国医疗史研究领域的领军人物，余新忠教授自21世纪以来在医疗史领域沉潜反复、孜孜矻矻，近年来不时有重要的著述发表或出版，《追寻生命史》一书便是其"近十多年来围绕着

---

* 本文为国家社会科学基金重大项目"宋元以来中医知识的演变与现代'中医'的形成研究"（项目编号：18ZDA175）、中央民族大学自主科研项目（"党史百年"研究专项）"中国共产党治理典型社会问题的历史经验研究"的阶段成果。
** 马金生，中央民族大学中国少数民族研究中心副教授。
① 余新忠：《追寻生命史》，北京师范大学出版社，2021。

'生命史学'而展开探索的心得"的结集,所收录的成果多发表于《历史研究》《史学理论研究》《人民日报》《韩国医学史杂志》等国内外权威学术刊物。该书可谓是作者学术生涯的重要阶段性总结,更是大陆医疗史学界的一部代表性成果,对中国医疗史研究的深入开展具有引领作用。

《追寻生命史》一书所收录的成果上起2003年,下讫2014年。这十余年正是作者的学术研究日益精进和成熟的重要时期,同时也是中国医疗史研究蓬勃发展的机遇期。全书所收录的文章论题广泛,研究视野开阔,学术理念新颖,既有对医疗史在中国发展的学术脉络的梳理,同时也有着如何进一步深化医疗史研究的学理探讨和研究实践。相关研究主要围绕医疗史而展开,并可统合在作者倡导的"生命史学"的学术理念之下。通读全书,不仅能够清晰地了解到近年来中国医疗史研究的学术进路,同时也能够触摸到作者致力于医疗史研究十余年来的心路历程,更能从中认识到作者基于对生命健康的关注而提出的"生命史学"对于推动中国医疗史和历史学研究所具有的启示意义。

一 为何要提"生命史学"?

"生命史学"的提出,是国内外史学发展的逻辑结果,同时也与当前中国医疗史研究的状况相关,更是余新忠教授多年来在医疗史研究领域上下求索、勤勉耕耘的心血凝结。

从国际史学的发展来看,自20世纪80年代以来,在西方史学文化转向的影响下,学界对于历史研究中的宏大叙事已逐渐失去兴趣,转而着力探讨并解析历史上"人"的生存状态及其文化意义。新文化史学一枝独秀,呈现出迅猛的发展态势。其流风所及,也影响到了中国的史学界,并最早在台湾史学界产生了回响。在大陆史学界,随着对僵化的革命史观和陈旧的史学命题的反思与扬弃,文化史和社会史研究接连兴起,并同样表现出了对历史上不同时期人们的精神思想、衣食住行、生老病死和婚丧嫁娶等领域的探究热忱。大陆的医疗史研究便脱胎于社会史的深入开展。对此,余新忠教授在《追寻生命史》一书中有着如下总结:"20世纪八九十年代，两岸史学界都提出了'还历史以血肉'或'由骨骼进而增益血肉'的诉求，进而发出了'人'到底在哪里的追问"（页155）。在这样的一种史学发展理路下，医疗史在海峡两岸兴起。由于与人的生命健康直接相关，医疗史在兴起之初就呈现出了鲜明的"关注生命"的研究取向。[①]

进入21世纪以来，随着年轻学人的不断加盟，在短短的二十余年间，医疗史的研究团队不断壮大，专业的医疗史学术期刊创刊，医疗社会史专业委员会成立，所有这些都标志着大陆的医疗史研究已然"开宗立派"。特别是医疗史的研究成果不断在国内的重量级刊物上发表，为史学界吹进了一股新风。然而时至今日，医疗史在大陆史学界似乎仍尚未真正成为主流史学的重要组成部分。尽管医疗史研究在选题和材料的使用上颇有新意，但多数学者在学术理念上却相对陈旧，众多研究依然在传统的社会史框架内进行，特别是不少学者缺乏对生命的真正观照和理论自觉，导致医疗史的研究并未呈现出应有的"学术新气象"。

对于医疗史研究存在的上述问题，余新忠教授在数年前就曾敏锐地指出，医疗史研究的"红利"正在日渐消退，并对学术理念和方法的总体滞后的研究状况颇有隐忧。为了论述传统社会史研究的局限，余新忠教授曾以其成名作《清代江南的瘟疫与社会》一书为例，指出该著的研究旨趣主要在于"清代江南瘟疫的流行情况及其相关分析，时人对瘟疫的认识，以及由此显现出的清代江南社会的社会构造和演变脉络"，但"并没有想到想去探究当时社会对诸多瘟疫的描述和命名体现了怎样的社会文化意涵，也没有去考虑19世纪以降社会认识和应对瘟疫方法变动背后的权力关系，而且也没有意识到，现代的医疗卫生制度的正当性和有效性也并非是不证自明的"。作者坦陈，《清代江南的瘟疫与社会》一书尽管在出版时颇受好评，但还是"一部比较纯粹的社会史作品"（页79）。

在另外一篇文章中，作者则结合自己早年的研究直言不讳地指出当前医疗史研究中缺乏对生命的真正关怀，"以往自己和国内其他同仁所作所

[①] 余新忠：《关注生命——海峡两岸兴起疾病医疗社会史研究》，《中国社会经济史研究》2001年第3期。该文未收入《追寻生命史》一书。

谓疾病医疗社会史研究果真是关注生命吗？反躬自省，不得不承认，我们的研究……真正关注何尝是生命，实际只是社会而已"（页155）。作者的上述检讨，既是对个人学术道路的一种内在省思，同时也是建立在对当前大陆医疗史学界研究状况上的深刻批评，"令人遗憾的是，目前国内相当多研究者似乎并没有意识到这一点，往往缺乏对国际主流学术成果、学术理念和研究方法的了解和把握，'新瓶装旧酒'，以旧理念、旧方法探讨新问题的情况还相当常见"（页156）。

那么，医疗史研究又当如何进一步蓬勃发展？这成了作者要着力思考的重要命题。通过多年的深入思索和研究实践，作者认为"'生命史学'作为新的理念、方法和学术概念，对于当下的医疗史研究来说，不仅具有适切性、可行性，而且对于在总体上推进史学理念的更新，与历史研究特别是社会史研究的深入开展，也终将大有助益"（页172）。作者强调，"如若能够举起生命史学的大旗，在生命史学的视野下展开这一研究，那么其意义就不仅仅在于弥补了以往的历史研究忽略疾病、医疗这一人类生活中重要内容的缺憾，而更重要的还在于，作为一项新兴的研究，它将有助于我们更新观念，强化生命意识，……从方法论上推动历史学的发展"（页156）。

关于生命史学对医疗史和历史学的推动意义，作者认为可以归纳为三个方面。一是使历史书写更具"人性"。即通过观照历史上有血有肉、有情有理的具象的人，增强历史书写的情趣和人性，"提振历史论著在学界和社会上的影响力"。二是从历史的维度加强对疾病和医疗意涵的理解，更加全面地认识疾病并不仅仅是医学可以测量的"生理病变"，同时还是"病人的体验、科学话语、社会制度和文化观念等共同参与的文化建构"。作者指出，对疾病与医疗问题的文化意涵的进一步揭示和强调，将会大大有利于推动现代医学人文的兴起，有助于解决现实中所面临的诸如医患关系紧张等医疗难题。三是有助于从历史的角度加强整个社会的生命与人文关怀。针对当下社会中重视科技而轻忽人文的现状，生命史学指引下的历史研究通过"关注不同时空中人们的健康和生命，入情入理去梳理和思考健康文化和生命状态的变迁"，将有利于引导和熏陶人们更多地拥有生命关怀意识，推动社会生命和人文关怀的培育（页 173~175）。

不难看出，余新忠教授之所以要着力倡导"生命史学"，其中既有国内外史学发展的内在根源，也与当前医疗史研究中出现的"红利"消失直接相关。如果从史学研究范式的转化来看，生命史学的提出则鲜明地体现着中国史学研究从社会史到新文化史（或曰"社会文化史"）研究演进的轨迹，是作者多年来在医疗史领域总结和提炼出的前瞻性智慧成果。

二 什么是"生命史学"？

关于"生命史学"，目前学界并没有相应的定义。此前虽也有个别学者使用这一概念，但并没有给出深入的解释，[①] 特别是在研究取向和旨趣上，也和余新忠教授有着很大的不同。在《追寻生命史》一书中，作者首次对"生命史学"的概念和理念进行了辨析。

在作者看来，生命史学不仅仅可以被视为"一种研究领域"，同时更是指"一种意识和研究理念"。"生命史学"的核心，"是要在历史研究中引入生命意识，让其回到人间，聚焦健康"。史学所要探究的是"历史上有血有肉、有理有情的生命，不仅要关注以人为中心的物质、制度和环境等外在性事务，同时更要关注个人与群体的生命认知、体验与表达"（页154）。

在明确生命史学的核心取向后，作者又从三个层面对"生命史学"的内涵进行了阐发。一是"历史是由生命书写的"。历史，是由人的生命创造和书写的。因此，探究历史时"关注生命、引入生命意识是理所当然的"。作者提出要"将有血有肉、有情有理的具象的人拉回到历史中"，关注他们的"疾痛体验、困难经历、健康观念和生命状态"，便是由此一理念生发而来。

二是"生命是丰富多彩的、能动的"。作者认为，历史固然有结构、

[①] 此处指的是台湾学者李建民先生的《生命史学：从医疗看中国历史》（复旦大学出版社，2008）一书。在该书自序中，李建民先生指称《生命史学》旨在建构一个完整的古典医学研究体系，同时也发掘真知识"，并没有进一步解释。相关讨论参见余新忠《追寻生命史》"自序"，第4页。

有趋向，但历史的演变不是所谓的结构可以全然决定的。出于对历史决定论的警醒，作者认为正是生命的丰富多彩才促成了历史充满着偶然性和多样性。因此，书写丰富、复杂而生动的历史成为可能并且变得必要。作者进而认为，"生命本身作为一种自在的存在，其价值与意义也自有其相对的自主性和独立性"，"人性的光辉、生命的尊严、苦难的应对与拯救等日常生活中的主题，对于社会的宏观大势来说，或许无关宏旨，但确是生命本身的价值与意义之所在"（页169）。

三是"健康是生命的追求和保障"。尽管生命史学探究的范畴并不仅仅局限于医疗史，但关注健康并聚焦于健康却显然是医疗史研究的核心内容。[①] 因此，生命史学成为医疗史的重要实践领域，更是不言自明。

通过对生命史学的概念和学术旨趣的讨论，可以看出作者对于历史上个人生命价值和存在意义的强调已然上升到了历史哲学的层面。这与既往的对于宏大历史叙事的追求以及在宏大历史叙事下遮蔽或牺牲掉普罗大众的历史的做法是迥然有异的。作者高度认可并着力进行的历史研究，不是"不以人的意志为转移"的冰冷的历史，而是散发着生活气息和生命温度的有情感有厚度有"人情味"的历史。作者坚信，"如果能自觉地在生命史学的关照下展开中国医疗史的研究，它的价值和意义终将会得到学界和社会的认同，它也终将会成为中国主流史学研究的重要组成部分"（页157）。对于生命史学的开展及其对医疗史将起到的重要推动作用，作者予以了相当程度的期待。

三 生命史学研究如何展开？

如何在医疗史领域使生命史学研究成为一种可能？这是余新忠教授在着力思考并探索的另一核心议题。经过多年的思索，作者认为，通过"具象的生命展现历史的意义"是可行的学术方向，同时也是推动医疗史研究深入开展的"未来之路"。而积极借鉴国际学界特别是西方史学的新理念、

[①] 余新忠：《生命史学：医疗史研究的趋向》，《人民日报》2015年6月3日。

新方法,显然是打通这条路的"不二法门"。"如若能将新文化史、日常生活史以及全球史等一些新的研究思潮和方法很好地引入当前的中国医疗史学研究,不仅可以极大地推动医疗史研究向前发展,而且对深化当前中国的史学研究亦有重要的意义。"(页148)为了论述相关论断的"适切性",近年来作者结合微观史、日常生活史和环境史等新兴史学领域进行了系列学理探讨,试图从学术和实践的角度寻求相关理念和方法与医疗史研究的契合与相互促进之处。

以微观史为例,为论述医疗史和微观史的"适切性",作者专门撰写了理论探讨性文章,通过对微观史学研究理念的深入分析,指出微观史学主要是通过转换研究对象("目光向下"),并更新学术视野、理念(选择"例外的常态"以小见大)和方法(强调历史叙事是最好的方法)以及尽量扩充并细致解读历史资料来弥补过度社会科学化的历史学的缺失,从而"将个人角色、具象生命以及历史的多元和复杂放入历史的大厦中"(页119)。研究认为,微观史学的研究旨趣与作者提倡的"在具象的生命中呈现历史的意义"的生命史学是相当契合的,"微观史学是要让具体的生命回到历史中来,而这一旨趣与当前医疗史的研究是高度一致的"(页121)。

除进行学理讨论外,作者同时还结合新文化史的研究理念,就如何从历史资料的搜集和解读上进行生命史学的研究给出了系列建议。"一是通过广泛搜集、细致解读日记、年谱、笔记、医话和医案等私人性的记录,尽可能系统而细腻地呈现历史上日常生活中之人的医疗行为和模式、疾病体验、身体感、性别观和健康观等情况。二是将从各种文献中搜集出来的相关史料,置于具体的历史语境中,从日常生活的逻辑出发,来发掘破解史料的背后关乎生命的文化意涵,观察和思考时代社会文化情境中人们的生命状态、体验及其时代特色。"(页171)

最后,作者对如何开展生命史的研究进行了探索尝试,为学界特别是医疗史研究提供了示范。作者对晚清余姓族人法云和尚与温病学家李炳的生命轨迹和人生历程的梳理与探求,就是两则生动的案例。

法云和尚是作者老家浙西昌化的一个余姓族人,生活在晚清时期。由于历史的久远和资料记载的缺失，人们对其生平事迹已了解无多。不过，昌化当地却流传着诸多法云在京城与达官显贵交游的传说。相关传说的真实性究竟有多大，包括作者在内的许多昌化民众将信将疑。例如，一位出家在末邑小县昌化的和尚如何跑到了都城北京？又是如何因缘际会在北京立足并与翁同龢等高官建立了联系？法云和尚是否真的做过翁同龢的代笔？如此等等，说来都是一头雾水。在作者的细致爬梳下，类似问题逐一得到解答。通过对地方志、笔记、诗人文集和日记等资料的综合利用，此前晦暗不明的线索逐渐明朗，法云和尚的人生轨迹渐趋清晰。原来法云八岁在昌化的石室寺出家，后来跟随师傅北上，到了石室寺在北京的下院夕照寺，并在日后成为夕照寺的住持。尽管读书不多，但法云却在书法上有着异于常人的造诣。在晚清北京上层社会崇尚书法的风气下，法云和尚得到了贺寿慈、翁同龢与袁昶等达官显贵的赏识，并同他们建立了不同程度的交往联系。相关证据表明，法云和尚做过贺寿慈的代笔，与袁昶交情颇深，但与翁同龢的交情则属一般。至于法云和尚为翁同龢做代笔的传说，则系捕风捉影，并非真实历史。

扬州名医李炳的人生命运和生前身后名，似乎和法云和尚有很大的不同。通过对史料的深入挖掘，作者发现，这位在中国的温病学史留下重要一笔的温病学家，生前生活拮据且并没有多大的声誉。其原因也不是历史文字所记载的李炳"拙于求富，巧于济贫"，而是在医生地位低下的时代，其耿直率真甚至有些"孟浪"的性格和固执己见的行医方式使得他并不为社会上层人士和同辈医家所喜。尽管如此，李炳在死后却得到了文人焦循的作传纪念，并在此后的历史书写以及后世温病学家的不断"建构"下，成为历史记载中的著名温病学家。

通过对史料的细致铺陈，作者不仅还原出了法云和尚和李炳这两位历史上的小人物的生平履历与人生遭际，同时也让人们对当时医家的社会交往、人际关系、活动空间、声誉营求等世情世相的"大历史"有了全面的认知。与此同时，作者通过相关研究所进行的学术讨论也颇具新意。如指出传说并不一定没有真实的依据，而文字记载也不乏失真的成分。只有将历史传说和历史资料两相对照，才能更为有力地逼近历史的真相。相关论断的得出，既水到渠成又颇有见地，令人激赏。相关研究以小见大，见微知著，很好地实现了作者所提倡的"全体史"的研究诉求。

关于法云和尚和李炳的两篇专论，可谓是作者的两篇得意之作。相较而言，关于法云和尚的研究似更胜一筹。该文不仅考索精当，同时文章结构分明，历史分析有如剥茧抽丝，层层递进，特别是笔端流淌着的情感，使文章语言细腻，叙事灵动，读来引人入胜，体现着作者高超的史料解读和文字驾驭能力，更体现出作者对新文化史理念的切实践行。作者的研究不仅在实践层面推进了生命史学的探索，同时也有助于相关学术理念的深入研讨。

四 结语

当然，由于《追寻生命史》一书是一本结集之作，全书在布局结构上不免会有一些缺憾，各个篇章对生命史理念的贯彻也有着程度上的不同。然而，该书对生命史理念的提倡，以及对这一理念的躬身践行，对于"红利"正在日渐消退的医疗史研究来说却具有诸多启示。

首先，如何在生命史的观照下选取"一流"的题目。当前，医疗史研究中"红利"的消退，也与医疗史学界的同仁难以提出颇具历史穿透力的论题有关。为推动医疗史研究的深入开展，余新忠教授在《追寻生命史》一书中建议从日常生活经验、日常生活体验以及日常生活经验和身体感的意义分析与诠释三个层面加强医疗史与日常生活史的研究。可供深入研讨的题目则包括：生"病"及其应对、求医与治病生活、日常健康维护、病人对疾患感觉的表述、日常环境和生活习俗与身体感的互动、身体感与近代中国"不卫生"意象的形成关系，等等。不得不说，相关题目不仅颇具新意，同时也更具有新文化史的特色。相关问题的研究旨趣直接关乎人们的生命情感，如若在相关论题上做出成就，必然会让读者产生共鸣。总之，生命史学的深入发展需要有分量的优秀史著不断面世，这显然更需要有与当下人们的日常生活联系紧密、切实将"人"的生命情感引入历史且极具张力的医疗史论题的提出。

其次，如何更好地提升医疗史研究者的学术素养。正如作者在书中多次强调，生命史学属于跨学科的学术概念，需要学者具备较为充分的知识结构和学术眼光。因此，在推动生命史学的研究中，不仅需要学者有着国际化的视野，对日常生活史、微观史等国际上新兴的史学理念和方法也要有较为熟悉的掌握，同时更要对欧美医疗史学界的研究现状有着清晰的认知，进而在进行相关题目的研究时能够做到和西方研究不时对话。此外，作为医疗史的研究者更需要具备医学学科知识，至少要具有一定程度的传统中医和现代西医的基本理论和知识，做到所谓的"内史"和"外史"的融通。显然，要做到上面的任何一点都不是件容易的事。然而，这却是每个有志于在生命史学研究上希图有所建树的学人应当去努力的方向。

再次，如何更好强化医疗史研究的历史解释力。在进行史学的研究中避免就事论事，并提炼出为学界所关注的重要命题是非常重要的。现实中对于医疗史的批评，除了有人将其视为"赶时髦"的小众领域外，还有一种更有分量的质疑的声音，那就是医疗史研究的历史解释力往往较为薄弱。换言之，相关医疗史研究尽管很重要，却很难同主流学界所关心的核心问题进行对话。这种情况在现实中是切实存在的。余新忠教授对此是有所认识的，因此其在《追寻生命史》一书中提倡"在具象的生命中彰显历史的意义"，但却反对"就事论事"，而是提倡一种"全面史"的研究取向。这种取向在作者展开对法云、李炳等的专题研究中有着精彩尝试。可见，对于生命史学研究来说，能否自觉地参与到主流史学界重要命题的讨论中，或者在研究中提出独到的历史命题并为主流史学界所关注或重视，直接关系着医疗史的深入开展以及生命史学的发展前景。

最后，如何丰富生命史学的理论和方法论体系。在《追寻生命史》一书中，作者用了相当篇幅论述医疗史研究应多方汲取日常生活史、微观史等的学术理念和方法，相关认识是非常精到的。西方的医疗史研究呈现出的眼光向下、重视病人形象的呈现以及对病人身体感、疾痛感的揭示等新的理念与方法，与20世纪80年代以来的文化转向等史学思潮的影响是一致的。在新的史学思潮影响下，西方的医疗史研究也构成了新文化史的一个重要组成部分。而中国的医疗史研究主要由社会史的发展脉络而来,在学术理念上与西方的医疗史研究并不同拍(确切说是"慢一拍")。因此,多方借鉴西方史学流派中的新理念和新方法,是非常可取的。此外,还要看到,当前西方的史学研究又呈现出了从局部到整体、从微观到宏观的史学转向,全球史学在20世纪90年代以来的异军突起就是一个重要标志。在西方的医疗史研究上,关乎医学知识、药品、医疗技术等的全球史研究成果正在不断涌现。对于西方史学研究呈现出的上述现象,也必须有足够的认识。如何积极借鉴西方的史学研究理念和现有研究成果,进一步丰富生命史学研究的理论和方法论体系,同样值得每一个对医疗史有兴趣的学人持续深入思考。

《中文医史研究学术成果索引》评介

马佳聪*

【摘要】《中文医史研究学术成果索引》是一部有关中文医史研究的综合性工具书，收录了自20世纪初至2019年间的相关论文、著作、地方志和社科基金项目；该书体例完备，收录全面，有助于展现进入医疗社会－文化史范式时代的国内医史研究概况；同时也指出该书尚存的查询便捷性有待提高、主题不够明确、搜寻渠道尚可拓展等三处问题；该书所透露的内外史交融的趋势应当为学界所重视与延续。

【关键词】 索引　闵凡祥　医史研究

由南京大学闵凡祥教授独自编纂的《中文医史研究学术成果索引》[①]近日由人民出版社刊印出版。该著由论文索引，著作/译著索引，医药卫生志书索引，国家社科、教育部社科、省社科基金项目索引四部分组成，收录了20世纪初至2019年间各部分有关医史研究的相关成果。正如作者所言，《索引》不仅是一部在医史研究进入"医疗社会－文化史"研究范式时代有关中文医史研究的综合性工具书，同时是一次对中国医史研究状况的全面普查。[②] 综合来看，该书的编纂定将会对国内的医史研究产生巨大助益，实乃嘉惠学林之举。

---

* 马佳聪，浙江师范大学人文学院硕士研究生。
① 以下简称《索引》。
② 闵凡祥：《中文医史研究学术成果索引（20世纪初至2019年）》"编纂说明"，人民出版社，2020，第1页。

一 作者简介及《索引》定位

《索引》的作者是南京大学的闵凡祥教授。作者涉猎十分广泛，在英国社会福利思想与制度发展史、心态史、欧洲工业史等领域均有要文发表。早在2001年，作者便开始关注医疗史研究领域，在2017年之前，作者的医疗社会史研究主要围绕英国国民健康服务体系相关问题展开，此后则着力于对国内外医疗社会史进行学术史的梳理。《索引》一书，为闵凡祥教授历时三年多勉力完成，并得到国家社会科学基金重大项目"英国经济社会史文献学专题研究"（17ZDA225）和一般项目"欧美医疗社会史研究"（17BSS043）、南京大学双一流建设第二批百层次项目"'一带一路'沿线国家与地区医疗社会文化史研究"的资助。

作为一部医史论著目录性质的书目，首先要将《索引》置于近代中国的医史研究脉络之中。近代以来的西学东渐已成一大历史研究主题，该现象也更深刻地反映在近代中国的医学史研究历程之中。其中，既有伍连德、王吉民等人从西医角度对国内医学发展的阐述，也有陈邦贤、范行准等人从中医现代化视角所做的长时段梳理。上述学人，无一不具备专业医者的身份，而其相关医史作品也更注重探讨医学本身的演变过程。这一研究倾向在国内一直存在，直至晚近出版的国内高等医药院校教材《中外医学史纲要》中，仍然将医学史定义为一种应用科学史或技术史。[①] 类似的现象也发生在20世纪初的西方社会，彼时西方的医史研究也是局限于专业医者的笔下。20世纪30年代，一批社会史家开始关注医学史，至60年代一些历史学家开始注意到，传统的讲述伟大医生的发现的研究模式使医疗行业脱离社会批评，所以在该时期之后，一些有不同看法的学者开始攻击医生在医史研究领域的权威。[②] 1970年，英国成立"医疗社会史学会"（*Society For the Social History of Medicine*），旨在促进深入了解医学与各社会

[①] 参见张大萍、甄橙主编《中外医学史纲要》，中国协和医科大学出版社，2007，第1页。
[②] 赵秀荣：《英美医疗史研究综述》，《史学月刊》2007年第6期，第118页。

科学的相互关系。随后该学会创办了《医疗社会史》（Social History of Medicine），这是西方第一份专门以这一新研究领域冠名的史学刊物。这体现了一种医史研究的新路径，即不再简单讲解医学发展，更意在探索是什么力量推动着过去几个世纪里医学发生如此巨大的变化，并进一步追问谁能控制医学、医学的供给和需求能否被金钱和市场力量所左右、医学应当如何适当地满足病人的需求、人类对于医学发展的希望是什么、政府在资助和控制医疗保健方面应当发挥怎样的作用等一系列问题。① 西方医史研究的社会史取向逐渐影响到改革开放后的国内史学界。时至今日，国内医疗社会史研究在梁其姿、张大庆、余新忠、胡成、高晞、于赓哲等学者的推动下呈现出全新局面，尤其是近日中国社会史学会医疗社会史专业委员会的成立，其中历史学者占了绝大多数，这更加标志着国内医史研究，尤其是医疗社会史研究队伍的进一步壮大。而闵凡祥教授的《索引》一书不仅涵括了"内史""外史"的相关著作，更是汇集了社会学、政治学、文学、人类学、经济学、法学、民族学、传播学、民俗学等人文社会科学领域的相关成果信息。② 有理由相信，此书是在此重要节点上为国内医史研究者奉献出的立足于国内医史研究现状、具备国际研究视野的诚意之作。

二 《索引》优点分析

作为一部索引性质的工具书，首先需要考察的便是其体例的完整性。《索引》首先将主题定位于"学术成果"，那就意味着该著所应收录的内容不仅要与医史有关，而且还应专业化。由此看来，作者选择论文、著作、地方志作为该书内容便理所当然，且对于一个医史研究者而言，上述资料也是在研究过程中用于参考的现有研究成果。此外，作者按照姓氏对收录的论文、著作进行排序，按地区对地方志进行分门别类的编纂方式在工具

---

① 〔英〕罗伊·波特主编《剑桥插图医学史》（修订版）"导言"，张大庆主译，山东画报出版社，2007，第1页。
② 闵凡祥：《中文医史研究学术成果索引（20世纪初至2019年）》"编纂说明"，人民出版社，2020，第1页。

书中较为常见,其好处有二。其一,在医史研究过程中,我们往往经由他人文章、论著的注释、参考文献获知自身感兴趣或亟欲参看的文献,《索引》则能很好地补充该文献的相关信息;其二,读者还可以从该书中全面地获知国内医史的研究概况及对某一具体问题的探讨,同时也可以了解某一学者多年来的医史研究历程与研究旨趣变迁。总体来看,《索引》一书在体例上显得较为完备,基本对涉及的相关内容做了全方位的覆盖。

相较于体例,对内容来源的考察同样重要。国内医疗社会史的发轫与数字化、信息化的时代发展紧密相关,最近十年国内医史研究成果的井喷之势更是离不开各种数据库与网上资源的加持,如此则会有人质疑,医史研究索引的编纂工作是否还有继续的必要?作者十分明确地回复了这一问题,认为"数据库的检索服务只能在使用者所能设定的检索关键词范围内有效。每一个检索关键词,就是一个筛选器。由其产生的检索结果,实际上屏蔽了大量其他被认为'无关'的信息。而且检索词的设定,还与数据库使用者对其要检索领域的熟悉程度、自身知识储备和认知水平等因素紧密相关"[①]。在阅览《索引》一书过程中,笔者发现该书的确很好地弥补了以检索为主要方式的弊端,为读者全面展现了国内医史研究的现状。

首先,众所周知,目前国内医学史论文的主要网络平台为知网、万方与读秀等数据库,但这些数据库的局限在于对改革开放之前论文的搜集并不全面,这样就会给一些希望对某一对象进行问题溯源的学者造成一定困难。而《索引》则在收录上述数据库相关文章的同时,利用了大量早期纸质文献资料,主要包括由上海市中医药学术研究委员会医史研究组和上海中医院医史博物馆陆续编纂的四集《中文医史论文索引》,其中收录了1906年至1964年的医史论文、由上海中医学院历史博物馆编的《中医医史文献索引(1792~1980)》、由中医研究院中医文献研究室(后更名为中国中医科学院中国医史文献研究所)编的《医学史论文资料索引(1903~1978)》和《医学史文献论文资料索引(1979~1988)》,以及在2009年内

---

① 闵凡祥:《中文医史研究学术成果索引(20世纪初至2019年)》,人民出版社,2020,第2256页。

部印发的《1900～1949年间医学史文献论文索引》等。上述资料无法通过网络渠道获得，许多文章埋没于尘世数十年，作者此番将之搜集整理，可谓功德无量。其次，对于医史类图书的搜集则更为不易，但是作者基本做到了在广泛搜罗的同时有的放矢。中国国家数字图书馆的馆藏傲视全国，为医史书籍搜寻过程中所不可或缺，作者也顺理成章地将其作为著作索引部分的主要搜寻渠道。除此之外，作者还将中国图书网、孔夫子旧书网、豆瓣、台湾南天书局网等在线平台纳入搜寻范围。其中孔夫子旧书网内含大量民国和新中国初期的相关资料，豆瓣、南天书局则收录了丰富的港台地区的相关著作。作者借由以上网络平台，基本实现了在该领域广博而又具针对性的搜寻目的。最后，在地方志的收录方面，作者参考了大量地方志提要或目录，罗列了全国各地从省市至县区各级的医史相关志书。这些资料虽然可通过其命名对内容做出基本判断，但是由于地方志由各地分别编纂，在搜集、辨别、整理过程中仍然会产生不少麻烦，然而作者在地方志的整理上完成度相当高，可见其在背后付出了巨大的时间与精力。

三 《索引》的不足之处

因读者需求各不相同，任何一部工具书均有其局限性，并不会因为作者的殚精竭虑而变得十全十美，《索引》同样如此。笔者指出的问题主要有三个方面：其一，查询的便捷性有待提高；其二，主题定位尚待明确；其三，收录的论著搜寻渠道有待进一步扩展。①

索引类工具书的一大重要目的便是重新发掘原本模糊的信息链，从而尽可能准确地将读者带到信息"藏匿之所"。作者所列举的论著条目大多来自改革开放之后，知网等各大网络平台均有收录，因而读者可以按图索骥找到原文。但是其中也有一些文章出自新中国成立初期，只在上述的纸

---

① 需要指出的是，由于该书的庞大体量，即使作者字斟句酌，也难免出现纰漏，书中便出现了个别错字，同时，一些基本信息如所在单位、年份等均有错漏之处，此不再详加指出。

本索引资料中有所记录，而这些资料多藏于某些大学、公共机构的图书馆、档案馆中，如此一来，读者想要见到原文存在一定困难。另有一些文章，则只可在极少数的网络平台有偿阅览。面对这些稀见资料，若有一定资料分布上的归类，则会大大提升使用效率。除此之外，笔者在使用过程中还发现，对于得知相关内容而不知该文/论著/地方志的基本信息的情况，查询结果并不十分理想。该问题可以通过在条目下添加内容提要的方式得到部分解决，这种方式近似于古代的"解题"。"解题"源于刘向，其每校一书则对于撰人之履历、思想、书之内容、得失、校书之曲折，皆觇缕述之，后世解题分成多个流派，其中有专述书之内容以便读者之取材者，周中孚之《郑堂读书记》已启斯意。[①] 这种提纲挈领式的总结往往能使读者快速掌握该书精义，姚名达甚至将其视为中国传统目录体制最具中国特色之处。[②] 此中道理作者必然也清楚，其也曾于后记中自述想为每一条文献撰写提要，但最终因为工作量巨大而被迫放弃。实际上，这种"解题"式的目录对于读者而言大有裨益，《索引》中未见规模化使用实为一大遗憾。

此外，对于一些学者的论著，作者搜罗得似乎并不完全。以近代著名的中医医者陈存仁先生为例，作者无疑已将陈先生的大多数著作呈现在读者面前，但未收入存仁医学丛刊社在1953年出版的陈存仁的著作——《麻疹医典》，该书在谷歌图书与WorldCat等网站均有条目可循。当然作者此举是因遗漏还是有意舍弃，笔者不得而知，但这里实际上反映出一个重要问题，即究竟是具有何种性质、内容的作品应当被收入《索引》之中。上文提及作者将该书主题定为"学术成果"，此点固然明晰，但也需要注意，作者并未对收入标准做出一个明确的定义，而是在不同的文段中相继使用了"中国医史研究的所有成果"[③]"医学的'内史''外史'论著和资料"[④]

[①] 姚名达：《中国目录学史》，上海古籍出版社，2005，第124页。
[②] 姚名达：《中国目录学史》，上海古籍出版社，2005，第8页。
[③] 闵凡祥：《中文医史研究学术成果索引（20世纪初至2019年）》，人民出版社，2020，第2256页。
[④] 闵凡祥：《中文医史研究学术成果索引（20世纪初至2019年）》"编纂说明"，人民出版社，2020，第1页。

"人文社会科学领域的相关成果信息"① 等较为宽泛的定义。作者之所以这样做，一方面是希望能较为全面地展示国内研究的概况，另一方面也是因为某些论著只是将医学作为一个载体，或是仅将其作为全文的一小部分。② 但不可避免的问题是，如此一来，便会使得作者在对四大部分分别做出定义时缺乏落脚之处，许多论著在选择之时便会陷入可加可不加的两难境地，这反而模糊了全书的主题。

最后需要指出的是数据库的使用问题。作者在文末指出数据库的收录有其局限性，如知网所提供的博士、硕士学位论文信息即仅限于作者已授权发布的论文。③ 诚然，信息壁垒是当代学人在数字化时代遇到的最为常见的问题，因而，扩大资源的搜寻渠道在"一分材料说一分话"的历史研究领域显得至关重要。作者无疑认识到了这一点。为此，其在搜集过程中纳入了中国国家数字图书馆的馆藏内容以及台湾南天书局网的在线内容，但在笔者看来，这仍然是不够的。大陆地区医疗社会史在近年的蓬勃发展直接受惠于港台学术界，后者早在20世纪八九十年代便已开始该领域的系统性研究，在这种长时段的学科建设中，港台地区诞生了一批重要的相关学术成果。以论文而言，港台的学术论文主要见于谷歌学术、华艺学术平台、台湾图书馆的硕士、博士论文知识加值系统和港台各大高校在线图书馆中，而相关论著则可见于谷歌图书、台湾华文电子书库、Hyread 知识宝和各大高校在线图书馆。④ 以上所列可以在很大程度上弥补港台部分论文、专著的不足。当然，该问题并非作者之过，数字资源太过分散会给相关工具书编纂者造成天然的麻烦，在此苛求作者的苦心孤诣，未免有吹毛求疵之嫌。

---

① 闵凡祥：《中文医史研究学术成果索引（20世纪初至2019年）》编纂说明，人民出版社，2020，第1页。
② 这些内容也会为医史研究者提供灵感或问题意识，以笔者最近正在关注的近当代国内外放射医学与社会之间的关系为例，在《索引》第486页中收录的《新浪微博中健康辟谣信息的实证研究》一文，查阅该文得知，在现代医学健康类辟谣信息中，有关辐射的谣传位居前列，这促使笔者对有关辐射的历史产生探源的兴趣。
③ 闵凡祥：《中文医史研究学术成果索引（20世纪初至2019年）》，人民出版社，2020，第2256页。
④ 参见王国强《网洋撷英：数字资源与汉学研究》，江西高校出版社，2020。

结　语

　　经过数十年的发展，国际医史研究早已迈入医疗社会史的关口。相较而言，中国迟至 21 世纪初才真正开始关注这一新兴领域。但也正因为此，现阶段国内研究者可利用浩瀚的网络资源，乘着欧美史学转向之风，登上医疗社会史研究的快车。最近二十年来，国内在该领域成绩斐然，而《索引》一书的出版可谓恰逢其时，这既是近年来这些成果的突出体现，也为我们昭示了未来国内医疗社会史研究领域应该着力的大方向——"内史"与"外史"的兼容并蓄。在我国史学界，医疗史仍是一个小众甚至边缘的研究领域，其正当性和合法性仍受到相当多该领域之外研究者的质疑，这无疑与内外史之间严重的学科壁垒密切相关。① 幸运的是，现在越来越多的历史学者与专业医者合作书写相关著作与论文，一些新的研究思潮和方法（诸如新文化史、日常生活史、微观史学、全球史）也被引入当前的中国医疗史研究中，这些变化在对该书以时间为序进行纵向观察的过程中可见一斑。有理由相信，《索引》为我们揭示的，正是使医疗史成为国内主流史学研究重要组成部分的金钥匙。

---

① 参见余新忠《当今中国医疗史研究的问题与前景》，《历史研究》2015 年第 2 期。

英文摘要

1. *Haiyou* Forum: The Peak Discussion on the Classic Features and Modern Identity of Chinese Medicine

Editor's notes: A peak discussion entitled "Classic Features and Modern Identity of Chinese Medicine" was launched by the Institute of Chinese Medical Literature and Culture, Shandong University of Traditional Chinese Medicine on November 24th, 2019. The forum was chaired by Professor Shujian Zhang from Shandong University of Traditional Chinese Medicine. Xiumei Guo from Juntendo University in Japan, and other 10 scholars had participated the forum. The main topics among the discussion included: a) Is Chinese medicine a kind of traditional medicine? b) Is Chinese medicine an intriguing blend of history and modernity? c) How to express its significance both in traditional and modern aspect? d) How to deal with the classics of Chinese medicine? e) How to understand the modern identity of Chinese medicine in the context of inheritance and interpretation? This article was organized based on the recordings.

2. A Review of the Theory of the Mother – Child Reinforcing – Reducing Acupuncture Method in The Canon of Difficult Issues

ZHAO Jing – sheng

Institute of Acupuncture and Moxibustion, China Academy of Chinese Medicine

Abstract: The Canon of Difficult Issues (Nanjing,《难经》) proposes the Mother – Child Reinforcing – Reducing method, discussing its treatment principles, theory and use of examples, which provides an important theoretical approach to the selection and use of acupuncture channels and points in acupuncture treatment. However, its rationales and practical value have been interpreted in different ways and have been met with mixed reviews. Based on a comprehensive review of both ancient and modern research, this paper analyses the basis of the theory, the points underlying previous disagreements, and evaluate its theoretical significance and methodological value in terms of the application of the Five – Phases theory on acupuncture channels and acupoints, the rules and treatment of the Mother – Child Reinforcing – Reducing principle, and this principle's application with the five transfusion (Shu) points.

Keywords: The Canon of Difficult Issues (*Nan Jing*); Five Phases; Mother – Child Reinforcing – Reducing method; the Five *Shu* points; acupuncture theory

3. A Hidden Contest of Paradigms: the development and power dynamics between the Cold – Damage Systems by *Hua Tuo* and *Zhang Zhongjing*

GU Man

Institute for History of Medicine and Medical Literature, China Academy of Chinese Medicine

Abstract: *Hua Tuo* (华佗) and *Zhang Zhongjing* (张仲景) were both famous doctors in the late East Han Dynasty, and both were renowned for their skills of Cold Damage diseases at the time. However, after the Tang Dynasty, *Hua Tuo*'s school of thoughts declined in status while *Zhang Zhongjing*'s became firmly established as the orthodoxy. Based on the legacy of *Hua Tuo*'s diagnosis and treatment of Cold Damage diseases found in historical sources, this article compares *Hua*'s and *Zhang*'s systems of thought on Cold Damage in terms of their symptom differentiation and treatment methods and restores the intense academic debate between the two. It also uses Kuhn's theory of "paradigms" to analyse the mechanisms by which the two systems opposed each other with waxed and waned.

Keywords: *Hua Tuo*; *Zhang Zhongjiu*; Study of Cold Damage; Paradigm

4. A Comparative Study of Traditional Chinese and Japanese Medicine Dosage in the Context of Metrological Culture: Based on Classical Chinese and Japanese Medical Literature

SA Ri-na

Shanghai Jiao Tong University, School of History and Culture of Science

Abstract: The paper explores the relationship between the traditional Chinese and Japanese medicine measurement from the perspective of metrological culture, evidenced by some classic works on Chinese and Japanese medicine. Most of drug dosage units used by traditional Chinese and Japanese physicians have varied with the transformations in metrology. However, there are some that have maintained their historical traditions and do not change. If later generations of physicians intend to fully understand the units of dosage in ancient medical books, they need to have a comprehensive grasp of the variations in weights and measures in different dynasties, or to have an in-depth analysis of the specific methods used by physicians in different historical periods. By comparing the traditional drug metrology in China and Japan, it helps to find the inheritance relationship between them, and further reveals that the development of drug metrology in different countries and times is also influenced by the social, human and economic aspects of the time, whereas from the perspective of metrological culture, these two are essentially related, and both have the objective need to pursue standardization and precision.

Keywords: Metrology; Chinese medicine; *Kampo*; Drug dosage

5. Depictions and Modelings of the Body Seen in Japanese Folk Religion: Connections to *Yokai* Images

Manami Yasui

The International Research Center for Japanese Studies, Kyoto, Japan

Abstract: Hoping to clarify the abundant creative ability that produced Japanese *yokai*, I have examined depictions and modelings of these supernatural creatures of Japanese folklore. In particular, I have focused on *yokai* fashioned in the manner of *hitotsume kozō*, by altering part of the human body. In so doing, I thought that clues to the creation of *yokai* based on bodily motifs might be found in examples from folk religion of depicting or modeling the body. Accordingly, I took up the topic of *ema* and the folk practice of offering these small wooden boards invested with prayers for recovery from disease and so forth. Among parts of the body drawn on *ema*, the eyes, hands, breasts, and female and male genitalia are common, but in this contribution, I analyze in particular the mode of expression used in *ema* for eyes, breasts, and female genitalia. As a result, it became clear that the style of drawing seen in *ema*, of multiple eyes lined up or genitals and breasts depicted in exaggerated fashion, is linked to a considerable degree with the mode of expression used in creating bodily motif *yokai*. I believe this perspective may contribute to research clarifying views of the body and the creative power of people who produced and enjoyed *yokai* in the past.

Keywords: *Yokai*; Views of the Body; Folk Religion; *Ema*; Japan

6. The Connection between the Scholarship of the School of Evidential Studies of Medicine and the Development of Qing's Evidential Scholarship: from the Henjaku Soukouden Ikou

CHENG Gao-ya

Kyoto University

Abstract: At the end of the Edo period in Japan, a school of evidential studies of medicine emerged that was dominated by the empirical study of texts. This school achieved great results in the collation, proofreading and annotation of medical literature, which was highly regarded. The book *Henjaku Soukouden Ikou* is a detailed examination of the Biography of Master Cang Bian Que in The Records of the Grand Historian, which was compiled over a period of more than 50 years by *Taki Motoyasu*, a representative figure of the school of medical evidence, and his two sons, *Taki Mototane* and *Taki Motokata*. This article gives an overview of the formation and different editions of their book and discusses the relevance of the scholarship of the school of evidential studies of medicine in Japan and the development of evidential scholarship in the Qing dynasty in China through an analysis of the changes in the materials used and the content of *Motoyasu*'s book during its compilation.

Keywords: School of Evidential Studies of Medicine; Qing's Evidential Scholarship; *Henjaku Soukouden Ikou*

7. A Pioneer of Medical Exchange and Research Between China, Korea and Japan: *Ei Miki*

GUO Xiu-mei

Department for History of Medicine, Juntendo University

Abstract: *Miki Ei*, a Japanese medical practitioner, set out to study the history of Korean medicine about a hundred years ago. After sixty years of work, he achieved his goal, completing three magnum opuses on Korean medicine, which illustrate the uniqueness of Korean medicine and its role as a bridge between China and Japan. He also expanded his vision to the world, elevating the early studies of medical historiography to an ideological study of the nature of medicine, medical philosophy, and ethics that was both primitive and beyond reality. His research was characterized by extensive collection of materials, an objective approach to examine the historical background, with a historian's view over the historical changes in human medicine and a clinician's mind in analyzing the relationship between medicine and disease, as well as an objective evaluation of the respective values of Eastern and Western medicine in history and in the future. He spent his life in the field researching and consulting patients, indifferent to merit, and committed himself to the pursuit of scholarship, writing and working. His writings and views are independent, liberal and forward-looking, and are an important reference for the study of medical historiography, which is still outstanding today.

Keywords: *Miki Ei*; Japan; History of Medicine in Korea; Medical Exchange

8. The Expatriation and Return of Medical Literature in Song Dynasty: Case Study of the Dissemination, Reception and Return to China of the Prescription annotations in Welfare Pharmacy

HAN Yi

The Institute for the History of Natural Sciences, Chinese Academy of Sciences

Abstract: The book Prescription annotations in Welfare Pharmacy (太平惠民和剂局方, *Taiping Huimin Hepingbao Bangfang*) was the official medical prescription work of the Chinese government during the Song Dynasty. It was also the earliest collection of prescriptions written by a national pharmacy in China, and indeed in the world, and became the legal standard for the manufacture of ready – to – use medicines by the government pharmacy. This book was introduced to Japan by monks, merchants, emissaries and foreign students during the Southern Song Dynasty. Then, in the following Yuan, Ming and Qing Dynasties, more Chinese editions were introduced and was highly valued by the Japanese medical professionals and had been distributed in versions of engraving, banknote and photocopy. The number of volumes, prefaces, editions and circulation are detailed in the history, catalogues and medical works written in the Heian, Kamakura, *Muromachi* and Edo periods. The prescriptions written by Japanese physicians, such as the "Don – medical Banko", the "Overlapping Man'an Fang", the "Arihime Fukuda Fang", the "Complete Book of Concoctions", the "Correction of the Newly Added Kuanju Fang", the "Summary of Medical Formulas", and the "General Principles of Miscellaneous Diseases", made extensive reference to the prescriptions in the Prescription annotations in Welfare Pharmacy and used them extensively in the concoction of medicines and the treatment of clinical illnesses, which had a positive impact on the development of Chinese herbal medicine in Japan. At the same time, the Song dynasty texts and various engravings of the book and engravings in Japan were also transmitted back to China, compensating for the missing contents of the domestic prescriptions, as well as playing an important role in the history of Sino-Japanese medical literature exchange.

Keywords: Prescription annotations in Welfare Pharmacy; Japanese-printed Chinese books; banknotes; medical books

9. An Examination of the Designation of "Li and Zhu Medicine"
ZHENG Hong, DING Dai-miao, LI Xiao-mo
Zhengjiang University of Chinese Medicine

Abstract: In the history of Chinese medicine in Japan, there is a term called "*Li* and *Zhu* Medicine（李朱医学）". This is a joint term for the two schools of Chinese medical practitioners in Jin and Yuan Dynasty, *Li Dong Yuan*（李东垣）and *Zhu Dan Xi*（朱丹溪）. While the Chinese medical community has focused more on the academic differences between the two schools, the Japanese heritage has downplayed their theoretical differences. With the emergence of the ancient and eclectic schools of Chinese medicine in Japan, the two schools, as representatives of modern Chinese medicine, came to be known together as "*Li* and *Zhu* Medicine" and were defined as featuring "warming and tonicity" and "the Five *Xing* and Yin Yang". The two schools of medicine, as representatives of modern Chinese medicine, are collectively known as "Li Zhu Medicine" and are defined as featuring "warming and tonicity" and "yin and yang and five elements". It is clear from this that the designation of schools is not entirely subject to the theoretical doctrines of the practitioners *per se*, but is also often influenced by the medical and cultural background of the receiving end. The designation of schools by *Li Dongyuan* and *Zhu Danxi* reflects the different approaches with which traditional medicine has been developed in China and Japan.

Keywords: *Li* and *Zhu* Medicine; the posterior school; Kampo; *Li Dong Yuan*; *Zhu Dan Xi*

10. The Dissemination of Soviet sleep therapy in China: Medicine, Technology and Society

MO Xiao – cong, SU Jing – jing

School of Medical Humanities, Peking University

Abstract: During the "honeymoon period" of Sino – Soviet relations in the 1950s, Soviet sleep therapy, based on the protective inhibition theory of Russian physiologist Ivan Petrovich Pavlov, was promoted and widely applied top – down as an important part of the "advanced medical experience" of the Soviet Union. In practice, it was further localized, combining with the theory of traditional Chinese medicine. Locating within the special social culture and international political context at that time, this paper will analyze the origin and development of sleep therapy in the Soviet Union and the history of its spread in China and reveal underlying discourse, ideology and shaping of technology, so as to understand the dynamics shown behind.

Keywords: sleep therapy, Soviet Medicine, Politics, Ivan Petrovich Pavlov, protective inhibition theory

11. A Study of the Circulation of the "Wei Family Collection of Formulas" in Japan

HAI Xia[1], CHEN Hong – mei[2]

1. Minzu University of China
2. Tianjin University of Traditional Chinese Medicine

Abstract: The Song engraved version of the "Wei Family Collection of Formulas" was brought back to Japan by the Japanese monk Dharma Sangha in the first year of Junyu's reign (1241) and was kept in the *Pumonin* Temple of *Tofukuji* thereafter. For the next 779 years, the book continued to circulate in Japan without interruption. This study focuses on the distribution of this book in Japan, intending to provide useful insights into the discovery and collation of good ancient Chinese medical texts from overseas. It may further facilitate research on the convergence of traditional medical knowledge in Chinese, Japanese and broadly in East Asia.

Keywords: Wei Family Collection of Formulas; Dharma Sangha; Distribution; Culture of Chinese medicine

12. Reconstructing the Chinese Medicine by Science: A Study on the Medical Research Society of China

ZHANG Da-qing

The Center for the History of Medicine, Peking University

School of Medical Humanities, Peking University

Abstract: The Medical Research Society of China (MRSC), established in 1935, was an academic organization which aimed at changing traditional medicine by scientific research. However, in the course of studying the Traditional Chinese Medicine (TCM), their critics to the theory and the philosophical hypothesis of TCM stimulated a vast disputation on whether TCM could be researched in the model of scientific medicine. MRSC and its members not only wanted to find useful drugs from the traditional materia medica, but also to established new medical-care system. In the paper, the author reviews the history of MRSC and its contribution to the development of western medicine in China and points out there have been being an intention to combine the traditional medicine with modern medicine in the minds of Chinese physicians since western medicine was introduced into China. The one-way intention is one of the root causes of disputation on how to deal with two different medical systems in a complex cultural context.

Keywords: Medical Research Society of China; Modern China; History of Medicine

13. The Implementation of "Scientification of Chinese Materia Medica" in Modern Times: The Research and Promotion of the Practitioner of Western Medicine, Wu Yunrui, on Chinese Materia Medica

REN Yi, ZHANG Ning-na

Shanghai Jiaotong University

Abstract: Under the wave of "scientification of traditional Chinese medicine and pharmacy" in modern times, Wu Yunrui made use of modern medical knowledge to carry out pharmacological research on Agrimonia pilosa and produced new drugs with characters of remarkable curative effect and good quality at low price. Moreover, he held "Chinese Medicine Exhibition", actively popularizing scientific knowledge to the public. Wu Yunrui's path of practice is the attempt to realize the "modernization" of local knowledge in non-western society by taking "Western science" as the intellectual orientation and integrating the norms of empirical science with the context of Chinese culture.

Keywords: Wu Yunrui; Modern Medicine and Pharmacology; Scientization of Chinese Materia Medica

14. Translation, Introduction and Influence of *Science of Moxibustion*: The Innovation of Moxibustion Knowledge System in the Republic of China

CHEN Si-yan

Shanghai Normal University

Abstract: The Chinese medical practitioners in the Republic of China explored the innovation of moxibustion knowledge in a variety of ways. One of the important ways is to translate the scientific books of moxibustion in Japan. Cheng Dan'an's translation and introduction of the Japanese physician Sakamoto Mitsugu's *Science of Moxibustion* began in this context. Although *Science of Moxibustion* was not officially published, it was only published in the *Journal of Acupuncture and Moxibustion* in a serialized manner. However, after being translated and introduced by Cheng Dan'an, it was absorbed by domestic scholars and gradually changed the knowledge structure of the acupuncture and moxibustion textbooks. Specifically, this makes moxibustion knowledge independent of acupuncture knowledge, forming a complete moxibustion knowledge system.

Keywords: Republic of China; Moxibustion knowledge; Knowledge transformation; *Science of Moxibustion*

15. Modern Communication, Convergence and Controversy between Chinese and Western Obstetrics: With Focus on Postpartum Blood Stasis and Blood Dizziness

WU Miao

The Institute for the History of Natural Sciences, Chinese Academy of Sciences

Abstract: The debate between Chinese and Western medicine has been a crucial topic in the study of the history of modern medicine. With the introduction of Western obstetrics knowledge to China, the Chinese obstetrics community has compared and converged the understanding of Chinese and Western medicine on postpartum blood stasis and hematemesis in terms of anatomy and physiology, diagnosis and nomenclature, pathology and etiology, and treatment methods. This article examines the scholarship and historical context of the modern debate about Chinese and Western obstetrics, as an attempt to engage with and deepen the understanding of the connotations of the modern debate between Chinese and Western medicine, and to provide some historical reference for the development of modern Chinese medicine.

Keywords: Controversy between Chinese and Western medicine; obstetrics; postpartum blood stasis; postpartum blood dizziness

16. The Transmission of Western Medicine in Korea in the Late Qing Dynasty: An Examination Focusing on the Bodily Functional Practice and Experience

CHEN Ting[1], LV Ling-feng[2]

1. Zhejiang University of Technology
2. University of Science and Technology of China

Abstract: In the mid-19th century, the Five Types of Western Medicine

(*Xi Yi Wu Zhong*《西医五种》) written by the missionary doctor He Xin in China was spread to Korea, bringing with it the modern knowledge of Western anatomy and physiology. It was then adapted by Choi Han – chee, a famous practical thinker of the Joseon Dynasty, into "Bodily Functional Practice and Experience", which became an important document in Joseon in the context of the gradual expansion of Western learning in the East. From the perspective of the cross – cultural transmission of scientific knowledge, this article compares the book with the original text, with the concludes that Choi's book incorporates the anatomical knowledge and mechanistic view of the human body; it also transforms the physiological knowledge and religious and theological ideas of the original text. The book is a distinctive example of Joseon's acceptance of Western knowledge, as it incorporates modern Western medical knowledge into its own doctrinal system, guided by the philosophical theory of divine energy and the philosophy of realism, which differs significantly from the Chinese school of converging Chinese and Western medical knowledge.

Keywords: The Five Kinds of Western Medicine; the Bodily Functional Practice and Experience; the Eastern Movement of Western Medicine; Choi Han – chee; the Transmission of Science

17. How is the History of Life Possible: Academic Inspirations of *Searching for Life History* by Yu Xinzhong

MA Jin – sheng

Minzu University of China

Abstract: Professor Yu Xinzhong's new book, *Searching for Life History*, is an academic gathering that has been explored in the field of medical history around the "life history" for more than ten years. It is also an important summary of the author's academic career and a representative achievement in the field of medical history in China mainland. The academic concepts and methodology of life history proposed by the author in this book, as well as the exploration and practice in the field of medical history adhering to relevant concepts, are of exemplary significance for the in-depth development of life history, which also has many inspirations for promoting and deepening the medical history and even the history research in China mainland.

Keywords: Yu Xinzhong; *Searching for Life History*; life history; new historical thought

18. Review on the Index of Research on the History of Medicine in Chinese
Ma Jia-cong
Zhejiang Normal University

Abstract: Index of Research on the History of Medicine in Chinese is a comprehensive reference book on Chinese medical history research. It contains related papers, works, local chronicles and social science fund projects from the early 20th Century to 2019; The complete content and the comprehensive collection is helpful to show the general situation of domestic medical history research that has entered the medical society-cultural history paradigm era; At the same time, it also points out that the book still has three problems such as query convenience that needs to be improved, the theme is not clear enough, and the search channels can be expanded; The trend of fusion of internal and external history disclosed in the book should be valued and continued by the academic circles.

Keywords: Index; Min Fanxiang; book review; research in the history of medicine

稿　约

《中医典籍与文化》是中医医史文献学国家重点学科、山东省高校中医药文化示范协同创新中心、山东中医药大学中医文献与文化研究院创办的学术辑刊，由山东中医药大学王振国教授担任总主编，由社会科学文献出版社出版。

本刊既回望医学的传统，又关注全球之趋势，试图作一个多元医学历史、当下与可能的见证者与参与者。诚邀天下学人襄助，以汇聚英才高论，拓延学术边界，共同耕耘中医文献、中医史学与文化相关研究的学术原野，鼓励多学科或跨学科的研究路径，倡导扎实的原始资料运用。辑刊刊文体裁不限，可以是与医学有关的历史学、人类学、社会学的学术专论、文献解读，也可以是国内外相关研究动态、专访、书评等。一经录用，稿酬从优。

投稿请注意：

1. 来稿请恪守学术道德，严禁抄袭；

2. 文章要有一定的创新度与问题意识；

3. 来稿请附300字左右的中英文摘要和3-5个关键词；

4. 来稿引文与注释规范，请参考《中医典籍与文化》所刊发的相关文章；

5. 来稿字数建议在8000~15000字之间/学术书评建议在5000~10000字之间；

6. 本刊实行专家匿名审稿制度，收到稿件 1 个月内无论是否刊用，均会答复作者；

7. 来稿请注明作者真实姓名、工作单位和联系方式；

8. 来稿请使用 Word 文档通过 Email 投稿。

投稿邮箱：zydjywh@126.com

《中医典籍与文化》编辑部

图书在版编目（CIP）数据

中医典籍与文化.2021年.第二辑：总第3期，东亚医学思想与流转／王振国主编.--北京：社会科学文献出版社，2021.12
　ISBN 978-7-5201-9183-8

　Ⅰ.①中… Ⅱ.①王… Ⅲ.①中国医药学-文集 Ⅳ.①R2-53

　中国版本图书馆CIP数据核字（2021）第215896号

中医典籍与文化（2021年第二辑　总第3期）
　　——东亚医学思想与流转

主　　编／王振国
执行主编／张树剑
特约主编／姜　姗

出 版 人／王利民
责任编辑／赵怀英
文稿编辑／张馨月
特邀编辑／吴俊玲
责任印制／王京美

出　　版／社会科学文献出版社·联合出版中心（010）59366446
　　　　　地址：北京市北三环中路甲29号院华龙大厦　邮编：100029
　　　　　网址：www.ssap.com.cn
发　　行／社会科学文献出版社（010）59367028
印　　装／三河市东方印刷有限公司

规　　格／开本：787mm×1092mm　1/16
　　　　　印张：20　字数：302千字
版　　次／2021年12月第1版　2021年12月第1次印刷
书　　号／ISBN 978-7-5201-9183-8
定　　价／98.00元

读者服务电话：4008918866

版权所有 翻印必究